颈肩腰腿痛

妙法良方

第三版

赵熠宸　娄安良　主编

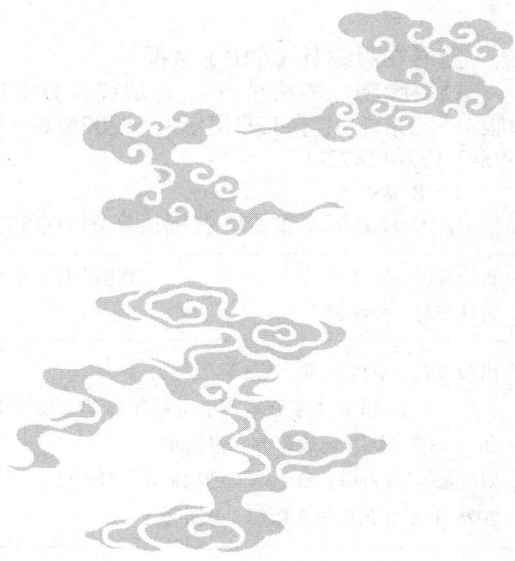

化学工业出版社

·北京·

内容简介

本书介绍了治疗颈椎病、落枕、肩周炎、腱鞘炎、慢性腰肌劳损、腰椎间盘突出症、股骨头坏死、髌骨软化症等20多种常见颈肩腰腿痛症的妙法良方千余首，包括中药内服、中药外用、食疗法等，这些妙法良方不仅实用性强，而且易学易会，患者可以根据自身情况选择合适的方法进行自我治疗。本书适合颈肩腰腿痛患者及其家属阅读，也可供从事颈肩腰腿痛诊疗的相关医师参考。

图书在版编目（CIP）数据

颈肩腰腿痛妙法良方 / 赵熠宸，娄安良主编. 3版. --北京：化学工业出版社，2025.6. -- ISBN 978-7-122-47822-1

Ⅰ. R289.5

中国国家版本馆CIP数据核字第202593DY36号

责任编辑：邱飞婵　　　　　装帧设计：史利平
责任校对：张茜越

出版发行：化学工业出版社
　　　　　（北京市东城区青年湖南街 13 号　邮政编码 100011）
印　　装：河北延风印务有限公司
710mm×1000mm　1/16　印张 18¾　字数 323 千字
2025 年 6 月北京第 3 版第 1 次印刷

购书咨询：010-64518888　　　售后服务：010-64518899
网　　址：http://www.cip.com.cn
凡购买本书，如有缺损质量问题，本社销售中心负责调换。

定　　价：59.80 元

编写人员名单

主　编　赵熠宸　娄安良

编　者　（以姓氏笔画排序）

于富荣　周　婷

赵熠宸　娄安良

前·言

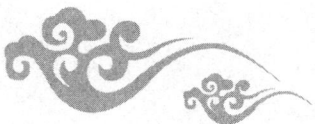

颈肩腰腿痛是临床最常见的病症，每个人一生中都可能经历或深受其困扰，很多医生也感到棘手。引起颈肩腰腿痛的原因有很多，有我们经常听到的颈椎病、落枕、肩周炎、腱鞘炎、慢性腰肌劳损、腰椎间盘突出症、股骨头坏死、髌骨软化症等，但患者由于缺乏足够的医学知识，往往难以准确辨别自身病症。很多患者因未能得到正确的诊断和合理有效的治疗而痛苦万分，生活质量大打折扣。本书就为广大患者介绍这些疾病的症状、辨证论治，并以"切于实用，灵验奇效"为原则，提供了大量疗效稳妥、可靠的中医良方。这些良方大致可分为内服方和外用方两大类。内服方又可进一步细分为食疗方和中药方。食疗方药食俱佳，既能辅助治疗疾病，又能滋养身体；中药方药性平和，见效迅速，能够直击病灶，有效缓解患者的痛苦；外用方涵盖了外敷、熏洗等多种疗法，通过内病外治的方式，达到疏通经络、缓解疼痛的效果。

本次修订，主要做了以下几方面的改动和补充：

一是对部分章节的内容进行了完善，特别是增加了对症的食疗方。中医历来讲究"药食同源"，食物不仅能提供人体必需的营养素，还能辅助治疗疾病。用食物来辅助治疗颈肩腰腿痛，不但能够收到较好的治疗效果，且更加安全、简易，患者更乐于接受。

二是根据中医药的最新研究成果，增加了一些新的方剂（主要是一些外用方），使得本书的内容更加丰富、翔实，能够为读者提供更多的参考。

三是增加了一些安全有效的家庭疗法，如按摩法、艾灸法等。这些方法在临床上已经被证明具有不错的疗效，而且步骤明确、操作简单、取材方便，非常适合患者及其家属在家进行自我治疗。

颈肩腰腿痛的治疗并非一朝一夕之功，需要综合运用内服和外用等多种治疗手段，长期坚持下去，才能达到调节阴阳、扶正祛邪、疏通经络的目的。同时，在治疗期间，以及症状逐渐缓解之后，患者要注意纠正不良生活习惯，并在医生指导下坚持自我保健，这才是预防和根除颈肩腰腿痛的关键。

最后，要提醒读者，中医治病重点在辨证施治。因此，读者在使用本书提供的妙法良方前，务必咨询专业医师，以确保治疗的安全性和有效性。此外，本书在编撰过程中，收录了多位中医名家的研究所得，并参考了国内期刊公开发表的大量文献资料，在此谨向各位专家和医者表示衷心的感谢。

编者

2025 年 2 月

目·录

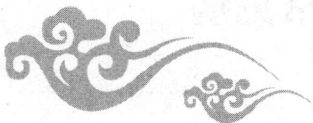

1 | 第一章
颈部常见病

157 | 第四章
下肢常见病

245 | 第五章
全身性疾病与关节疼痛

287 | 附录
熏洗和外敷药物的注意事项

颈部常见病

颈椎病

颈椎病是以退行性病理改变为基础，多发生于中老年人的一种常见病。虽然绝大部分颈椎病患者症状轻微，但常随年龄的增长而日趋加重，严重影响人们的生活和身体健康。颈椎病的发生原因不仅有颈椎椎体退行性改变、颈椎间盘突出，还有发育性颈椎椎管狭窄、头颈部外伤等，同时年龄、睡眠姿势、职业因素等对颈椎病的发生也有重要影响。加强体育锻炼，对颈部肌肉进行强化练习，使颈椎周围软组织强壮有力，预防和治疗颈部损伤，避免过度疲劳、突然回头，改善工作或睡眠时头部的位置，纠正颈部不良姿势，预防颈部慢性劳损等，可预防或减少颈椎病的发生。

一、辨证论治

1. 风寒湿痹

（1）主症　多为夜卧当风或雨淋等外感风寒湿邪所致。临床表现为颈项、肩背定位性疼痛，颈项僵直，难以侧转，屈伸功能明显受限，常有强迫性斜颈位，或伴有头痛头沉、恶寒拘急等症，脉多浮弦或紧。

（2）处方　葛根、白芍各18克，桂枝、麻黄、当归各9克，赤芍12克，防己15克，生姜4片，大枣10枚，甘草5克。

（3）方法　每天1剂，水煎取汁，分次服用。

2.气血凝滞

（1）主症　多由颈部反复疲劳形成慢性劳损所致。临床表现为颈肩背强痛、酸硬，严重者甚至僵斜不能屈伸转侧，活动受限。一般疼痛多局限于某一侧或某一肌群，常表现为晨起、久坐、看书、写文章、看电视等颈项部长时间不动而症状加重。

（2）处方　柴胡、白芍、木瓜各15克，葛根30克，当归、僵蚕、青皮、桃仁各10克，红花、猪蹄甲、甘草各6克，细辛、酒浸大黄各5克。

（3）方法　每天1剂，水煎取汁，分次服用。

3.痰瘀化火

（1）主症　除颈项部板滞、疼痛外，咽喉肿痛也是颈型颈椎病临床表现特征之一。从实验研究来看，这是由颈椎间盘在退变过程中释放大量炎症介质刺激局部造成的。从中医辨证的角度来看，是由于营卫失和、气滞血瘀、痰瘀互结、郁而化火而致。

（2）处方　生黄芪、赤芍、白芍、粉葛根、汉防己各15克，川桂枝、全当归、玄参各9克，川芎、生地黄、熟地黄各12克，板蓝根18克，生姜4片，大枣10枚，甘草5克。

（3）方法　每天1剂，水煎取汁，分次服用。

二、内服

颈舒汤

（1）处方　丹参、葛根、桂枝、白芍各12克，生姜3片，大枣4枚。年龄大伴腰膝酸软者，可加黄芪、当归各12克；疼痛明显者，可加延胡索、白芷各12克；失眠多梦者，可加琥珀12克（研末冲服）。

（2）方法　每天1剂，水煎3次，将每次所得药汁混合后均分3份，分早、中、晚3次服。10天为1个疗程，连服1～2个疗程。忌酸辣、油腻等刺激性食物。

颈眩灵

（1）处方　天麻、姜半夏、白术、秦艽各9克，茯苓、丹参、生姜各10

克，橘红、甘草各6克，大枣6枚。头痛者，加川芎、羌活各9克；颈部僵硬者，加葛根15克、防风9克；高血压者，加钩藤、菊花各10克；心悸失眠者，加远志10克、五味子9克；上肢疼痛、麻木者，加桂枝9克、姜黄10克；下肢疼痛、麻木者，加木瓜、川牛膝各10克。

（2）方法　每天1剂，水煎取汁200毫升，分2次服用，12天为1个疗程。

颈椎灵

（1）处方　牛大力、千斤拔各20克，何首乌、鸡血藤各30克，桑枝40克，丹参、川芎各15克，天麻、法半夏各12克，制川乌（先煎）、制草乌（先煎）、细辛各5克。伴肝阳上亢者，表现为眩晕、肢体麻木疼痛、恶心、乏力、纳差、腹胀、舌质淡红、苔白厚、脉细弦，加石决明15克、钩藤10克；伴脾肾亏者，表现为眩晕头痛、耳鸣、视物不清、舌质淡红、苔薄白、脉细弦迟弱，加山茱萸、枸杞子各12克，山药20克；寒邪痹阻、经脉不通者，表现为颈部疼痛僵硬、活动受限、上臂麻木疼痛、疲乏无力、怕冷、舌质淡、苔白、脉细无力，加桂枝6克、葛根15克；湿重阻滞经脉者，表现为眩晕、肢麻疼痛、恶心、乏力、纳差腹胀、舌质淡红、苔白或白厚、脉细弦，加苍术9克、薏苡仁20克。

（2）方法　每天1剂，水煎取汁，分次服用，10天为1个疗程。

根痛消

（1）处方　葛根、钩藤、鸡血藤、丹参、威灵仙、川牛膝、姜黄、骨碎补各15克，桂枝12克，全蝎5克，蜈蚣1克，黄芪、党参各20克。疼痛较甚者，加乳香、没药各5克，延胡索、白芍各15克；畏寒明显者，加制附子10克（先煎）、干姜12克；上肢麻木较明显者，加地龙12克，川芎、羌活各15克。

（2）方法　每天1剂，水煎取汁，分次服用。

颈痛消

（1）处方　细辛20～50克（先煎40分钟），桃仁10克，红花、当归、川芎、淫羊藿、巴戟天各12克，鸡血藤30克，制乳香、制没药各5克，鹿角霜、制附子、威灵仙、川续断、炒杜仲各15克。

（2）方法　每天1剂，水煎取汁，分次服用，4周为1个疗程。

颈椎舒

（1）处方　粉葛根、片姜黄、鸡血藤、白芍各30克，威灵仙20克，羌活、川芎、秦艽各15克，土鳖虫、淫羊藿各10克，乳香、没药各6克，蜈蚣2条。头晕、恶心者，加菊花6克、钩藤10克、陈皮8克、法半夏6克；手臂麻木者，加丝瓜络、地龙各10克；偏寒者，加桂枝6克、细辛2克、制附片10克（先煎）；偏热者，加金银花、连翘各12克；偏湿者，加茯苓12克、苍术9克；气虚血瘀者，加党参、生黄芪各15克，丹参10克；肾虚者，加枸杞子12克、巴戟天10克。

（2）方法　每天1剂，水煎取汁，分2～3次服用。

脊痛汤

（1）处方　葛根30克，黄芪60克，猪苓、泽泻、鸡血藤、延胡索各20克，当归、川芎、杜仲、三棱、莪术各15克，白芍25克，车前子10克（包煎）。伴有头晕、头痛者，加天麻10克、钩藤50克；伴有高血压者，加夏枯草、决明子各15克。

（2）方法　每天1剂，水煎取汁，分次服用，10天为1个疗程。

通络汤

（1）处方　葛根、鸡血藤各30克，威灵仙、白芍各15克，地龙、姜黄各12克，甲珠、防风各10克，炙甘草6克。肝肾不足者，加杜仲、川续断各15克，桑寄生12克；肝阳上亢者，加天麻10克、钩藤15克；气血亏虚者，加党参、黄芪各15克，当归10克；血虚偏重者，加熟地黄15克、何首乌9克；气滞血瘀者，加丹参30克、川芎10克；痰热偏重者，加半夏、竹茹、胆南星、白术、陈皮各10克；风寒偏重者，加桂枝10克。

（2）方法　每天1剂，水煎取汁，分次服用。

平颈汤

（1）处方　柴胡15克，黄芩、半夏、桂枝、白芍、当归、鹿角片各12克，甘草6克，葛根、杜仲各90克，羌活、炒白芥子各9克，熟地黄、鸡血藤各24克。以颈肩综合征表现为主，上肢麻木、颈肩疼痛者，加指迷茯苓丸（一次9克，一天2次），骨碎补、片姜黄各6克；合并颈脑综合征，出现眩晕、耳鸣、头痛、恶心等症状者，加天麻、川芎各8克，白蒺藜10克；合并颈心综合征，出现肩胛区及心前区疼痛、心慌等症状者，加丹参12克、红花6克、甘松3克、黄精10克、三七3克（研粉冲服）等；病程长者，加红花6克，桃仁、地龙各8克；素体虚弱者，加黄芪15克，茯苓、山茱萸各10克。

（2）方法　每天1剂，水煎2次，每次加水450毫升，煎至150毫升，分2次服，1个月为1个疗程。

舒颈汤

（1）处方　葛根、骨碎补各30克，鸡血藤20克，杜仲、川续断、狗脊各15克，香附、川芎、五加皮、地龙各10克。

（2）方法　每天1剂，头煎加水400毫升，煎30分钟后取汁；二煎加水300毫升，煎25分钟后取汁。将两次煎得的药汁混合后分2次服用，早、晚各服用1次，15天为1个疗程，连服用2个疗程。服药期间暂停其他治疗方法。

颈愈汤

（1）处方　炙黄芪24克，桂枝、白芍、当归、姜黄、制川乌（先煎）、制草乌（先煎）、鹿角胶（烊化）、乌梅、仙茅各12克，乌梢蛇9克，葛根、淫羊藿各15克。

（2）方法　每天1剂，水煎取汁300毫升，分2次服用，15天为1个疗程。

活络汤

（1）处方　当归、葛根各20克，赤芍15克，川芎、桃仁、红花各10克，鸡血藤30克，川牛膝18克，桂枝6克，地龙、威灵仙各12克，全蝎8克。偏肾气虚衰者，加杜仲18克，桑寄生24克、川续断15克；气血亏虚者，加党参、熟地黄各15克，黄芪20克；脾虚痰阻者，加橘红10克、茯苓15克、白术12克；寒凝气滞者，加制川乌（先煎）、淫羊藿各10克，干姜8克。

（2）方法　每天1剂，水煎取汁，分次温服，30天为1个疗程。

四妙汤

（1）处方　黄柏、苍术、牛膝各15克，薏苡仁25克。风湿热痹者，加羌活、防风各10克；风寒湿痹者，加桂枝10克、细辛3克；痰瘀交阻者，加制天南星6克、石菖蒲10克；肝肾不足者，去黄柏，加桑寄生12克、杜仲10克、骨碎补8克、鹿角胶5克（烊化）、肉苁蓉6克。

（2）方法　每天1剂，水煎取汁，分次服用，10天为1个疗程。

蠲痹汤

（1）处方　羌活、防风、片姜黄各12克，当归10克，赤芍、炙黄芪各15克，炙甘草8克。项臂冷痛者，加制川乌（先煎）、青木香各10克，蜈蚣1条，剧痛者再加三七粉6克（研末，分3次冲服）；头晕目眩者，加天麻、钩藤各10克；血压偏高者，加怀牛膝、杜仲各15克；纳差者，加山药15克、白术10克；腹胀者，加陈皮10克。

（2）方法　每天1剂，水煎取汁，分次温服，连服20剂为1个疗程。

芍仙汤

（1）处方　白芍40～60克，葛根、威灵仙、肉苁蓉各15克，淫羊藿10～15克，甘草10克。肢体麻木甚者，加姜黄8克；头痛甚者，加全蝎5克、川芎10克；颈背痛剧者，加羌活10克，葛根量加倍；头晕甚者，加天麻10克、旋覆花15克；夜寐多梦者，加郁金、石菖蒲各8克；痰湿盛者，加茯苓15克、法半夏9克；肝肾不足者，加山茱萸、女贞子各10克；肾阴虚甚者，加骨碎补9克、菟丝子12克。

（2）方法　每天1剂，水煎取汁，分次温服，6剂为1个疗程，连服2～7个疗程。服药后个别患者出现轻度恶心、头晕、胃脘不适，改为饭后服药即可消失；服药期间停用其他治疗。

葛威汤

（1）处方　葛根、鸡血藤各30克，威灵仙15克。头枕部疼痛者，加川芎、羌活各10克；双侧头痛者，加川芎、蔓荆子各10克；头痛连目者，加白芷10克；颈肩挛急疼痛者，加白芍30克、姜黄10克；头昏不清者，加石菖蒲、菊花各10克；眩晕泛恶、舌苔白腻者，加天麻、茯苓、白术、清半夏各10克；舌苔黄腻者，加竹茹、橘红各10克；胸痛、背部胀痛者，加瓜蒌20克、丹参15克、薤白10克；手臂麻痛者，加桑枝30克、伸筋草15克；臂痛不举者，加土鳖虫10克；肢冷畏寒、背凉者，加桂枝、淫羊藿、肉苁蓉各10克。

（2）方法　每天1剂，水煎取汁，分2次服用，早、晚各1次，15天为1个疗程，症状消失后继续服用1个疗程即可。

通颈汤

（1）处方　生黄芪50克，桂枝、白芍、白术、茯苓各10克，当归尾、鸡血藤、泽兰、九节风各15克，炙甘草、全蝎各5克，蜈蚣2条。瘀血明显者，加蒲黄10克（包煎）；痛甚者，加五灵脂15克；久治不愈者，去蜈蚣，加白花蛇3克研末冲服。

（2）方法　每天1剂，久煎取汁，分3次服用。

葛根汤

（1）处方　葛根12克，桂枝、白芷各9克，白芍20克，全蝎、麻黄各6克，生姜7片。舌白苔腻、脉弦或兼滑者，加天麻10克、白术9克、茯苓12克；舌苔黄腻、脉弦数者，加半夏6克、竹茹10克、枳实12克、金银花15克；舌质黯或呈紫色者，加赤芍12克、桃仁10克、姜黄9克；枕部疼痛者，加藁本10克、荆芥穗12克；眩晕者，加石菖蒲10克、夏枯草6克；额部疼痛者，加柴胡6克、川芎10克；头痛者，加菊花6克；头痛日久者，加全蝎至10克、蜈蚣6条；颈肩挛急痛甚者，重用白芍至30～40克；背部胀痛者，加川续断、桑寄生各12克，独活10克；口干舌麻者，加沙参12克、秦艽10克；手臂麻木疼痛者，加桑枝、土鳖虫各10克，海风藤、伸筋草各20克，甲珠12克；肢体麻木冷痛、手温较低者，加桂枝至15克、淫羊藿10克、鹿角霜6克。

（2）方法　每天1剂，水煎取汁，分次服用，15天为1个疗程。

芪参通络汤

（1）处方　黄芪50克，丹参30克，桂枝、川芎、羌活、姜黄各10克，全蝎1.5克（冲服），大枣5枚。

（2）方法　每天1剂，水煎取汁，分2次服用，早、晚各1次，10天为1个疗程。

鸡血藤通痹汤

（1）处方　鸡血藤18克，威灵仙、葛根各15克，当归12克，桑枝、杜仲、川续断各10克，片姜黄、川芎各9克，甘草、炮猪蹄甲各6克。风寒盛，见颈肩、上肢疼痛剧烈者，加桂枝、羌活各10克；气滞血瘀、颈肩刺痛者，加延胡索10克，乳香、没药各9克；肝肾不足、头晕头痛者，加钩藤、何首乌各12克，菊花9克；久病不愈者，加全蝎、僵蚕各6克。

（2）方法　每天1剂，水煎取汁，分2次服用，早、晚各1次，15天为1个疗程，2个疗程后停用以观察疗效。

平眩汤

（1）处方　明天麻15克，白蒺藜、广陈皮各10克，紫丹参30克，嫩钩藤、京赤芍、杭白芍、云茯苓、胆南星、炒白术各12克，枳实、香白芷各6克。恶心呕吐者，加姜半夏10克、小川黄连5克；失眠者，加夜交藤30克；耳鸣者，加磁石30克、石菖蒲10克；视物模糊者，加杭菊花12克、石决明15克；项强者，加葛根30克。

（2）方法　每天1剂，水煎取汁，分早、晚2次温服。

桂葛汤

（1）处方　葛根、鸡血藤、丹参、桑枝各30克，桂枝、白芍、木瓜、姜黄、威灵仙各15克，生姜、炙甘草、大枣各10克。疼痛甚者，加蜈蚣2条、全蝎10克；手指麻木甚者，加桃仁、当归各12克。

（2）方法　每天1剂，水煎取汁300毫升，分3次服，每次服100毫升。

蛇蚁汤

（1）处方　黄芪50克，当归25克，白芍、葛根各30克，川芎、天麻、三棱、莪术各12克，白花蛇1条，蚂蚁15克，炙甘草6克。瘀血明显者，加三七粉3克冲服；痛甚者，加五灵脂15克；久治不愈者，另加白花蛇、蚂蚁各3克焙干研末冲服。

（2）方法　每天1剂，久煎取汁，分3次服用。

颈眩汤

（1）处方　天麻、白术、炙龟甲（先煎）、蔓荆子、陈皮、法半夏各10克，白茯苓、杜仲、制何首乌、葛根、煅龙骨、煅牡蛎各15克（后2味先煎），丹参30克。耳鸣耳聋者，加石菖蒲10克；颈项强痛者，加羌活10克。

（2）方法　每天1剂，水煎取液400毫升，分2次温服，15天为1个疗程。

定眩汤

（1）处方　熟地黄15克，杜仲、白术、半夏、天麻各12克，茯苓、钩藤、生龙骨（先煎）、夜交藤各9克，僵蚕6克。恶心呕吐者，加竹茹15克；目赤肿痛者，加菊花、桑叶、决明子各12克；颈背部疼痛紧困者，加姜黄12克、桑枝10克；夜寐不安、多梦者，加远志10克、生牡蛎9克。

（2）方法　每天2剂，水煎取汁，分2次温服，早、晚各1次，15天为1个疗程。

芪桂汤

（1）处方　黄芪、葛根各30克，桂枝、白芷各12克，白芍15克，大枣5枚，生姜3片，甘草6克。偏寒者，加细辛3克、羌活12克、威灵仙15克；湿热者，加连翘、牛蒡子各12克；血瘀者，加丹参15克，川芎9克，乳香、没药各6克；气血不足者，加鸡血藤、熟地黄各30克，当归12克；肝肾亏虚者，加狗脊、枸杞子、川续断各15克。

（2）方法　每天1剂，水煎取汁，分2次服用，7天为1个疗程。

骨痹汤

（1）处方　葛根30克，秦艽、白芍、威灵仙各20克，当归、羌活各12克，制川乌（先煎）、延胡索、天麻、川芎各10克，蜈蚣2条。偏寒者，加桂枝6克、细辛2克、白芥子8克、制附子10克（先煎）、淫羊藿8克；偏热者，加金银花、连翘、板蓝根各10克；偏湿者，加茯苓12克、薏苡仁20克、苍术6克；气虚血滞者，加党参20克、丹参12克；肾虚者，加枸杞子10克、巴戟天6克、补骨脂8克等。

（2）方法　每天1剂，水煎取汁，分2次温服。

颈椎消痹汤

（1）处方　黄芪40克，葛根、当归、秦艽、独活各15克，红花、伸筋草、羌活、防风、水蛭、地龙各10克，甘草6克。头痛剧烈者，加川芎、僵蚕各10

克；上肢及肩部疼痛剧烈者，加桂枝10克；视物不清、畏光流泪者，加菊花15克。

（2）方法　每天1剂，水煎取汁，饭后1小时后服用，7天为1个疗程，服用2个疗程后停用3～5天以观察疗效。

桑白祛痛汤

（1）处方　白芍30克，桑枝15克，葛根12克，防己10克，威灵仙9克，麻黄、桂枝、片姜黄各6克，细辛、甘草各5克。

（2）方法　每天1剂，水煎至200毫升，取汁分2次服用，早、晚各1次，10天为1个疗程，服用2个疗程后停用3～5天，再继续服用。

定眩镇痛汤

（1）处方　黄芪、党参、白芍各20克，葛根、当归各15克，川芎、白术、丹参、天麻、钩藤、五味子、酸枣仁、茯苓各12克，甘草6克。

（2）方法　每天1剂，水煎取汁，分2次服用，早、晚各1次，10天为1个疗程，可服用1～2个疗程。

黄芪通络汤

（1）处方　黄芪30～60克，白芍30克，熟地黄15～30克，当归10～15克，葛根、川芎、柴胡、桃仁、红花、骨碎补、甘草各10克，升麻6克。气虚明显者，加党参15克、白术10克；血虚甚者，加何首乌12克、枸杞子10克。

（2）方法　每天1剂，水煎取汁，分2次服用，早、晚各1次，30天为1个疗程。

川芎止痛汤

（1）处方　川芎30克，葛根、丹参各25克，淫羊藿、泽泻各20克，当归、何首乌、黄芪、僵蚕、制乳香各10克，炙甘草、全蝎各6克。肝阳上亢者，加钩藤15克、天麻10克；气虚血瘀者，加黄芪至20～40克；阴血不足者，加黄精30克、生地黄10克；呕吐痰涎者，加姜半夏、竹茹各10克；失眠多梦者，加夜交藤20克、合欢皮15克；动脉硬化者，加山楂20克。

（2）方法　每天1剂，水煎取汁，分2次服用，早、晚各1次，10天为1个疗程，可服用2～3个疗程。

去麻消痛汤

（1）处方　葛根、鹿衔草各30克，鸡血藤、骨碎补、枸杞子、地龙、羌活、防风各15克，当归、桂枝各12克，甘草6克，炙马钱子1克。麻木重者，加全蝎、蜈蚣各10克；头晕重者，加夏枯草30克、天麻12克。

（2）方法　每天1剂，水煎取汁，分2次服用，早、晚各1次，10天为1个疗程。

活血健骨汤

（1）处方　黄芪、葛根各30克，丹参20克，何首乌、桑寄生各15克，熟地黄12克，枸杞子、骨碎补、川芎、天麻各10克。气滞血瘀严重者，加全蝎6克、土鳖虫9克；痰湿阻滞明显者，加半夏、陈南星各10克；气血亏虚者，加党参15克、当归10克；局部疼痛者，加威灵仙15克、桑枝12克。

（2）方法　每天1剂，水煎取汁，分2次服用，早、晚各1次，10天为1个疗程，服用1个疗程后，可停用2天，再开始进行第2个疗程的治疗。

解痉止痛汤

（1）处方　葛根、黄芪各30克，当归20克，白芍、女贞子、巴戟天、狗脊、木瓜、甘草各15克，延胡索、川芎各10克。手臂麻痛者，加制川乌（先煎）、制草乌（先煎）、姜黄各10克；头晕目眩者，加天麻、钩藤、泽泻各10克；耳鸣心悸者，加远志、山茱萸、决明子各10克；失眠多梦者，加远志、酸枣仁各10克；脾胃纳滞者，加神曲、鸡内金各15克；恶心呕吐者，加半夏、竹茹各10克。

（2）方法　每天1剂，水煎取汁，分2次服用，早、晚各1次，7天为1个疗程，可服用3个疗程。

舒颈解痉汤

（1）处方　葛根、黄芪、白芍各30克，鸡血藤、鹿衔草各20克，桂枝、川芎、路路通、全蝎各10克。头痛伴颈椎不适者，鸡血藤用量增加至30克；头晕、头痛、头重伴呕吐者，加丹参、麦冬、钩藤各10克；伴腰痛、足膝无力者，加淫羊藿、杜仲各10克，骨碎补、牛膝各5克，熟地黄12克；口苦口干、颈部有灼烧感者，加九香虫6克，牡丹皮9克，香附、木瓜各10克。

（2）方法　每天1剂，水煎取汁，分2次服用，早、晚各1次，10天为1个疗程。服药期间忌食辛辣燥热之物。

行气通颈汤

（1）处方　白芍20克，葛根、延胡索各16克，羌活、僵蚕各15克，当归12克，红花、丹参、白芷、川芎各10克，桂枝9克，甘草6克。上肢麻木者，加桑枝15克；头痛眩晕者，加天麻10克；视物不清者，加菊花15克；头痛、偏头痛者，加全蝎6克；心动过速者，去桂枝，加珍珠母15克、生地黄10克；

心动过缓者，加党参15克、麦冬10克。

（2）方法　每天1剂，水煎取汁，分2次服用，早、晚各1次，15天为1个疗程。

祛风除痹汤

（1）处方　葛根30克，白芍15克，川芎12克，当归、独活、羌活、桂枝各10克，牛蒡子9克，僵蚕6克，细辛5克。

（2）方法　每天1剂，水煎取汁，分2次服用，早、晚各1次，15天为1个疗程，可服用3个疗程。

软坚散结汤

（1）处方　生牡蛎（打碎先煎）、葛根、白芍、鸡血藤、姜黄各30克，生地龙、威灵仙各10克，炙甘草8克。气血亏虚者，加炙黄芪30克、全当归10克；肾阳不足者，加淫羊藿15克、熟附子6克（先煎）；寒湿外侵者，加羌活10克、制川乌4克（先煎）；湿热蕴结者，加苍术、黄柏各15克；痰湿阻滞者，加苍术15克、天麻10克；瘀血阻滞者，加桃仁、红花各10克，三七3克（冲服）；肝肾不足者，加盐杜仲、淫羊藿各15克。

（2）方法　每天1剂，水煎取汁，分2次服用，早、晚各1次，1个月为1个疗程，可服用3个疗程。

祛风胜湿汤

（1）处方　枸杞子50克，莱菔子、黄芪、党参各30克，菟丝子、狗脊各20克，当归、茯苓、羌活、补骨脂、威灵仙各15克，熟地黄、白术各10克。

（2）方法　每天1剂，水煎取汁，分次服用，15天为1个疗程。

桑枝五加皮炖兔肉

（1）原料　老桑枝60克，五加皮30克，兔肉250克，生姜片、食盐各适量。

（2）做法　将兔肉洗净，切成小块，与洗净切碎的老桑枝、五加皮一同放入砂锅中，加入适量清水，武火煮沸后，改用文火慢炖，至兔肉熟烂，入生姜片和食盐，再稍煮片刻即成。食肉饮汤，每天1剂，分次温热服用，7天为1个疗程。

（3）功效　益气补血，通络除痹。适用于颈椎病以颈项部僵硬沉痛为主要表现者。

葛根大枣粥

（1）原料　葛根20克，大枣10枚，大米100克。

（2）做法　将葛根洗净，切成碎粒，与淘洗干净的大米、大枣一同放入锅中，加入适量清水，武火煮沸后，改用文火慢煮至米熟粥成即可。每天1剂，温热服食，10天为1个疗程。

（3）功效　补气养血，解肌通络。适用于气血两虚型、风寒湿痹型及太阳督脉型颈椎病。

桑枝葛根炖鸡肉

（1）原料　老桑枝、葛根各60克，绿豆30克，鸡肉250克，生姜丝、食盐各适量。

（2）做法　将鸡肉洗净，切成小块，与洗净切碎的老桑枝、葛根及淘洗干净的绿豆一同放入砂锅中，加入适量清水，武火煮沸后，改用文火慢炖，至鸡肉熟烂，入生姜丝和食盐，再稍煮片刻即成。食肉饮汤，每天1剂，分次温热服用，5天为1个疗程。

（3）功效　补血活血，通络除痹。适用于太阳督脉型、风寒湿痹型颈椎病。

豆豉羌活粥

（1）原料　豆豉10克，羌活12克，大米100克，红糖适量。

（2）做法　先将洗净的豆豉、羌活放入砂锅中，水煎去渣取汁，再把药汁与大米一同用文火煮粥。待粥熟时加入红糖，再煮沸即可。每天1剂，分1～2次，温热服食，7天为1个疗程。

（3）功效　祛风通络止痛。适用于风寒湿痹型、太阳督脉型颈椎病。

川芎白芷炖鱼头

（1）原料　川芎、白芷各15克，鳙鱼头1个，生姜片、葱段、食盐、料酒各适量。

（2）做法　将川芎、白芷分别切片，与洗净的鳙鱼头一起放入锅中，加入适量的生姜片、葱段、食盐、料酒和水，先用武火煮沸，再用文火炖熟。佐餐食用，每天1剂，3～5天为1个疗程。

（3）功效　祛风散寒，活血通络。适用于风寒湿痹型颈椎病。

天麻炖鱼头

（1）原料　天麻10克，鳙鱼头1个，生姜片、食盐各适量。

（2）做法　将天麻、鳙鱼头、生姜片放入炖锅中，加入适量清水，隔水炖煮，炖熟后加食盐调味。佐餐食用，每天1次，3～5天为1个疗程。

（3）功效　补虚散寒，祛风通络。适用于风寒湿痹型颈椎病。

葛根煲猪脊骨

（1）原料　葛根30克，猪脊骨500克。

（2）做法　将葛根去皮切片，猪脊骨切段。将葛根和猪脊骨放入锅中，加入适量清水。武火煮沸后，文火煲汤。饮汤食肉，每天1次，3～5天为1个疗程。

（3）功效　益气养阴，舒筋活络。适用于气血凝滞型颈椎病。

生姜粥

（1）原料　粳米50克，生姜、连须葱、米醋各适量。

（2）做法　将生姜捣烂，与粳米一起放入锅中，加适量清水煮粥。粥将熟时，加入葱、米醋。佐餐服食，每天1次，10天为1个疗程。

（3）功效　祛风，散寒，止痛。适用于风寒湿痹型颈椎病。

木瓜陈皮粥

（1）原料　木瓜、陈皮、丝瓜络、川贝母各10克，粳米50克，冰糖适量。

（2）做法　将木瓜、陈皮、丝瓜络先煎，去渣取汁。将药液与切碎的川贝母和粳米同煮成粥，加适量冰糖调味。佐餐食用，每天1次，3～5天为1个疗程。

（3）功效　化痰，除湿，通络。适用于痰瘀化火型颈椎病。

参芪桂圆粥

（1）原料　党参、黄芪、桂圆肉、枸杞子各20克，粳米50克，白糖适量。

（2）做法　将党参、黄芪切碎先煎取汁。药汁加水适量煮沸后，加入桂圆肉、枸杞子及粳米。文火煮成粥，加适量白糖调味。佐餐食用，每天1次，3～5天为1个疗程。

（3）功效　补气升阳，养血生津。适用于气血凝滞型颈椎病。

薏苡仁赤小豆梨汤

（1）原料　薏苡仁、赤小豆各50克，山药15克，梨（去皮）200克，冰糖适量。

（2）做法　将薏苡仁、赤小豆、山药洗净，梨洗净切小块，加适量水，武火煮沸后，文火熬成汤，加适量冰糖调味。佐餐食用，每天1次，3～5天为1个疗程。

（3）功效　清热解毒，化痰祛湿。适用于痰瘀化火型颈椎病。

三、外用

络通灵

（1）处方　急性子50克，草乌、川乌各10克，白芷25克，三七、冰片各

20克，马钱子、川椒各15克。

（2）方法　以上方药加80%乙醇1000毫升，同入净容器内混合制成药液。使用时直接在患处涂擦，用保鲜膜遮盖。每天涂擦1～2次，连续用药7天，休息2～3天，21天为1个疗程。用药后局部有明显的烧灼感，持续数小时不等，这是药力通过毛孔逐渐渗透的物理反应，对皮肤无损害。

消痛散

（1）处方　当归、川芎、葛根、红花、白芷、羌活、乳香、没药、伸筋草、大腹皮、泽泻、丹参、透骨草、威灵仙、熟地黄各100克，桂枝、麻黄、白芍、川乌、马钱子各90克，细辛50克，全蝎20克。

（2）方法　以上方药共研为细末混匀。每次取50～100克，用陈醋调匀，放置20～30分钟后外敷于颈后部。每天1次，连续治疗7～12天。

威灵散药枕方

（1）处方　威灵仙、山楂各100克，羌活、苍术、川乌、大茴香、川芎、姜黄、白芷各50克，桂枝、吴茱萸各30克。

（2）方法　以上方药取干燥药材，搅匀后碾成粉。选用透气性能好的棉布，制成布袋，把上药粉纳入布袋中，再缝成药枕。白天或晚上环枕外敷颈项患处，每天至少敷10小时。

颈椎散

（1）处方　马钱子5克，血竭、冰片、土鳖虫、乳香、没药各4克，全蝎20克，牛膝10克。

（2）方法　以上方药研成细末，混合备用。根据颈部疼痛部位选5层纱布块，用热水浸透后挤出多余水分，将颈椎散均匀撒在上面，敷于颈部疼痛部位，然后取2层稍大的纱布块、1层塑料膜覆盖其上，周边用胶布密封。每晚敷上，次日清晨取下弃掉。

桂芎热敷散

（1）处方　桂枝、川芎、姜黄、当归、赤芍、海桐皮、羌活、草乌各15克，红花10克，骨碎补20克，樟脑5克。

（2）方法　以上方药研为末，加酒拌匀，用布包好，蒸热后热敷颈椎及疼痛部位，稍冷即换，蒸热再敷。每天1次，每次敷40～60分钟，10天为1个疗程。

舒颈散

（1）处方　当归、川芎、红花、桃仁、乳香、没药各30克，千年健、独活、秦艽、威灵仙各20克，明天麻、细辛各15克，木防己、赤芍、地龙、鸡血藤各25克。

（2）方法　以上方药晾干或烘干，共研成细末，装瓶备用。治疗时先取医用胶布1块，胶面向外呈斜形卷紧呈条索状，并两端对接成环，环大小视颈椎病变个数而定，黏附颈后患部，压紧粘牢。取舒颈散适量置于换药碗内，用优质食醋调成稠糊状，填入颈后备好的胶布环内与环口平，然后用胶布块封住并粘牢，敷药后嘱患者热敷患部。每2天换药1次，10天为1个疗程。

骨刺散

（1）处方　独活、桃仁、土鳖虫、生乳香、生没药、生大黄各15克，当归、牛膝、巴戟天、骨碎补、透骨草、生川乌、生草乌、生半夏各20克，细辛、三七、红花各12克。

（2）方法　以上方药烘干后共碾成细粉末，再拌入冰片、樟脑各6克，密封备用。治疗时取本散30克，置入锅内，文火加热，加白酒适量调成糊状，边加热边搅拌，待药散炒成膏样后装入纱布袋内，趁热敷于患处（热度以患者能忍受为宜），外以胶布固定。每天1次，每次敷4～6小时，10天为1个疗程。

五子散

（1）处方　吴茱萸、菟丝子、白芥子、莱菔子、紫苏子各60克。

（2）方法　将以上方药用布包裹，再用家庭用微波炉加热，敷于颈项部。每次45分钟，每天2～3次。

蛇麝散

（1）处方　白花蛇10克（焙黄），乳香、没药（去油）、肉桂、川乌、草乌、川椒、白芥子各5克，麝香1.5克，冰片少许。

（2）方法　以上方药共研成细末，取药粉少许撒在约3厘米×4厘米的胶布上，并贴于颈部压痛最明显处。每周换药2次，4周为1个疗程。

益通散

（1）处方　生川乌、生草乌、牛膝、丹参、炮猪蹄甲、宽筋藤各30克，红花20克，黄芪40克，樟脑15克。

（2）方法　以上方药粉碎成粗粉，加水炒20分钟，装入布袋，外敷颈椎痛处。每天2次，每次敷50分钟。外敷药物前先行推拿颈椎、肩周痛处5～8分钟，然后再外敷。

龙马外敷散

（1）处方　马钱子2克，地龙、川芎各6克，威灵仙9克，当归、白芍各10克。

（2）方法　以上方药碾成末，调凡士林软膏摊纱布上，外敷大椎。每晚1

次，7天为1个疗程。

止痛贴穴散

（1）处方　当归、川芎、桃仁、红花、乳香、没药、白芷、川乌、草乌、吴茱萸、延胡索、木香各等份。

（2）方法　以上方药研成极细末，过120目筛，用白醋适量，调成厚糊状备用。取穴大椎、颈夹脊、肩井、肩髃、手三里、外关、阿是穴、脾俞、肾俞、涌泉等。首先在患者需要敷贴的穴位处用75%乙醇消毒，然后再将药糊制成厚0.5厘米、直径约1厘米规格的药饼，敷贴在穴位上，用肤疾宁固定，24小时后取下。每隔1～2天治疗1次。

寄生强筋贴

（1）处方　生川乌、独活、秦艽、川椒、地龙、白花蛇、红花各10克，桑寄生15克，川芎6克，细辛3克。

（2）方法　以上方药共研成细末，储瓶备用。临用时将药粉用38度白酒调成糊状，平铺医用纱布上，并贴于所选穴位上（颈部夹脊穴或压痛点，配大椎、肩井、悬钟、中渚等穴），用胶布固定，并用艾条悬灸敷药处10～15分钟。每次敷药2小时取下，每周2～3次，一般10～15次为1个疗程。

通络外敷方

（1）处方　透骨草、伸筋草、海桐皮、木瓜、桂枝、防风、川乌、草乌、骨碎补各30克，红花、牛膝、川椒、乳香、钻地风、赤芍、白芷各20克。

（2）方法　以上方药分2等份，用纱布缝制成2个约20厘米大小的药袋（纱布4层），将药装入后，用陈醋浸透，放于锅中蒸热，外敷患处。两袋交替使用，每天2次，每次20分钟。

逐瘀醋药方

（1）处方　秦艽、桃仁、红花、当归、牛膝各30克，川芎24克，没药、五灵脂、甘草各10克，羌活、香附、地龙、白芥子、延胡索、透骨草各15克。

（2）方法　以上方药共研制成药粉，过40～60目筛，用食醋浸泡10分钟，加热至43～45℃，装入纱布袋内（不滴药液为宜），置于颈部压痛点，将具有可塑性好的石蜡饼放在纱布袋上，然后盖上保温棉垫30～40分钟。每袋药用4次，12次为1个疗程。

两乌两草方

（1）处方　威灵仙300克，川续断60克，透骨草、伸筋草各80克，川芎、白芷各50克，川乌、草乌各30克，冰片6克，米醋400毫升。

（2）方法　将前9味药研为粗末，装入布袋中。首次使用时，用米醋浸湿药袋，放入锅内蒸10分钟，取出晾至40℃时敷颈部。每次热敷1～2小时，每天1～2次；以后每次使用时加米醋少许，加温后再敷。每个药袋用15天为1个疗程，一般治疗1～3个疗程。

葛根醋敷方

（1）处方　葛根60克，川牛膝、羌活、透骨草、苍术、丹参、细辛、生草乌、生川乌、艾叶各20克，冰片10克，米醋250克。

（2）方法　将前10味药用纱布包裹，放入药锅内，用凉水浸泡25～30分钟，煮沸数滚（30～35分钟）后将药液倒入盆内，加入冰片和米醋。先用两块小毛巾蘸药液交替热敷痛处，谨防烫伤，待药液温度降至40℃左右时，嘱患者仰卧于盆上，用药液熏洗并不停地揉搓患处。若药液温度下降时可加温。每剂药可洗2～3次。

散寒熏蒸方

（1）处方　川乌、草乌各24克，防风、川牛膝各60克，杜仲30克，千年健90克，伸筋草20克，血竭15克。

（2）方法　将上述中药放入熏蒸盒或熏蒸罐中，浸泡加热30分钟，熏蒸颈部。每天1次，10次为1个疗程。

舒筋祛湿方

（1）处方　伸筋草、透骨草各30克，苏木、红花、桂枝、钩藤、五加皮、海桐皮、防风、黄柏、秦艽、土鳖虫各15克。

（2）方法　将以上方药加适量清水，文火煎煮至药液沸腾后20～30分钟，熏洗颈部，直至药液凉却。每天熏洗1次，每剂药使用3天，再次使用时可以重复加热。

颈康药枕方

（1）处方　薄荷、荆芥、艾叶、紫苏、白芷各50克，红花、丁香、桂枝、甘松、茯苓、防风、川芎各30克，冰片、樟脑各20克。

（2）方法　将上述中药（冰片、樟脑另包于10厘米×7厘米塑料布小袋中，以针刺孔备用）粗粉碎后，装入纱布袋中，缝合即成。患者取平卧位，将药枕置于颈部，有小药袋的一侧置于颈背部。每天2次，每次1小时，30天为1个疗程，连用2个疗程。每次在进行药枕治疗的前后，均用双手搓、揉、抓、提项部3～5分钟。

祛风药枕方

（1）处方　方1为生川乌、生草乌、桂枝、红花各30克，芒硝、细辛各20

克，樟脑15克，雷公藤60克；方2为川芎150克，吴茱萸30克，川乌、草乌、当归、没药、细辛各20克，威灵仙、甘草、冰片、樟脑各10克，薄荷粉20克。

（2）方法　取干桑树木材制成的拱形枕头，中间制成小槽；绸布适量。先将方1中诸药共研成细末，加入白酒6000毫升，浸泡10天后置木枕和绸布于药液中再浸泡10天，然后取出晾干。将方2中前9味共研成粉末，用食醋在微火上炒至有焦香味时加入冰片、樟脑及薄荷粉，拌匀；然后用晾干的绸布包方2药末放入药槽中，夜枕，白天用塑料封装。每个药枕使用期为3个月，1个月为1个疗程。

温馨提示　　　　　　**颈椎病按摩法**

〔揉按颈肌〕以一手的拇指指腹或掌根置于颈部肌肉处（如颈后侧的风池附近或颈侧肌肉），由上向下或由内向外轻轻揉按，再换侧进行，每次揉按1～2分钟，共进行5～10次。具有舒筋活络、缓解肌肉紧张的作用。对防治颈椎病、缓解颈部僵硬疼痛有良好效果。

〔拿捏颈项〕以一手的拇指与其余四指分开成钳状，置于颈部两侧（如颈后大筋处），将颈部肌肉拿捏住后，轻轻向上提起并放松，反复进行10～15次，再换侧进行。具有疏通经络、缓解肌肉痉挛的功效。对改善颈椎病引起的颈部不适、活动受限有积极作用。

〔推抹颈椎〕以一手的掌根或指腹，从颈部上方（如风府处）开始，沿颈椎棘突两侧向下推抹至颈部下方（如大椎处），每次推抹1～2分钟，共进行3～5次。具有温通经络、活血化瘀的作用。有助于缓解颈椎病引起的颈部疼痛、僵硬等症状。

〔旋转颈部〕在保持坐姿或站姿的情况下，缓慢地将头部向一侧旋转，试图用耳接近肩膀，保持几秒钟后，再向另一侧旋转，重复进行10～15次。注意旋转时动作要轻柔，避免用力过猛。此动作有助于放松颈部肌肉，增加颈椎的灵活性，对预防和治疗颈椎病有一定帮助。

注意：以上按摩方法需根据个人体质和颈椎病程度适当调整，如症状严重或按摩过程中出现不适，请及时就医并遵循专业医生的建议。

颈椎病艾灸法

艾灸取穴大椎（在后正中线上，第7颈椎棘突下凹陷中）、风池（在项部，枕骨之下，胸锁乳突肌与斜方肌上端之间的凹陷处）、肩井（在肩上，大椎与肩峰连线的中点）、天宗（在肩胛区，肩胛冈中点与肩胛骨下角连线上1/3与下

2/3交点凹陷中）、阿是穴（即疼痛最明显的部位）。

可对所选穴位温和灸。将艾条点燃后，对准相应的穴位，距离皮肤2～3厘米进行熏烤，以局部有温热感而无灼痛感为宜。每天1次，每穴灸10～15分钟，至皮肤出现红晕为度。可疏通经络、活血化瘀、祛风散寒、缓解颈肩疼痛、改善颈部活动度，对颈椎病有良好的辅助治疗作用。

注意：艾灸时需注意保持艾条与皮肤的距离，避免烫伤；艾灸过程中如出现不适或皮肤过敏等情况，应立即停止艾灸并就医处理；孕妇、皮肤破损或过敏体质者慎用艾灸法。

落枕

落枕是指颈部软组织扭伤所致颈项强痛、活动受限的一种急性疾病，又称"失枕""颈部伤筋"。多由于体质虚弱或劳累过度，或夜间睡卧枕头不适，头的位置不当，姿势不良，颈部骨节筋肉长时间受到过分伸展、牵拉，处于紧张状态，引起静力性损伤，使颈部部分肌群发生痉挛疼痛；或睡眠时露肩当风受寒，风寒湿邪侵袭项背肌肉，使颈部气血凝滞、经脉闭阻而拘急痉挛；亦有负重姿势不正确或负重过度，使颈部肌肉扭伤引起者。临床以急性颈部肌肉痉挛、强直、酸胀疼痛，乃至活动受限为主要表现。好发于青壮年。症状轻者数日内可愈，重者病痛可延续数周。

一、辨证论治

1. 经筋受挫

（1）主症　睡眠姿势不良或过度疲劳者，睡醒后突然颈部刺痛、转侧不灵，稍有活动则疼痛加剧，颈部有固定压痛点，舌质紫有瘀斑，苔薄白，脉弦紧。

（2）处方　赤芍、当归尾、乌药各9克，川芎、苏木、陈皮、桃仁、乳香、没药、木通、甘草各6克。若疼痛剧烈者，可加服三七粉6克（研末冲服）。

（3）方法　每天1剂，水煎取汁，分次服用。

2. 风寒侵袭

（1）主症　颈项疼痛重着，疼痛多向一侧放射，有时伴有颈肩部麻木，或伴有恶寒发热、头痛、身体重着疼痛，有时无汗，舌质淡白，苔薄白或稍黄，脉浮紧或缓。

（2）处方　风寒偏胜者，药用麻黄3克，桂枝、防风、羌活、独活、赤芍、川芎、木瓜、没药、葛根各9克，当归、瓜蒌各12克，乳香6克；风湿偏胜者，药用羌活、独活、川芎各9克，藁本、防风、蔓荆子各6克。

（3）方法　每天1剂，水煎取汁，分次服用。

3. 肝肾亏虚

（1）主症　身体衰弱或颈部疼痛、久治不愈，颈肌麻木不仁，同时伴有腰膝酸软无力、五心烦热、身体重着疼痛、畏寒肢冷、心悸气短，舌质淡，苔白，脉细弱。

（2）处方　独活、桑寄生各12克，杜仲、牛膝、秦艽、防风、川芎、当归、白芍、干地黄各9克，细辛、茯苓、肉桂、人参、甘草各6克。若寒邪偏胜者，去干地黄、茯苓，加制附子6克（先煎）；若痹病日久不愈者，加地龙12克、全蝎9克（研末冲服）。

（3）方法　每天1剂，水煎取汁，分次服用。

二、内服

葛麻汤

（1）处方　葛根15克，麻黄、桂枝、柴胡各5克，白芍、防风各9克，大枣6枚，甘草3克。

（2）方法　每天1剂，水煎取汁，分次服用。

复枕汤

（1）处方　葛根20克，桂枝、延胡索各10克，桑枝、丝瓜络各15克。

（2）方法　每天1剂，水煎取汁，分早、晚2次服用。

葛菊汤

（1）处方　葛根30克，菊花15克，生白芍24克，柴胡12克，甘草9克。

（2）方法　每天1剂，水煎取汁，分2次于饭后半小时温服。服用时加入红糖30克，服药后卧床休息1小时，取微汗。

通络汤

（1）处方　熟地黄、川芎、白芍、当归、桃仁、红花各15克，葛根、白芷、威灵仙、羌活、片姜黄各10克。

（2）方法　每天1剂，水煎取汁，分次服用。

新葛根汤

（1）处方　葛根30克，麻黄9克，桂枝、连翘各10克，生姜3片，炙甘草6克，白芍15克，大枣12枚。

（2）方法　每天1剂，水煎取汁，分2次服用；将药渣再煎1次，取汁热敷患侧颈部，并进行适当按摩。

桂蒌麻葛汤

（1）处方　桂枝12克，瓜蒌根、白芍各24克，麻黄、甘草各10克，葛根30克，川芎18克。若颈项酸楚明显者，加羌活、独活各10克，以祛湿通络；若颈项疼痛明显者，加乳香、没药各5克，以活血止痛；若受凉恶风明显者，加制附子10克（先煎），以温经散寒；若由外伤引起者，加桃仁7克、土鳖虫6克，以活血通络；若颈项酸胀明显者，加柴胡、威灵仙各10克，以理气通脉；若经常大便干结者，加大黄12克、芒硝9克，以泻热通便。

（2）方法　本方既可做汤剂，又可做丸剂、散剂、酒剂。

① 汤剂制法：将上述药置于砂锅内，加水约500毫升，煎煮约30分钟，取药汁去药渣，即可服用。每天服用2次或3次，用药10天为1个疗程。

② 丸剂制法：将上述药研为粉状，以蜜为丸，每丸约10克，或以水泛丸。每次服用6～9克，用药10天为1个疗程。

③ 散剂制法：将上述药研为粉状。每次服用约10克，每天3次，服用疗程同丸剂。

④ 酒剂制法：取白酒500毫升，将上述药置于酒中，浸泡约10天即可。每天分早、晚服用，每次服用10～15毫升，服用疗程同丸剂。

加味葛根汤

（1）处方　葛根30克，桂枝15克，麻黄、炙甘草各6克，白芍、川芎各12克，生姜3片，大枣8枚，羌活、白芷各10克，细辛4克。

（2）方法　每天1剂，水煎取汁，分次服用。

加减败毒散

（1）处方　柴胡、前胡、川芎、枳壳、羌活、独活、茯苓、桔梗、人参、生姜各12克，薄荷、甘草各6克。寒气重者，去柴胡、薄荷，加桂枝5克、细辛4克；痛剧者，加乳香、没药各6克；有内热者，加石膏30克、葛根15克；体实者，去人参；瘀滞重者，加当归12克；兼湿热者，去人参，加黄柏8克、苍术12克。

（2）方法　每天1剂，水煎取汁，分2次温服；药渣用毛巾包好趁热敷患处。

葛根赤小豆粥

（1）原料　葛根15克，赤小豆20克，粳米30克。

（2）做法　将葛根洗净，切成碎粒，放入锅中，加适量清水煎煮30分钟；滤净药渣，取药液与淘洗干净的赤小豆、粳米一同煮粥，先以武火煮沸后，改用文火慢煮至赤小豆熟烂即可。每天1剂，温热服食，10天为1个疗程。

（3）功效　祛风除湿，通颈止痛。适用于风寒侵袭且风湿偏盛型落枕引起颈项僵硬者。

黄牛肉丁粥

（1）原料　黄牛肉50克，枸杞子20克，糯米100克，食盐适量。

（2）做法　将黄牛肉洗净、切成小丁，放入锅中，加入糯米和适量清水，一起煮粥；煮至粥将成时，入枸杞子，加少许食盐搅匀，再煮10分钟即可。每天1剂，分2次温热服食，5天为1个疗程。

（3）功效　强壮筋骨，益气养血。适用于经筋受挫型落枕引起颈项不利、下肢痿软者。

木瓜落枕羹

（1）原料　木瓜1个，乳香、没药各6克，黄酒、食盐各适量。

（2）做法　将木瓜洗净，从一头挖1个小孔，掏净木瓜瓤和木瓜籽，放入乳香、没药，加少许食盐，封住小孔，上锅蒸1个小时后将木瓜取出，捣碎成羹状。用温黄酒送服，每次10克，每天1剂，分次服，7天为1个疗程。

（3）功效　除湿通络，止痛化瘀。适用于风寒侵袭且风湿偏盛型落枕引起颈项强直疼痛者。

丝瓜炒鸡蛋

（1）原料　丝瓜1根，鸡蛋2个，食盐、味精各适量。

（2）做法　将丝瓜洗净切丝，鸡蛋打散搅匀，炒熟丝瓜后，加入鸡蛋液同炒，加食盐、味精调味即可。佐餐食用，每天1剂，7天为1个疗程。

（3）功效　清热化痰，通络止痛。适用于落枕后颈项板滞不舒者。

珍珠牡蛎粥

（1）原料　珍珠母、牡蛎各60克，粳米150克。

（2）做法　将珍珠母、牡蛎水煎取汁，与粳米共煮粥服食。温热服食，每天1剂，5天为1个疗程。

（3）功效　祛风利湿，通络止痛。适用于落枕后颈项板滞，伴有头痛头晕、肢体麻木者。

山药薏苡仁粥

（1）原料　山药、薏苡仁、粳米各50克，食盐、味精各适量。

（2）做法　将山药、薏苡仁、粳米放入锅内，加适量清水共煮粥，粥成后加食盐、味精调味即可。温热服食，空腹食用更佳，每天1剂，7天为1个疗程。

（3）功效　健脾化湿，益气生血。适用于落枕后颈项僵硬，伴有食欲不振、大便稀溏者。

菊花枸杞饮

（1）原料　菊花、枸杞子各适量（根据个人口味调整）。

（2）做法　用沸水冲泡菊花、枸杞子，代茶饮，不拘时。7天为1个疗程。

（3）功效　平肝息风，明目养肝。适用于落枕伴有头晕目眩、烦躁易怒、视物模糊者。

防风葱白粥

（1）原料　防风15克，葱白2根，粳米60克。

（2）做法　将防风、葱白水煎取汁，与粳米共煮粥服食。温热服食，每天1剂，7天为1个疗程。

（3）功效　祛风解表，散寒镇痛。适用于风寒侵袭型落枕引起的颈项疼痛。

牛膝蹄筋汤

（1）原料　牛膝10克，蹄筋100克，鸡肉500克，食盐、味精各适量。

（2）做法　蹄筋蒸酥软后，与鸡肉、牛膝同炖至熟烂，加食盐、味精调味即可。佐餐食用，食肉喝汤，每周2～3次。

（3）功效　补肝肾，强筋骨，利关节。适用于肝肾亏虚型落枕引起的颈项不利、腰膝酸软、筋骨无力。

三、外用

双乌外敷散

（1）处方　生川乌、生草乌各15克，干姜、红花、莪术、三棱、当归尾、川芎、羌活各30克。

（2）方法　以上方药共研成粉，将药粉放入小碗中，用文火边搅边加水，直到成黏糊状。施治时先将弄好的中药平铺在油纸上，找出患者疼痛最为明显的地方贴敷，四周用胶布固定。每天换药1次。

熨风散

（1）处方　羌活、白芷、防风、当归、细辛、芫花、白芍、吴茱萸各3克，肉桂6克，生赤皮葱240克，食醋适量。

（2）方法　将生赤皮葱捣烂；各药共研为细末，与生赤皮葱和匀，加入食醋炒热，用布包裹，热熨患处。稍冷即换，每天2～3次。

八仙逍遥散

（1）处方　防风、荆芥、川芎、甘草各3克，当归、黄柏各6克，苍术、牡丹皮各9克，苦参15克。

（2）方法　以上方药装布袋内，扎口，以水煎热熨患处。稍冷即换，每天2～3次。

舒筋活络膏

（1）处方　赤芍、红花、南星各1份，苏木、生蒲黄、旋覆花各1.5份，生川乌、羌活、独活、生半夏、生栀子、生大黄、生木瓜、路路通各2份，饴糖或蜂蜜适量。

（2）方法　以上方药共研为细末，用饴糖或蜂蜜调敷。每天1次。

松香祛痛膏

（1）处方　松香100克，樟脑70克，黄蜡24克，朱砂6克。

（2）方法　将松香、樟脑、黄蜡放入锅中，文火加热，至熔化后放入朱砂，搅拌均匀，放在干净的纱布上，贴敷于患处。每天1次。

损伤风湿膏

（1）处方　生川乌、生草乌、生南星、生半夏、当归、黄金子、紫荆皮、生地黄、苏木、桃仁、桂枝、僵蚕、青皮、甘松、木瓜、山奈、地龙、乳香各12克，细辛3克，红花、牡丹皮、落得打、白芥子、没药、羌活、独活、川芎、白芷、苍术、木鳖子、川续断、栀子、土鳖虫、骨碎补、赤石脂各6克。

（2）方法　以上方药洗净切片或打碎，用麻油1000克，将药浸入麻油中7～10天，然后入锅，文火熬煎至药枯，去渣；再将麻油继续熬2小时左右，视其滴水成珠，将锅离火，加入黄铅粉180克，徐徐筛入锅内，边筛边搅，膏成收贮备用。用时摊贴患处，每天1次。

祛风通络方

（1）处方　羌活、白芍各15克，川芎、姜黄、甘草各10克，葛根、威灵仙各12克。

（2）方法　将中药置于布袋内，把袋口扎紧放入锅中，加适量清水，以浸没药袋为宜，煮沸30分钟，趁热将毛巾浸透后绞干并折成方形或长条形敷于患部，待毛巾欠热时即用另一条毛巾换上，两条毛巾交替使用。每天1剂，每次热敷20～30分钟，每天热敷2次，热敷时适当配合颈部转动。

桂枝醋敷方

（1）处方　桂枝、威灵仙、防风、五加皮各15克，细辛、荆芥、没药各10克，食醋500毫升。

（2）方法　将上述方药加适量凉水、食醋（醋水比例1∶1），以武火煎20分钟，略微晾凉，将毛巾放入药液中浸透，绞干，热敷于颈部患处。每次热敷20～30分钟，每天热敷1次。

晚蚕沙药枕方

（1）处方　晚蚕沙200克，葛根100克，威灵仙60克，独活、羌活、防风、苏木各30克，白酒适量。

（2）方法　将除晚蚕沙以外的诸药一同打碎，再与晚蚕沙一起掺匀，用白酒炒热后，放凉，装入枕芯，枕于患处。7天为1个疗程。

温馨提示　　落枕按摩法

〔揉按颈肩肌〕以一手的拇指指腹或掌根置于落枕疼痛明显的颈肩肌肉处，由上向下或由内向外轻轻揉按，再换侧进行，每次揉按1～2分钟，共进行5～10次。具有舒筋活血、缓解肌肉紧张痉挛的作用。对缓解落枕引起的颈肩部疼痛、僵硬有良好效果。

〔推抹颈侧〕以一手的掌根或指腹，从颈部一侧上方（如耳后方）开始，沿颈侧向下推抹至肩部，每次推抹1～2分钟，共进行3～5次。具有舒筋通络、缓解肌肉紧张的作用。有助于减轻落枕引起的颈肩部疼痛、僵硬等症状。

〔缓慢转头〕在保持坐姿或站姿的情况下，缓慢地将头部向一侧转动，试图让下巴接近肩膀，保持几秒钟后，再缓慢地向另一侧转动，重复进行10～15次。注意转动时动作要轻柔，避免用力过猛。此动作有助于放松颈肩部肌肉，增加颈部的活动度，对缓解和预防落枕有一定帮助。

〔点按穴位〕以拇指指腹为着力点，垂直向下按压风池、天柱、肩井等，力度以产生酸胀感为宜，每穴按压0.5～1分钟，然后松开，稍作休息后再次按压，重复3～5次。具有舒筋活络、祛风散寒的作用。能够有效缓解落枕带来的不适。

落枕艾灸法

艾灸取穴大椎、风池、天柱（在项部，后发际正中直上0.5寸，旁开1.3寸，当斜方肌外缘凹陷中）、肩井、阿是穴、后溪（在手内侧，第5掌指关节尺侧近端赤白肉际凹陷中，微握拳时更为明显）。

可对所选穴位温和灸。每天1次，每穴灸10～15分钟，疗程视病情而定，一般不超过7次。可疏通经络、缓解肌肉紧张、活血止痛，有效改善落枕症状。

颈椎间盘突出症

颈椎间盘突出症是由于颈部突然的、无防备的过度活动，或椎间盘发生退行性改变而出现以急、慢性压迫性颈神经根病变或脊髓病变表现为主的一类病症。其发病率为全部椎间盘突出症的4%～6%。发病年龄较颈椎病小，发病时间短者数小时、长者数年。根据发病原因及临床表现，常分为急性颈椎间盘突出症、慢性颈椎间盘突出症、亚急性颈椎间盘突出症三个临床类型。本病一般归属中医学"痿病""痹病""头颈痛"等范畴。

一、辨证论治

1. 肝肾亏虚

（1）主症 头颈项疼痛缠绵不移，四肢无力、痿弱、麻木不用，神疲乏力，腰膝酸软，脑转耳鸣，舌质红，少苔，脉沉细无力。

（2）处方 熟地黄、山茱萸、葛根、白芍、鸡血藤各30克，当归、牛膝、云苓、川续断、杜仲各10克，骨碎补、海桐皮各15克。

（3）方法 每天1剂，水煎取汁，分次服用。

2. 痰瘀互结

（1）主症 头颈项背部剧烈疼痛不移，双上肢或一侧有放射性疼痛，手指麻木，头目昏蒙、不能转侧，发作时伴恶心呕吐、胸闷不适、肢体痿软无力，舌质紫黯，苔白腻，脉迟、滑或结代。

（2）处方 桃仁、红花、白芍、熟地黄、云苓各15克，法半夏、制南星、川芎各12克，橘红、枳实、石菖蒲各10克。

（3）方法　每天1剂，水煎取汁，分次服用。

3.气滞血瘀

（1）主症　头颈项背部急性剧烈疼痛如掣，有一固定痛点、拒按，双上肢或一侧有放射性急性疼痛，手指发麻，头晕，胸闷，心悸，舌质紫黯或见紫斑，脉涩。

（2）处方　川芎、枳壳、红花、桃仁各15克，赤芍、当归、全蝎、土鳖虫各10克，白芍、葛根各30克。

（3）方法　每天1剂，水煎取汁，分次服用。

二、内服

加味四物汤

（1）处方　葛根、白芍、伸筋草各15克，桃仁6克，红花3克，当归、生地黄、川芎、威灵仙各10克，甘草9克。神经根型加羌活10克，姜黄、桂枝各9克，全蝎3克；脊髓型加川续断、杜仲、狗脊、枸杞子各5克；椎动脉型加天麻15克，钩藤、龙骨（先煎）各10克。

（2）方法　每天1剂，水煎取汁，分次服用，连续服用20天为1个疗程。

养血舒筋汤

（1）处方　葛根、白芍、鸡血藤、木瓜各30克，生地黄、怀牛膝各20克，当归15克，川芎、姜黄各10克，甘草6克。偏于上肢病变者，姜黄增加至15克，加桑枝12克；偏于下肢病变者，加威灵仙、川续断各10克，杜仲15克；血虚有寒者，加细辛6克、桂枝9克、通草5克；血瘀明显者，加红花5克、赤芍12克、郁金10克；夹痰湿阻滞者，加萆薢15克、生薏苡仁30克、丝瓜络12克。

（2）方法　每天1剂，水煎取汁，分2次服用，早、晚各服1次，15天为1个疗程。

颈椎康平汤

（1）处方　全蝎、羌活、白芷、当归、桂枝、川芎、丹参各10克，蜈蚣2条，淫羊藿、僵蚕各15克，白芍20克，甘草6克。上肢麻痛重者，加桑枝12克；颈项强直疼痛者，加葛根15克；天气变化时痛重者，加防己、秦艽各10克。

（2）方法　每天1剂，水煎取汁，分次服用，15天为1个疗程。

葛根二藤汤

（1）处方　葛根、桑枝、海风藤、宽筋藤各30克，桂枝、独活各6克，川续断、杜仲、桑寄生各10克，白芍、牛膝、骨碎补、地龙、狗脊、莱菔子、威灵仙各15克，白花蛇（小）1条，甘草5克。伴眩晕者，加天麻10克、钩藤15克（后下）；伴头痛者，加川芎10克；伴手指麻木者，加当归10克；伴背痛、胸痛者，加郁金10克、延胡索15克。

（2）方法　每天1剂，水煎取汁，分次服用。

活血搜风汤

（1）处方　生黄芪、炮猪蹄甲（先煎）各30克，三棱、莪术、蕲蛇、地龙、川芎、僵蚕、制川乌（先煎）各10克，露蜂房、赤芍、白芍、桑枝、葛根各15克，甘草5克。

（2）方法　每天1剂，水煎取汁，分2次服用，20天为1个疗程。待症状有所缓解后，改用补气搜风汤：生黄芪30克，党参、茯苓、炒白术、赤芍、白芍、露蜂房、鹿角片（先煎）、桑枝、葛根各15克，桂枝、制川乌（先煎）、蕲蛇、白僵蚕各10克，甘草5克，每天1剂，40天为1个疗程。

补阳还五汤

（1）处方　生黄芪100克，当归尾、赤芍各10克，地龙、川芎、桃仁、红花各6克。痛甚者，加参三七3克（冲服）、全蝎6克、蜈蚣5克；上肢麻木者，加桑枝、豨莶草各10克；下肢麻木者，加川木瓜8克、鹿衔草12克。

（2）方法　每天1剂，水煎取汁，分次服用。

活血通络汤

（1）处方　白芍、防己各15克，甘草、地龙各10克，葛根、泽泻各20克，片姜黄12克。

（2）方法　每天1剂，水煎取汁，分次服用。

通络解痉汤

（1）处方　柴胡、炒地龙、红花各9克，炮猪蹄甲、甘草各6克，威灵仙、木瓜、川续断、怀牛膝各12克，全蝎5克。

（2）方法　每天1剂，水煎取汁，分次服用。

益气活血汤

（1）处方　当归、延胡索、葛根、三棱、莪术、车前子（包煎）各15克，川芎、赤芍、五灵脂、泽兰、泽泻、防己各20克，地龙10克，黄芪30克。

（2）方法　每天1剂，水煎取汁，早、晚各1次温服，连服1个月为1个疗程。同时配合中药热敷法：用上述中药1剂或煎服完后的药渣装入纱布袋中，水煎煮，对颈部进行熏蒸，每次1小时。

当归四逆汤

（1）处方　当归、桑寄生各15克，白芍、桂枝、大枣、威灵仙各10克，细辛、炙甘草各5克，通草6克。

（2）方法　每天1剂，水煎取汁，分2次服用，12天为1个疗程。

舒筋活络汤

（1）处方　制川乌（先煎）、羌活、苍术、秦艽、当归、延胡索、桂枝各10克，葛根20克，伸筋草15克，丹参、鸡血藤各30克，炙甘草6克。

（2）方法　每天1剂，水煎取汁，分次服用，7天为1个疗程，一般服用3～5个疗程。

颈椎康复汤

（1）处方　当归、丹参、白花蛇舌草、防风各10克，川芎、甘草各6克，白芍、威灵仙各15克，鸡血藤、葛根各25克，全蝎5克，蜈蚣2条。疼痛较重者，加延胡索10克、桑枝15克；胸闷心悸者，加生地黄12克、珍珠母18克（先煎）。

（2）方法　每天1剂，水煎取汁，分次服用，15天为1个疗程。

活络效灵汤

（1）处方　当归、丹参、生明乳香、生明没药各15克。腿痛者，加牛膝10克；臂痛者，加连翘12克、川芎8克。

（2）方法　每天1剂，水煎取汁，分次服用。

加味蠲痹汤

（1）处方　羌活、片姜黄、当归、黄芪、赤芍、防风各9克，炙甘草3克。寒盛者，加细辛3克、乌头5克（先煎）；湿盛者，加独活10克、苍术9克、薏苡仁25克；痛甚者，加乳香、没药各5克。

（2）方法　上方加生姜3片，水煎取汁，分次服用，每天1剂。

薏苡仁赤小豆粥

（1）原料　薏苡仁20克，赤小豆20克，粳米50克。

（2）做法　将薏苡仁、赤小豆清洗干净，一同放入砂锅中，加入清水适量，再放入淘洗干净的粳米，以武火煮开后，转文火煮30分钟后成粥。趁热服用，每天1剂，10天为1个疗程。

（3）功效　祛痰除湿，舒筋除痹。适用于痰瘀互结型颈椎间盘突出症。

参茸鸡肉汤

（1）原料　鸡肉100克，高丽参10克，鹿茸3克，食盐适量。

（2）做法　将鸡肉洗净、去皮、切碎；将高丽参切片，同鸡肉、鹿茸一起放入砂锅中，加入清水适量，盖上锅盖，隔水文火炖3个小时，汤成后加入少许食盐调味。食肉饮汤，每天1剂，5～7天为1个疗程。

（3）功效　益气养血，强筋健骨。适用于肝肾亏虚型颈椎间盘突出症。

黄芪党参炖母鸡

（1）原料　母鸡1只，黄芪、党参各30克，生姜丝、葱花、料酒、食盐各适量。

（2）做法　将母鸡宰杀后，去毛、内脏，洗净；将黄芪、党参切片，填入母鸡腹中，一起放入砂锅中，加入生姜丝、葱花、料酒和适量清水，先用武火煮沸，撇去浮沫，再转文火煮至鸡肉熟烂，加入少许食盐调味即可。食肉饮汤，每天1剂，分2次服用，可佐餐，也可单独食用，5～7天为1个疗程。

（3）功效　补益肝肾，强筋健骨。适用于肝肾亏虚型颈椎间盘突出症。

参枣粥

（1）原料　人参3克，大枣15克，粳米50克。

（2）做法　将人参研磨成细粉备用。将粳米、大枣洗净，放入锅中，加入适量清水，武火煮沸后文火煮粥。待粥熟后，加入人参粉，继续煮片刻即可。每天1剂，7天为1个疗程。

（3）功效　益脾肺，养气血。适用于颈椎间盘突出症引起的气血不足、身体虚弱等症状。

山丹桃仁粥

（1）原料　山楂30克，丹参15克，桃仁（去皮）6克，粳米50克。

（2）做法　将山楂、丹参、桃仁洗净，丹参先煎取汁。将粳米淘洗干净，放入锅中，加入丹参汁和适量清水，武火煮沸后文火煮粥。待粥熟后，加入山楂和桃仁，继续煮片刻即可。每天1剂，7天为1个疗程。

（3）功效　活血化瘀，补脾胃，养气血。适用于气滞血瘀型颈椎间盘突出症引起的颈肩部疼痛、僵硬等症状。

三、外用

腰颈熏蒸散

（1）处方　伸筋草、川乌、草乌、透骨草、三棱、莪术、杜仲各20克，黑豆、桑寄生各30克，急性子35克。

（2）方法　以上方药一同粉碎成粗末并混匀，加8～10倍水煎煮后熏蒸患处。每晚睡前熏蒸治疗1次，每次20分钟，10天为1个疗程。

通络热敷方

（1）处方　伸筋草、冬瓜皮、透骨草各30克，木瓜、五加皮各15克，花椒、红花各9克。

（2）方法　以上方药共研成细末，装一布袋备用。使用前先用凉水把药袋洒湿，放入锅内蒸20分钟后取出用一层干布包裹，放在颈部进行热敷。每次20分钟，每天2次，每袋药可反复使用3～5天。每次热敷前枕头上面要铺一层塑料布，防止药汁流出污染枕头、褥垫。热敷药袋温度要以患者能耐受为度，防止烫伤皮肤。

逐瘀热敷方

（1）处方　艾叶、防风、木瓜、杜仲、桂枝、苍术、羌活、独活、伸筋草、苏木、透骨草、千年健、红花、桃仁、土鳖虫、水蛭、川椒各10克，乳香、没药各5克。

（2）方法　以上方药用细布包，水煎之，热敷颈项部、肩背部。每天1次，每次10分钟左右。

消痛膏

（1）处方　木瓜、蒲公英各60克，栀子、土鳖虫、乳香、没药各30克，大黄150克，饴糖或凡士林适量。

（2）方法　将以上方药共研为细末，治疗时以饴糖或凡士林调配，外敷颈项部。每天换药1次。

温馨提示　　**颈椎间盘突出症按摩法**

〔揉按颈部肌群〕俯卧，用一侧手掌大鱼际，在颈部疼痛明显的颈部肌肉处进行揉揉按摩，揉揉时，手掌应紧贴皮肤，做缓慢的揉动动作，避免突然用力或过度刺激，再换侧进行，每次揉揉2～3分钟，共进行5～8次。具有舒筋活血、缓解肌肉紧张痉挛的作用。有助于减轻颈椎间盘突出症引起的颈部疼痛、僵硬等症状。

〔弹拨颈部肌群〕拇指或食指、中指指腹相对，以适当的力度按压在斜方肌或肩胛提肌的紧张区域或疼痛点上。通过手指快速、小幅度的往返拨动，对肌肉进行深层的刺激。弹拨的幅度和频率可根据耐受程度和肌肉紧张程度进行调整。一般来说，每个疼痛点或紧张区域可弹拨10～15次，然后移至下一个点。具有舒筋通络、促进局部血液循环的作用。对缓解颈椎间盘突出症引起的颈部不适有良好效果。

〔颈部屈伸运动〕保持坐姿或站姿，缓慢地向前低头，使下巴接近胸骨，保持几秒钟后，再缓慢地抬头至原位。接着向后仰头，试图让头部后仰至最大限度，保持几秒钟后，再缓慢地回到原位，重复进行10～15次。有助于增强颈部肌肉的力量和灵活性，对缓解颈椎间盘突出症的症状有一定帮助。

〔点按相关穴位〕以拇指指腹为着力点，垂直向下按压风池、天柱、肩外俞等与颈椎相关的穴位。力度以产生酸胀感为宜，每穴按压1～2分钟，然后松开，稍作休息后再次按压，重复3～5次。具有舒筋活络、通经止痛的作用。可有效缓解颈椎间盘突出症带来的颈部疼痛和僵硬感。

注意：颈椎间盘突出症急性期不宜按摩，以免加重充血和水肿。稳定期可以按摩，有助于缓解疼痛和不适。

颈椎间盘突出症艾灸法

艾灸取穴大椎、天柱、颈夹脊（颈部正中线两侧，在第1～7颈椎棘突下缘旁开0.5寸处，一侧7穴）、肩井、风池。

可对所选穴位温和灸。每天1次，每穴灸10～15分钟，至皮肤出现红晕为度。可缓解颈椎间盘突出症引起的疼痛、僵硬等不适。

颈肩综合征

颈肩综合征指的是颈椎、胸椎关节失稳，以及其周围肌肉、韧带劳损所造成的颈后、肩背部以及臂肘酸软、乏力、疼痛不适，乃至颈部活动受限等一系列症状的总称。一般属中医学"肩痹""骨痹""肩颈痛"等范畴。颈肩综合征多发于40岁以上的中老年人，女性发病率较高。其病情发展是一个漫长的过程，可能与不良坐姿，长时间伏案工作，颈肩部受寒，颈椎急、慢性损伤或退变，颈项部软组织病损等多种原因有关。随着社会生活、工作节奏的加快，颈肩综合征出现了年轻化的趋势，所以青壮年也要注意防范本病。如果外伤后出现了经久不愈的肩痛症状，切不能只作为"肩周炎"处理而忽略了对颈椎的检查和治疗，否则容易导致肩关节粘连而引起颈肩综合征。

一、辨证论治

1. 肝肾亏虚

（1）主症 颈项强痛，掣引肢臂，麻木痛著，可向头部、耳后、胸背及肩、手放射，头颈转动不利，或因活动而加重，或伴头目昏花、倦怠，舌质黯，脉沉细。

（2）处方 葛根、木瓜、枸杞子、熟地黄、骨碎补各20克，白芍、鸡血藤各30克，仙茅、莱菔子、甘草各10克，淫羊藿、狗脊各15克。

（3）方法 每天1剂，水煎取汁，分次服用。

2. 风寒湿侵袭

（1）主症 颈项肩臂或胸背疼痛，颈部活动受限，恶风寒，全身发紧，口不渴，舌质淡，苔白，脉浮。

（2）处方 葛根、姜黄、黄芪各20克，羌活、当归、防风、桑枝、茯苓各15克，熟附子、白芍、甘草各10克，蜈蚣2条。风邪偏重者，加大祛风通络药物的剂量，或用防风汤（防风9克，荆芥、羌活、独活各6克，白芍12克，甘草、生姜各6克，大枣8克）加减治疗；寒邪偏重者，加大散寒止痛药物的剂量，或用乌头汤［麻黄10克，制川乌12克（先煎），白芍15克，黄芪30克，全蝎、羌活各12克，细辛6克，甘草6克］加减治疗；湿邪偏重者，加大除湿通痹药物的剂量，或用薏苡仁汤（党参、山药、枸杞子各20克，黄芪、薏苡仁、伸筋草、石韦各30克，茯苓18克，菟丝子、车前子各15克，甘草6克）加减治疗；化热型者，则宜清热通络，佐疏风除湿，方用白虎加桂枝汤（生石膏50克，知母20克，桂枝10克，粳米、炙甘草各6克）治疗。

（3）方法 每天1剂，水煎取汁，分次服用。

3. 气滞血瘀

（1）主症 头、颈、肩、背、四肢麻木、疼痛，多为针刺样痛或抽痛，痛有定处、夜间加重，甚则影响睡眠，或有肩臂部及上肢肌肉萎缩，兼有皮肤干燥不泽、心烦痞闷，或面色无华、倦怠少气，舌质紫黯或有瘀斑，脉弦细或细涩。

（2）处方　葛根20克，秦艽、川芎、红花、桃仁、没药、当归、延胡索、香附、甲珠各15克，五灵脂、全蝎各10克。见气虚而血瘀者，则用补阳还五汤（黄芪30克，葛根20克，茯苓、秦艽各15克，当归、川芎、法半夏各12克，桃仁、赤芍、地龙、陈皮、炙甘草、石菖蒲各9克，红花6克）加减。

（3）方法　每天1剂，水煎取汁，分次服用。

4. 阳气亏虚

（1）主症　颈项、肩臂部冷痛，上肢麻木、疼痛，以麻木为主，怕冷，四肢不温，疲乏无力，伴头晕，舌体胖大，苔薄白，脉弦细无力。

（2）处方　葛根、白芍、党参、天麻、鸡血藤各20克，黄芪30克，桂枝12克，干姜6克，延胡索、当归各15克，熟附子（先煎）、甘草各10克。

（3）方法　每天1剂，水煎取汁，分次服用。

5. 痰湿留着

（1）主症　颈项僵硬、活动受限、有摩擦音，肩臂沉重、麻木不仁，手指疲软，或兼眩晕、胸闷、咽梗，或兼恶心、胃纳不振，舌体胖大，舌苔腻，脉弦滑。

（2）处方　葛根、薏苡仁、木瓜各30克，半夏、茯苓、枳壳、白芥子、车前子（包煎）、白术、桂枝各10克，威灵仙15克，生姜5片。

（3）方法　每天1剂，水煎取汁，分次服用。

6. 痰瘀交结

（1）主症　项背刺痛，痛及肩臂、重着麻木、抬举艰辛，畏寒恶风，时喜揉按，舌质黯胖，舌苔白腻，脉沉弦涩。

（2）处方　熟地黄、葛根、鸡血藤各30克，鹿角胶（烊化）、白芥子、炮姜、王不留行各10克，肉桂、麻黄、甘草各6克，威灵仙、秦艽各15克。

（3）方法　每天1剂，水煎取汁，分次服用。

二、内服

葛威饮

（1）处方　葛根、鸡血藤、黄芪、炒延胡索各30克，桂枝12克，赤芍15克，威灵仙20克，生地黄10克，炙甘草、川芎、全蝎、土鳖虫各6克。

（2）方法　每天1剂，水煎取汁，分次服用，10天为1个疗程。

治痹汤

（1）处方　生薏苡仁、炒薏苡仁各15～30克，茯苓、威灵仙各15克，苍术9克，生黄芪12克，豨莶草10克。偏寒者，加桂枝、羌活各8克，并佐白芍10克；偏热者，加牡丹皮、知母、赤芍各8克。

（2）方法　每天1剂，水煎取汁，分次服用。

葛根通脉汤

（1）处方　葛根30克，桂枝、白芍各10克，麻黄、生姜、甘草各6克，大枣3枚。热重者，减麻黄3克，加桑枝30克、黄芩10克；湿重者，加薏苡仁30克，羌活、独活各10克；寒重者，麻黄增至10克，加草乌3克；气虚者，加黄芪30克；血虚者，加当归10克；阴虚者，加麦冬10克；阳虚者，加鹿角片10克。

（2）方法　每天1剂，水煎取汁，分次服用，5天为1个疗程。

温通止痛汤

（1）处方　全当归、片姜黄、赤芍、白芍、鹿角霜、川桂枝、紫丹参各10克，川芎9克，威灵仙15克，寻骨风12克，枳壳6克，葛根20克。风盛者，加羌活6克、防风10克；寒盛者，加制草乌（先煎）、细辛各3克；湿盛者，加苍术8克、生薏苡仁20克；气虚者，加黄芪15克、焦白术10克；血虚者，加熟地黄、鸡血藤各15克；久痛者，加骨碎补9克、全蝎6克。

（2）方法　每天1剂，水煎取汁，分次服用。

加味蠲痹汤

（1）处方　羌活、当归、防风、防己、姜黄、桂枝、炙甘草、木瓜各10克，白芍30克，黄芪24克，虎杖、淫羊藿各15克，鸡血藤20克。

（2）方法　每天1剂，水煎取汁，分次温服。药渣放入铁锅内炒，加温去水汽，拌入米醋、白酒各50毫升，将其装入布袋，趁热熨烫颈、肩痛处，每天2～3次，每次30～60分钟。

大剂葛根汤

（1）处方　葛根30～60克，桂枝、白芍、防风、威灵仙、寻骨风、川芎、甘草各10克，鸡血藤20～30克，生姜3片，大枣7枚。麻木不仁者，加木瓜9克、党参15克；风寒湿阻者，加制附片（先煎）、路路通8克；气血两亏者，加阿胶9克（烊化兑服），党参、炙黄芪各15克；痛甚者，加延胡索10克，乳香、没药各5克。

（2）方法　每天1剂，水煎取汁，分次服用，7天为1个疗程。

化痰通痹汤

（1）处方 半夏、白术、远志、石菖蒲、天麻、粉防己各10克，苍术6～9克，胆南星6克，旋覆花20克（包煎）。偏热者，加僵蚕8克、钩藤10克；偏寒者，加桂枝8克，甚者去半夏，加制附子6克（先煎）、干姜10克、白芍12克。

（2）方法 每天1剂，水煎取汁，分次服用。

颈肩复元汤

（1）处方 生黄芪30克，当归、白芍、枸杞子、炙鸡内金各10克，生地黄、熟地黄各15克，炙桂枝、葛根、羌活各6克，生姜5克，大蜈蚣1条，生甘草3克。夹外感者，加荆芥、防风各6克；夹湿热者，加姜川黄连3克、制厚朴6克；伴头昏者，加天麻10克；伴瘀血症状明显者，加红花5克、山楂15克。

（2）方法 每天1剂，水煎取汁，分次服用。服药期间忌辛辣、腥、生冷之物，并避风寒。

葛白壮骨汤

（1）处方 葛根、白芍、鸡血藤、宽筋藤各30克，桂枝、麻黄、生姜、炙甘草各10克，威灵仙、木瓜各15克。汗出较多者，去麻黄；颈肩背软组织慢性劳损者，加三七3克（研末冲服）、片姜黄7克；患部冷感明显、疼痛较剧者，加熟附子10克（先煎）、细辛3克；颈肩背肌风湿或肩周炎患者，加羌活8克、防风6克、片姜黄9克；体虚气血不足者，加黄芪18克、当归10克。

（2）方法 以上方药用清水800毫升浸泡5分钟，煎取汁250毫升，饭后温服；药渣以布巾包裹热熨患部。每天1剂。

芍药甘草汤

（1）处方 白芍、甘草各30～60克。气血不足者，加熟地黄12克、当归9克、黄芪15克、川芎6克；肝肾亏虚者，加狗脊10克、骨碎补8克、鸡血藤12克；偏风者，加荆芥、防风各8克，伸筋草10克、全蝎5克；偏寒者，加制川乌3克（先煎）、桂枝8克、细辛3克；偏湿者，加苍术9克、薏苡仁15克等。

（2）方法 每天1剂，水煎取汁，分次服用。

宣痹通瘀汤

（1）处方 桂枝、生地黄、当归、延胡索各10克，姜黄12克，透骨草18克，鸡血藤、丹参各30克，威灵仙15克，制乳香6～9克。偏寒者，加制附子10克（先煎）；偏热者，加牡丹皮、赤芍各10克；气虚者，加黄芪20克；病久者，加全蝎、蜈蚣各5克。

（2）方法 每天1剂，水煎取汁，分次服用。

根藤枝草汤

（1）处方　葛根、白芍、鸡血藤各50克，钩藤、威灵仙各30克，炮猪蹄甲15克，桑枝、伸筋草各20克，甘草10克。偏气虚者，加黄芪30克，白术、云苓各20克；偏寒者，加桂枝15克，羌活、川芎各20克；偏湿者，加苍术20克、枳实15克；偏阴虚者，加枸杞子30克，地黄、桑寄生、补骨脂各20克；偏瘀者，加桃仁15克、红花10克、姜黄20克。

（2）方法　每天1剂，水煎取汁，分次服用，10天为1个疗程。

活血消痛汤

（1）处方　当归、地龙各10克，川芎8克，赤芍15克，桃仁、威灵仙各12克，红花6克。血瘀明显者，加三七6克（研末冲服），乳香、没药各4克；气滞者，加枳壳12克、木香10克（后下）；气虚者，加红参6克、黄芪15克。

（2）方法　每天1剂，水煎取汁，分次服用。

葛根桂枝汤

（1）处方　葛根15～30克，桂枝、鸡血藤、熟地黄、淫羊藿、鹿衔草、女贞子各9克，麦冬、桑椹、广木香各15克，莱菔子12克。

（2）方法　每天1剂，水煎取汁，分次服用。

四物止痛汤

（1）处方　当归、赤芍各9克，川芎、乳香、没药各6克，生地黄12克。

（2）方法　每天1剂，水煎取汁，分次服用。

血藤通络汤

（1）处方　鸡血藤、丹参各20克，白芍、淮山药、葛根、川续断、川加皮各15克，柴胡、僵蚕各12克。

（2）方法　每天1剂，水煎取汁，分次服用。

黄芪血藤汤

（1）处方　黄芪60克，鸡血藤、云苓、桑枝、牛膝、木瓜、当归、党参各30克，桂枝、桃仁、杜仲、补骨脂、骨碎补各15克，防风、羌活各10克。

（2）方法　每天1剂，水煎取汁，分次服用。

安痛三痹汤

（1）处方　气滞血瘀型，药用白芍、龙齿各20克，葛根、钩藤各12克，姜黄10克，两面针、延胡索、丹参各15克，甘草5克；风寒湿侵袭型，药用独活、川芎、芍药各10克，秦艽、黄芪各12克，防风、牛膝、甘草各6克，细辛3克，当归、生地黄、茯苓、杜仲、党参、川续断各15克。

（2）方法　以上方药经辨证后，每天1剂，水煎取汁，分次服用。

蜈蚣地龙丸

（1）处方　蜈蚣、地龙、伸筋草、狗脊、川续断各30克，桂枝15克，白芍60克，细辛6克。

（2）方法　以上方药按比例配制，共研成细末，炼蜜为丸，每丸重6克。每次1丸，每天2次，温开水送服。

颈椎乐胶囊

（1）处方　葛根、桂枝、炙甘草、片姜黄、威灵仙、淫羊藿、白芷各2份，白芍、当归、炒白术、天麻、钩藤各3份，川芎、丹参各4份，细辛1份，炙黄芪6份。

（2）方法　以上方药按比例配制，加工制成胶囊。每次4～6粒，每天服3次，2周为1个疗程。

白芍粥

（1）原料　白芍20克，桃仁15克，粳米50克。

（2）做法　将桃仁去皮、去尖、捣碎；将白芍洗净，放入锅中，加适量清水泡30分钟后，武火煎5分钟，再用文火煎煮25分钟，滤净药渣，取药液，加入桃仁和淘洗干净的粳米一同煮粥，煮至粳米熟烂即可。每天1剂，温热服食，7天为1个疗程。

（3）功效　缓中止痛，活血祛瘀。适用于气滞血瘀型颈肩综合征。

乌蛇汤

（1）原料　乌梢蛇1条，胡椒、生姜片、料酒、食盐各适量。

（2）做法　将宰杀后的乌梢蛇洗净，扯去蛇皮，取出蛇胆（注意不可弄破蛇胆）；将蛇肉洗净后用剪刀剪成细条，与适量料酒、生姜片、胡椒一起拌匀去腥；将蛇肉下入砂锅中，加入适量清水，武火煮开，撇去泡沫，再以文火炖2～3小时，中间搅拌2次，汤快熟时加少许食盐调味，再煮5分钟即可。食肉喝汤，每天1剂，分2次服，5天为1个疗程。

（3）功效　通经祛湿，散寒止痛。适用于风寒湿侵袭型、痰湿留着型颈肩综合征。

葛根五加粥

（1）原料　葛根、薏苡仁、粳米各50克，刺五加15克，冰糖适量。

（2）做法　葛根洗净切碎；刺五加洗净煎汁。将葛根、薏苡仁、粳米及刺五加汁一同放入锅中，加适量水，武火煮沸后，文火熬成粥。加入冰糖适量调味即可。空腹食用，每天1剂，7～14天为1个疗程。

（3）功效　祛风除湿，通络止痛。适用于风寒湿侵袭型颈肩综合征。

三、外用

通络热敷方

（1）处方

① 劳损型：伸筋草、桑枝、桂枝、艾叶各25克，防风20克，鸡血藤、五加皮、木瓜、牛膝、赤芍各15克，红花、透骨草各10克。

② 风湿型：小茴香、防风、桂枝、羌活、伸筋草各15克，独活、牛膝、秦艽各10克，细辛5克，艾叶25克，威灵仙30克。

（2）方法　以上方药研成粗末，装入布袋中，加少许大青盐，置笼屉上蒸半小时后取出，根据不同类型趁热敷于患处。每次30分钟，每天2次。热敷后可结合按摩治疗。

舒筋热敷方

（1）处方　红花、当归、川芎、艾叶各20克，葛根、羌活、威灵仙、桑寄生、五加皮各30克，乳香、没药各15克，伸筋草、桑枝各50克。

（2）方法　以上方药粉碎为粗末，混合均匀，装入长20厘米、宽10厘米的两布袋内，置锅内用水蒸20分钟；取其中一袋外敷于颈肩疼痛部位，冷却后放锅中水蒸，再取另一袋继续热敷，如此交替使用。每次热敷1小时，每天1次，两袋药可连用5天，10天为1个疗程。

秦威外敷方

（1）处方　当归、独活、秦艽、威灵仙、五加皮、防风、防己、苍术、马钱子各等份，川乌加倍。

（2）方法　以上方药研成细末混匀。治疗时取适量混合中药，用水调成糊状，间接加热45℃，用薄布包好，置于颈肩背部痛区，其上用水煮熔温度达60～70℃的石蜡袋、棉垫覆盖保温。每次治疗30分钟，每天1次，10次为1个疗程。

通经止痛方

（1）处方　川乌、草乌、透骨草、片姜黄各15克，桂枝、防风、猪蹄甲各12克，红花、当归、土鳖虫、蜂房各9克。

（2）方法　以上方药装入纱布袋，用温水浸泡半小时后，在砂锅中煎煮半小时，放入自制保温袋中（保温袋可用暖水袋制作，与皮肤接触面中间剪一椭圆形能放入该纱布袋的圆孔），放置患者颈肩背部（患者仰卧位），温度保持在40℃左右。每次治疗30分钟，每天2次，连用2天后更换新药，10天为1个疗程。

颈肩综合征按摩法

〔揉捏肩颈肌群〕坐姿或站姿，用一侧手掌的掌根或拇指与其余四指相对，捏住肩颈部位疼痛或僵硬的肌肉，进行揉捏按摩。力度适中，以感觉肌肉逐渐放松为度。揉捏范围可覆盖斜方肌、肩胛提肌等肩颈主要肌群。每侧揉捏3～5分钟，然后换侧进行，共进行2～3轮。具有舒筋活血、缓解肌肉紧张的作用。有助于减轻颈肩综合征引起的肩颈疼痛、僵硬等症状。

〔拨动肩胛肌群〕拇指或食指、中指并拢，以适当的力度按压在肩胛骨内侧缘或肩胛冈上窝的紧张区域或疼痛点上。通过手指快速、小幅度的往返拨动，对肌肉进行深层的刺激。拨动的幅度和频率可根据个人的耐受程度和肌肉紧张程度进行调整。每个疼痛点或紧张区域可拨动10～12次，然后移至下一个点。能够舒筋通络、促进局部血液循环，对缓解颈肩综合征的肩胛部不适有良好效果。

〔肩颈旋转运动〕保持坐姿，双手自然下垂于身体两侧。缓慢地将肩部向前做圆周运动，试图让肩胛骨前伸并旋转，重复5～7次。然后，将肩部向后做圆周运动，试图让肩胛骨后缩并旋转，同样重复5～7次。有助于增强肩颈肌肉的力量和灵活性，对缓解颈肩综合征的症状有一定帮助。

〔点按肩颈穴位〕以拇指指腹为着力点，垂直向下按压肩井、大椎、天宗等与肩颈相关的穴位。力度以产生酸胀感为宜，每穴按压1～2分钟，然后松开，稍作休息后再次按压，重复2～3次。具有舒筋活络、通经止痛的作用。能够有效缓解颈肩综合征带来的肩颈疼痛和僵硬感。

颈肩综合征艾灸法

艾灸取穴大椎、风池、肩井、肩中俞（在背部，第7颈椎棘突下，旁开2寸处）、天宗、阿是穴。

可对所选穴位温和灸。每天1次，或隔天1次，每次艾灸时，每个穴位灸10～15分钟。能疏通颈肩部经络，活血化瘀，祛风散寒，有效缓解颈肩综合征引起的疼痛、僵硬、活动受限等症状，对颈肩综合征具有良好的辅助治疗作用。

第二章
肩及上肢常见病

🌸 肩周炎

　　肩周炎又称"肩关节周围炎"，是肩关节的关节囊及其周围组织所发生的一种广泛的无菌性炎症反应，以及这些组织的退行性改变所引起的以软组织广泛性粘连等病理变化为特点的一种疾病。多发生于中老年人，大多有慢性劳伤史或肩部受伤史，发病缓慢。肩部疼痛持续加重，可向颈、肩胛、前臂及手部放射，夜间尤甚。肩部功能受限，肩关节主动、被动、上举、后伸、外展、外旋活动均受限。晚期肩关节呈僵硬状态，并见肩部肌肉萎缩，尤以三角肌最明显。

　　中医认为，人到中年，肾气渐衰，脏腑气血不足，营卫虚弱，血不荣筋，关节失于营养，筋骨衰退，经络空虚；或因汗出当风，夜卧露肩受凉，风寒湿邪乘虚侵袭肩部，寒凝筋膜；或劳累闪挫，经脉闭阻，气血不畅，导致肩关节周围软组织发生退行性改变，筋肉挛缩拘急失用。

一、辨证论治

1. 肝肾不足

（1）主症　起病渐加重，肩关节筋骨软弱，活动不利，肌肉萎缩，喜揉喜按，或见四肢麻木、手足拘挛、头晕耳鸣，舌质红，少苔，脉细数，或舌淡、苔薄白、脉沉细。

（2）处方　熟地黄、白芍、山茱萸、云苓各15克，川续断20克，当归、牛膝、杜仲、五加皮、青皮各10克。气滞血瘀、疼痛明显者，加乳香、没药、土鳖虫各6克，延胡索15克；阴虚者，加枸杞子15克，熟地黄增至30克；阳虚者，加肉桂、制附子（先煎）、巴戟天各10克；气虚者，加党参、黄芪各30克；脾虚者，加淮山药、白术各15克；湿热者，加苍术、黄柏各6克；风湿者，加威灵仙15克、独活6克。

（3）方法　每天1剂，水煎取汁，分次服用。

2. 气虚血弱

（1）主症　肩部酸困疼痛，遇劳或天气变化、夜间寒冷时疼痛加重，肩重不举，不能自己梳洗，神疲懒言，四肢无力，心悸气短，面色萎黄，舌质淡，苔白嫩，脉细弱。

（2）处方　黄芪、熟地黄、党参各15克，当归、川芎、白芍、白术、香附、云苓各10克，贝母、牡丹皮各6克，柴胡、桔梗各9克，甘草3克；或用黄芪15克，白芍、桂枝、香附、五加皮、阿胶（烊化）、海桐皮、威灵仙各10克，甘草6克，蔓荆子9克，生姜3片，大枣10枚。

（3）方法　每天1剂，水煎取汁，分次服用。

3. 血虚寒凝

（1）主症　肩关节疼痛、以夜间为甚，抬举受限，活动障碍，伴头晕眼花、心悸寐差、口干不欲饮、四肢欠温、小便清长、大便溏烂，舌质淡红、边有瘀点，脉细涩。

（2）处方　当归15克，白芍20克，桂枝9克，细辛3克（后下），黄芪30克，桑枝、羌活、白芥子、木瓜各10克，土鳖虫8克，甘草6克。

（3）方法　每天1剂，水煎取汁，分次服用。

4. 风盛型

（1）主症　痛处不显、游走不定，关节屈伸不利，或见恶风发热，舌质淡红，苔薄白，脉浮。

（2）处方　防风、当归、姜黄、杏仁、羌活、秦艽、桂枝各9克，茯苓12克，葛根6克，甘草3克，生姜3片。

（3）方法　每天1剂，水煎取汁，分次服用。

5. 偏寒型

（1）主症　肩部关节疼痛较剧，痛有定处，压痛明显，关节屈伸不利，得热痛减，遇寒加剧，局部皮色不红、触之不热，身恶寒，舌质淡，苔薄白，脉弦紧或迟。

（2）处方　制川乌（先煎）、制草乌（先煎）、麻黄、甘草各6克，白芍15克，黄芪10克，乳香9克。

（3）方法　每天1剂，水煎取汁，分次服用。

6. 偏湿型

（1）主症　肩部酸痛重着，或有肿胀，痛有定处，活动不利，肌肤麻木不仁，舌质淡，苔白腻，脉濡数。

（2）处方　薏以仁15克，乌药、当归、蚕沙（包煎）各10克，桂枝、苍术各9克，麻黄6克，甘草5克，防己12克，生姜3片。

（3）方法　每天1剂，水煎取汁，分次服用。

7. 湿热型

（1）主症　肩关节疼痛，局部灼热红肿、得冷稍舒，痛不可触，可兼有发热、恶风、口渴、烦闷不安等全身症状，舌质红，苔黄燥，脉滑数。

（2）处方　生石膏50克，知母20克，桂枝、生地黄、赤芍各15克，忍冬藤30克，黄柏10克，甘草6克。

（3）方法　每天1剂，水煎取汁，分次服用。

8. 瘀血型

（1）主症　肩部刺痛，痛处固定不移、日轻夜重，局部肿胀，屈伸不利，筋脉拘挛，舌质黯红、边有瘀斑，苔白或薄黄，脉弦或细涩。

（2）处方　早期药用秦艽、川芎、桃仁、红花、羌活、没药、五灵脂、香附、牛膝、地龙各9克，甘草3克，当归15克；中期药用羌活、荆芥、枳壳、防风、红花各6克，当归、五加皮、独活、川续断、杜仲、牛膝各10克，青皮5克；后期药用当归、川芎、白芍各10克，生地黄、川续断、杜仲、牛膝各15克，牡丹皮6克，红花5克。

（3）方法　每天1剂，水煎取汁，分次服用。

9. 气滞型

（1）主症　肩部疼痛突然加剧、呈游走性、与情志有关，咳嗽或深呼吸时疼痛加重，随病情进展渐趋严重，甚则关节固定不能做任何动作，局部有红肿表现，舌质稍红、舌边或有瘀斑，苔黄，脉多弦紧而数。

（2）处方　儿茶、秦艽、玄参、生地黄各15克，细辛、桂枝各5克，血竭1.2克，赤芍、土茯苓各20克，延胡索、制川乌（先煎）、制草乌（先煎）、大黄各10克，合欢皮、珍珠母各30克。

（3）方法　每天1剂，水煎取汁，分次服用。

二、内服

阳和汤

（1）处方　熟地黄30克，鹿角胶（烊化）、白芥子各15克，当归、姜黄各20克，红花、桃仁各12克，乳香、肉桂、干姜、麻黄、甘草各10克，全蝎6克，蜈蚣2条。病程大于6个月者，可加白术15克、制附子10克（先煎）。

（2）方法　隔天1剂，水煎取汁，分次温服，7剂为1个疗程。

愈肩汤

（1）处方　川羌活、防风、川桂枝、制半夏、片仔姜、天仙藤、白术、白芷、全当归、茯苓各10克，红花、玄明粉各3克。寒重者，加制川乌、制草乌各3克，制附子10克（此3味均先煎）；气血不足者，加黄芪18克；湿热偏盛者，加秦艽、防己各10克。

（2）方法　以上方药研成末，以姜汤泛丸，病情轻者服1个月，病情重者服2～3个月；或水煎服，每天1剂。服药期间宜配合功能锻炼，早、晚做肩关节内旋、外展、上举等动作；同时注意局部保暖。

肩痹通汤

（1）处方　黄芪、鸡血藤各30克，当归、白芍、姜黄、威灵仙各15克，羌活、桂枝、制川乌（先煎）各10克；全蝎、甘草各6克。风寒束表、怕冷无汗且肩痛者，加葛根30克、麻黄10克；病程较长、寒湿凝滞、肩部僵硬难举者，加白芥子、乌梢蛇各10克，蜈蚣2条；气虚明显者，黄芪用量加至60克，并可加入白术15克；久病肩背上肢麻木、血瘀重者，加桃仁、红花、乳香、没药各10克。

（2）方法　每天1剂，先煎制川乌30分钟，再加入其他方药，水煎取汁，分2次服用，早、晚温服，10天为1个疗程。

二仙汤

（1）处方　仙茅、淫羊藿、巴戟天、片姜黄、桂枝各19克，当归20克，知母10克，盐黄柏、川芎、羌活、桑寄生各15克。

（2）方法　每天1剂，水煎取汁，分2次服用。

松肩汤

（1）处方　桂枝、当归各12克，赤芍、白芍、青风藤、木瓜、桑枝各30克，黄芪、片姜黄、羌活、独活各15克，威灵仙18克，红花10克，细辛、甘草各6克。早期肩部软组织肿胀明显者，去黄芪，加忍冬藤15克；兼颈项强痛者，加葛根12克；寒象明显者，加制川乌、制草乌各3克（均先煎）；湿象明显者，加薏苡仁15克、土茯苓30克；兼阴虚者，加生地黄12克、牡丹皮10克；兼阳虚者，加制附子6克（先煎）、淫羊藿8克。

（2）方法　每天1剂，水煎取汁，分次温服；药渣上锅微炒，用布包好，热敷患部。

舒筋活血汤

（1）处方　桑寄生、生地黄、当归、川芎、党参各12克，杜仲、独活、牛膝、秦艽、防风、细辛各9克，甘草6克，肉桂3克。痛甚者，加延胡索15克、三七3克（冲服），或地龙、制川乌（先煎）各10克；风盛者，加白花蛇或乌梢蛇6克；寒盛者，加吴茱萸、熟附子、干姜各10克；湿盛者，加防己15克、川木瓜10克、生薏苡仁30克。

（2）方法　每天1剂，水煎取汁，分次温服，15天为1个疗程。可配合肩部按摩5～10分钟。

黄芪益气汤

（1）处方　黄芪、太子参、鸡血藤各30克，当归15克，片姜黄、大枣各12克，白术、柴胡、升麻、桑枝、红花、川芎、白芍、陈皮各10克，蕲蛇8克，甘草6克。疼痛剧烈者，加延胡索、乳香、没药各10克；冷痛难忍者，加桂枝15克、制附片2克；外伤夹瘀者，加桃仁、赤芍各10克；舌苔白腻、肩重不仁者，加苍术10克；郁热烦闷者，加知母、黄芩各10克；兼有颈椎痛者，加葛根30克、羌活6克、全蝎3克。

（2）方法　每天1剂，水煎取汁，分3次温服，7天为1个疗程，连服2～3个疗程。可配合每天2次功能锻炼：掌揉肩周3分钟，点揉肩井、肩贞各1分钟，推拨痛点30次，搓擦肩周至局部透热。

祛湿解肩汤

（1）处方　白芍25克，桂枝15克，防风、桑枝各12克，制川乌（先煎）、赤芍各10克，葛根9克，细辛、甘草各6克。寒湿盛者，加薏苡仁12克；有瘀血者，加地龙、丹参各10克；气血虚者，加黄芪30克、当归10克。

（2）方法　每天1剂，水煎取汁，分次温服，7天为1个疗程。服用时可配合局部封闭治疗。

除湿举臂汤

（1）处方　姜黄13克，当归、白芍各12克，桑枝、羌活、白术、白芷、桂枝各10克，细辛5克，甘草4克。阴雨天痛甚者，加制川乌、制草乌各6克（均先煎），马钱子0.3克；肌肤麻木不仁、肌肉萎缩者，加天麻、鸡血藤各15克。

（2）方法　每天1剂，水煎2次，取汁混合均匀，分次温服，10天为1个疗程。服用期间停用其他药物及治疗方法，并注意保暖。

逐瘀活络汤

（1）处方　白芍、熟地黄各30克，黄芪15克，当归、鹿角胶（烊化）各12克，干姜、桂枝、白芥子、地龙各9克，制南星、制乳香、制没药各6克，制川乌（先煎）、制草乌（先煎）、炙麻黄各3克。肩关节疼痛、夜间及阴雨天或受凉后加剧者，制川乌、制草乌用量增至12～15克，或加威灵仙10克、细辛6克；肩关节僵硬、活动受限、疼痛不剧者，加全蝎6克、白花蛇1条；有外伤史或骨折病史者，加红花、桃仁各10克，另服三七3克（冲服）。

（2）方法　每天1剂，水煎取汁，分2次服用，早、晚饭后服用。药渣可装入干净布袋，再加清水适量，煎煮30分钟，待药液温度稍降，即可用毛巾蘸取药液擦洗患处，至患处皮肤发红发热时，将药袋放置于患处热敷，边敷边轻轻活动患肩。10天为1个疗程。

补虚扶正汤

（1）处方　川芎、桂枝、鹿角霜各10克，姜黄、当归、羌活、赤芍、黄芪、防风各9克，杜仲、制附子（先煎）各6克，甘草3克。发病时间较短、肩臂颈项及手指疼痛者，加桑枝15克、葛根10克、麻黄6克；肝肾阴虚、内火偏重者，去鹿角霜、制附子，加牡丹皮、生地黄各12克，枸杞子10克；疼痛难忍者，去制附子，加延胡索10克，制川乌（先煎）、制草乌（先煎）各6克；病情反复者，加全蝎、蜈蚣各6克。

（2）方法　每天1剂，水煎取汁，分2次服用。同时配合中药外敷，发病时间在1周之内者，外敷伤科Ⅰ号（羌活、独活、白芷、香附、乳香、没药、血竭、紫荆皮、木瓜各10份，川续断、川芎、泽兰各8份，天南星5份，麝香1份。以上方药共研成细末，以蜂蜜调和后敷于患处），每天1次，15天为1个疗程；发病时间较长或多次反复发病者，外敷伤科Ⅱ号（川芎、桂枝、附子、五灵脂各10份，当归、肉桂、川乌、草乌、赤芍、乳香、没药各8份，川续断、防风、荆芥、地龙各5份，僵蚕3份。以上方药共研成细末，以蜂蜜调和后敷于患处），每天1次，15天为1个疗程。

冻肩舒汤

（1）处方　黄芪、熟附片各30克，制川乌（先煎）、羌活、独活、川续断、桑寄生、当归、杜仲、黄柏、知母、淫羊藿各15克，麻黄、细辛、三棱、莪术、甘草各10克。兼有脘腹胀闷者，加白豆蔻10克或砂仁4克；颈项强痛者，加葛根15克。

（2）方法　每2天1剂，水煎取汁，每天分3次服用，每剂可煎6次，6天为1个疗程，可连续服用5个疗程。

补阳散寒汤

（1）处方　炙黄芪40克，当归、鸡血藤、海风藤各15克，川芎、赤芍、地龙各10克，桃仁、红花、桂枝各6克。寒邪较重、冷痛较盛者，加炙麻黄6克、炙川乌5克（先煎）；热痛较盛者，加忍冬藤、桑枝各15克；刺痛较盛、肩不能举者，加制乳香、制没药各6克；疼痛剧烈、夜不能寐者，加炙马钱子0.6克、全蝎3克；兼有颈项僵痛者，加葛根15克；疼痛连及腰背者，加杜仲15克、威灵仙10克。

（2）方法　每天1剂，水煎取汁，分2次服用。

温阳止痛汤

（1）处方　当归、桂枝、桑枝、防风、仙茅、鹿角胶（烊化）、巴戟天、淫羊藿各10克，姜黄、甘草各6克。夜间痛甚者，加制乳香、制没药各10克；遇寒痛甚者，加制川乌6克（先煎）、细辛3克。

（2）方法　每天1剂，水煎取汁，分次服用，7天为1个疗程。

祛邪定痛汤

（1）处方　川续断、威灵仙、白芍各30克，黄芪22克，菟丝子、络石藤、川木瓜各15克，当归12克，制川乌、制草乌各10～15克（均先煎），桑枝、桂枝各10克，甘草4～8克，祖师麻3～6克。此方第1个疗程不做增减，第2个疗程疼痛缓解者，减制川乌、制草乌用量至6克，酌情加入补骨脂12克或淫羊藿10克；阴虚症状明显者，加北沙参20～30克。

（2）方法　每天1剂，先煎制川乌、制草乌20分钟，再加其他方药，水煎取汁，分2次于早、晚锻炼患肢后服用，15天为1个疗程。锻炼患肢时宜采用轻柔力度，做缓慢肩部外展、上提动作，每次10分钟，每天2～3次。

活化汤

（1）处方　秦艽、黄芪各15克，制附子（先煎）、苍术、片姜黄、当归、川芎各10克，桂枝、羌活、细辛、白芷各6克，蜈蚣1条。气虚者，加党参10克；血虚者，加熟地黄6克、白芍10克；疼痛甚者，加乌梢蛇10克、壁虎6克；伴高血压病者，去黄芪，加活血藤15克。

（2）方法　每天1剂，水煎取汁，分次服用。

解凝汤

（1）处方　黄芪、当归、白芍、薏苡仁各9克，羌活、防风、白芥子各10克，海桐皮、片姜黄、木瓜、桑枝各12克，香附、制川乌（先煎）各6克，甘草3克。

（2）方法　每天1剂，水煎取汁，分次温服，14天为1个疗程。

温活通凝汤

（1）处方　桑枝、松节、鸡血藤、海桐皮各30克，伸筋草、舒筋草各15克，制川乌、制草乌各10～15克（均先煎），川芎、羌活、防风各10克，蜈蚣2条。疼痛游走累及肘腕、肩胛者，加乌梢蛇30克、秦艽15克；肩关节冷痛较盛、得温痛减、遇寒加重者，加细辛、桂枝各10克；湿盛者，加薏苡仁30克、苍术15克；久痛难愈、肩部痛甚者，加红花、桃仁、乳香、没药各10克；痰湿阻络、肩部麻木、屈伸不利者，加白芥子15克、天南星10克；中老年气虚者，加黄芪、党参各30克；中老年血虚者，加熟地黄、白芍各30克。

（2）方法　每2天1剂，先煎制川乌、制草乌40分钟，再加入其他方药，水煎取汁，分次温服。可辅以局部点穴按摩治疗。

通络愈肩汤

（1）处方　丹参、延胡索、桂枝各10克，姜黄、羌活、独活、川芎、威灵仙、防风各9克，藁本、制附子（先煎）、杏仁、甘草各8克。

（2）方法　每天1剂，水煎取汁，分2次服用，10天为1个疗程，未愈可再服1个疗程。服用后注意避风，切勿受寒。

肩痹汤

（1）处方　黄精、鸡血藤各15克，当归、阿胶、淫羊藿、赤芍各12克，熟地黄、制川乌（先煎）、秦艽、独活各9克，细辛2克。

（2）方法　每天1剂，水煎取汁，分次温服，6天为1个疗程，疗程间休息1天。同时配合外敷三痹膏：生川乌、生草乌、生大黄、樟脑各30克，细辛、生半夏、生南星、生姜、茴香、白芥子、乳香、没药、白芷、肉桂、花椒各15

克，冰片10克。共研成细末，用蜂蜜、米醋适量调煮为膏。3天换药1次，2次为1个疗程。

五藤汤

（1）处方　鸡血藤、海风藤、忍冬藤、络石藤、青风藤、臭梧桐、黄芪各15克，秦艽、豨莶草、威灵仙、白芍各12克，羌活、独活、防风、当归各10克，甘草6克。痛甚者，加制附子10克（先煎），制川乌、细辛各3克；运动严重受限者，加伸筋草10克、透骨草12克、木瓜8克；关节肿胀者，加薏苡仁、萆薢各12克，防己8克；腰膝酸软无力者，加杜仲8克、桑寄生10克、狗脊9克；病久者，加三棱10克，莪术9克，地龙、土鳖虫各8克，蜈蚣4克。

（2）方法　每天1剂，水煎取汁，早、晚分服。

肩凝汤

（1）处方　当归、丹参、透骨草、生地黄各30克，羌活、川芎各18克，麻黄、白芍各15克，甘草、干姜各10克，制附子5克（先煎）。局部冷痛加剧者，加制川乌、制草乌各3克（均先煎）；刺痛者，加乳香、没药各6克；气虚者，加黄芪18克。

（2）方法　每天1剂，水煎2次，混合药液分2次服用，30天为1个疗程。

山茱萸汤

（1）处方　1方药用山茱萸（去核）35克；2方药用山茱萸（去核）、山药各15～20克，熟地黄15克，当归、白术、桂枝、姜黄各10克，炙甘草3克，陈皮7克。掣痛引臂者，加乳香10克、薏苡仁30克；关节局部游走性剧痛者，加蜈蚣1条，地龙、白花蛇各10克；关节拘挛较重、活动恢复迟缓者，2方山茱萸加至30克以上，或再加赤芍12克，红花、桃仁各10克。若湿热证显著者，禁用山茱萸。

（2）方法　1方水煎取汁，分2次温服，每天1剂，病情好转后剂量减至10～15克，煎汤或代茶泡服；或用2方代替，每天1剂，水煎服。

黄芪葛根汤

（1）处方　山茱萸30～60克，黄芪30克，葛根12克，鸡血藤、白芍各15克，五加皮、桂枝、炙甘草各10克，大枣5枚。便溏者，加白术10克；关节局部游走性剧痛者，加白花蛇10克。

（2）方法　每天1剂，水煎取汁，分次温服，10天为1个疗程。晚期患者宜同时配合按摩，先用按揉手法放松肩部痉挛的肌肉，然后对压痛部位施以分筋、理筋、弹筋、拨络等手法；然后被动外展、上举、后伸、内旋肩关节，牵抖上肢，每天1次，10次为1个疗程。

补阳还五汤

（1）处方　黄芪30克，当归、赤芍、地龙、川芎、桃仁、红花各10克。头重痛者，加羌活、石菖蒲各10克；遇冷痛甚者，加制附子10克（先煎）、桂枝8克；颈项痛者，加葛根12克；纳差者，加白术10克、砂仁5克；上肢麻木者，加威灵仙10克、制苍耳子8克；痛剧者，加延胡索10克。

（2）方法　每天1剂，水煎取汁，分2次服用。疼痛缓解后即配合功能锻炼，如摇肩、抬肩、伸臂等，以促进肩关节功能恢复。

党参独活汤

（1）处方　独活9克，桑寄生、杜仲、牛膝、细辛、秦艽、茯苓、桂心、防风、川芎、甘草、当归、干地黄各6克，党参30克。痹病疼痛较剧者，酌加制川乌、制草乌各3克（均先煎）；寒邪偏盛者，加制附子10克（先煎）、干姜8克；湿邪偏盛者，去干地黄，加防己6克、薏苡仁12克、苍术5克；正虚不重者，减干地黄、党参用量。

（2）方法　每天1剂，水煎取汁，分2次服用，4剂为1个疗程。

芪蛇桂枝汤

（1）处方　黄芪30克，乌梢蛇、地龙、当归、白芍各12克，威灵仙15克，桂枝6克。气血虚弱者，重用黄芪至40～60克；游走性疼痛者，加全蝎6克；有关节前屈受限者，加蜈蚣2条、木瓜12克；不能伸展者，加术附汤〔白术6克、炮附子10克（先煎）、炙甘草3克、生姜4.5克、大枣6枚〕；寒凝筋脉者，加制川乌5克（久煎）、细辛3克；项强者，加葛根15克；痰瘀经络者，加白芥子6克、猪蹄甲5克。治疗效果不明显者，加经络引经药：臂前廉属阳明经，加白芷3克、葛根10克；臂后廉属太阳经，加藁本、羌活各3克；臂外廉属少阳经，加柴胡3克、连翘6克；臂内廉属厥阴经，加柴胡3克；臂内前廉属太阴经，加升麻、白芷各3克，葱白9克；臂内后廉属少阴经，加细辛1克。

（2）方法　每天1剂，先煎乌梢蛇30分钟，再入他药同煎，2次取汁300毫升，分3次温服，10天为1个疗程。

舒筋止痛汤

（1）处方　熟地黄30克，细辛、露蜂房各5克，全蝎（研末，分吞）、蜈蚣（研末，分吞）各2克，荆芥、制川乌（先煎）、制草乌（先煎）各10克。兼见气虚者，加党参、黄芪各15克，白术9克，健脾补中；兼血虚者，加当归、白芍各10克，鸡血藤12克，养血敛阴；顽痰闭阻经络者，加白附子6克

（先煎）、制南星7克，燥湿化痰、解痉止痛；麻木甚者，可加乌梢蛇6克、蕲蛇3克、金钱白花蛇2克，搜风解痉。

（2）方法　每天1剂，水煎取汁，分次服用。

加味二陈汤

（1）处方　制半夏12克，陈皮、茯苓各15克，甘草10克，天南星6克。疼痛甚者，加桂枝、香附各15克；酸楚麻木、屈伸不利者，加威灵仙30克、羌活15克；沉重不适者，加炒苍术15克；肩臂局部发红灼热者，加黄芩15克。

（2）方法　每天1剂，水煎取汁，分次服用；药渣炒热外敷。

加味舒筋汤

（1）处方　羌活、焦白术各10克，当归、白芍、海桐皮、鹿角片、桑寄生各15克，片姜黄9克，甘草3克。冷痛者，加制附片10克（先煎）；痛如锥刺者，加乳香5克；项强者，加粉葛根12克；肩关节及手臂功能障碍者，加黄芪15克、鸡血藤10克、丹参12克；苔白腻、不饮食者，加草果仁4克。

（2）方法　每天1剂，水煎取汁，分次温服。

加味桂枝汤

（1）处方　桂枝、麻黄、熟附子（先煎）各8克，白芍20克，白术、知母、地龙、防风、羌活、姜黄各10克，白花蛇1条，蜈蚣2条，全蝎6克，葛根30克。病程较长、痛有定处、舌质瘀黯者，加苏木10克、水蛭15克；血虚者，加当归、川芎各10克；气虚者，加党参、黄芪各20克；阴虚者，加山茱萸10克、熟地黄15克；阳虚者，加肉桂6克、干姜10克；患肢前伸受限明显者，加白芷10克；患肢后屈受限明显者，加柴胡10克。

（2）方法　每天1剂，水煎取汁，分次温服；药渣液适温外洗患部20分钟。同时嘱适当配合功能锻炼。

舒筋通络汤

（1）处方　生山楂、桑椹各50克，桑枝、乌梅各25克，威灵仙、姜黄、桂枝、醋制香附各15克，伸筋草、白芍、醋制延胡索各20克，甘草10克。

（2）方法　3天2剂，水煎温服，1个月为1个疗程。服药期间除配合功能锻炼外，停用其他药物或疗法。

桂枝芍药汤

（1）处方　桂枝15克，白芍30克，甘草12克，生姜3片，大枣5枚。得热痛减、遇冷则剧者，加鹿衔草12克、附子6克；每逢阴雨风冷可促其发作者，加鹿衔草12克，羌活、茯苓各9克；兼见寒热者，加鹿衔草12克、莪术9克；局部红肿灼热、痛不可触者，去生姜，加生石膏30克、知母9克、鹿衔草12克；病久活动受限者，加鹿衔草12克，当归、桃仁、红花各9克。

（2）方法　每天1剂，水煎取汁，分次服用。

蠲痹解凝汤

（1）处方　黄芪、葛根各20克，山茱萸、伸筋草、桂枝、姜黄各10克，三七5克（研粉冲服），当归、防风各12克，秦艽15克，甘草6克。寒甚痛剧者，加细辛3克、制川乌3克（先煎）、高良姜5克；风痹游走不定、手臂麻木者，加防风6克、威灵仙8克、桑枝10克；湿甚着痹、困重而痛者，加薏苡仁18克、苍术6克、豨莶草10克；患肢屈伸不利者，加木瓜9克、丝瓜络10克；气血虚弱者，加鸡血藤12克、党参15克，重用黄芪至30克；病程长久不愈者，加汉防己8克、萆薢10克、千年健7克。

（2）方法　每天1剂，水煎取汁，分2～3次伴黄酒少许温服，7天为1个疗程。

温通活血汤

（1）处方　制川乌、制草乌各8克（均先煎），制附片（先煎）、路路通、川芎、红花、当归、羌活、片姜黄各15克，细辛6克，桂枝、地龙、炙甘草各10克，桑枝、海风藤各25克，鸡血藤30克，黄芪20克。痛甚者，加制乳香、制没药各5克（均后下）；麻木甚者，加苍术8克、薏苡仁20克。

（2）方法　每天1剂，水煎取汁，分次温服；药渣再熬水烫洗患处20分钟。

止痛如神汤

（1）处方　秦艽、苍术各10～12克，炒桃仁5～12克，皂角刺3～6克，防风6～10克，黄柏、泽泻各5～10克，槟榔6～12克，酒大黄3～10克，当归尾10～15克。如肌肉萎缩，加阿胶10克、龟甲胶6克（均烊化兑服）；肩周组织广泛粘连、活动范围极小，外展及前屈运动时肩胛骨随之摆动而出现耸肩现象，加红花10～20克、全蝎5～12克。

（2）方法　每天1剂，煮沸后以文火煎煮1小时，复煎合并，分2次于餐后1小时服用，15天为1个疗程。

指迷茯苓汤

（1）处方　制半夏、茯苓、羌活、防风、秦艽、威灵仙各20克，枳壳、木香、制天南星、姜黄各15克，芒硝、甘草各5克，生姜、麻黄各10克，桂枝30克。

颈肩腰腿痛妙法良方（第三版）

（2）方法　每天1剂，水煎取汁，分次服用，10天为1个疗程。

桑枝止痛汤

（1）处方　桑枝30克，威灵仙24克，生地黄15克，防风、黄柏、姜黄、秦艽各12克，羌活、苍术、白芷、川芎、甘草、乌梢蛇各9克，细辛6克。

（2）方法　每天1剂，水煎取汁，分次温服，7天为1个疗程，连用3个疗程无效者应停用本方。

祛风回春汤

（1）处方　白芍50克，黄芪30克，白术20克，半夏、茯苓各15克，生地黄、熟地黄、熟附子、参须、麻黄、黄芩、防己、香附、川芎、当归、防风、肉桂、干姜、陈皮、杏仁、甘草各10克，沉香、乌药、制川乌（先煎）各3克。阳虚者，加鹿角片6克或狗骨、狗肉适量。

（2）方法　以上方药共研成粗末，每天取20克粗末，装入干净布袋，加生姜片3片、大枣5枚，水煎20分钟取汁服用；药渣可再煎服1次。3剂为1个疗程，1个疗程后停服3～5天，再开始第2个疗程，改为隔天服1次。

秦艽天麻汤

（1）处方　秦艽10～15克，天麻、羌活、陈皮、当归、川芎各10克，炙甘草5克，桑枝10～30克。夹寒者，加制附片6克（先煎）、桂枝10克；气虚者，加党参、炙黄芪各15克；有外伤史者，酌加红花5克。

（2）方法　每天1剂，水煎取汁，分次温服。

伸筋丹

（1）处方　炒地龙50克，制马钱子、红花各35克，汉防己、醋炒乳香、醋炒没药、制骨碎补、五加皮各15克。

（2）方法　上方制马钱子用砂烫至外表呈棕黄色并鼓起，去毛屑；制骨碎补用砂烫去毛；将以上方药粉碎成末，混匀，装入胶囊，每丸含0.15克。成人每次口服5丸，每天3次，温水送服，每15天为1个疗程，休息5天，再行第2个疗程。马钱子用量不宜过大，每次服本剂不宜多于5丸。服药期间宜配合自主的功能锻炼。

解凝丸

（1）处方　制川乌50克，制草乌、羌活、片姜黄、桑枝、忍冬藤、威灵仙各30克，细辛、桂枝各15克，制乳香、制没药、秦艽各20克。

（2）方法　以上方药烘干，共研成极细末，过细筛，炼蜜为丸，如梧桐子大，每丸净重药7克。每次服2丸，饭后嚼服，白开水送下，每天2次。

生地杜仲炖鹌鹑

（1）原料　生地黄、杜仲各20克，川芎、桑枝各10克，鹌鹑1只，食盐适量。

（2）做法　将鹌鹑宰杀，去毛杂洗净，与生地黄、杜仲、川芎、桑枝一同放入砂锅中，加入适量清水，武火煮沸后，改用文火炖1～2小时，至鹌鹑肉熟烂时，加食盐调味即可。每天1剂，食肉饮汤，5天为1个疗程。

（3）功效　养血活血，补益肝肾。适用于气血虚弱型、肝肾不足型肩周炎。

黄芪薏仁粥

（1）原料　黄芪60克，忍冬藤30克，薏苡仁粉120克。

（2）做法　将黄芪、忍冬藤一同放入砂锅中，加入清水适量，煎取汁液约500毫升，再把药汁与薏苡仁粉共煮成粥。每天1剂，分2次服，7天为1个疗程。

（3）功效　益气健脾，通络胜湿止痛。适用于血虚寒凝型肩周炎。

鸡血藤豆芽汤

（1）原料　鸡血藤、木瓜各20克，黄豆芽250克，猪油、食盐各适量。

（2）做法　将鸡血藤、木瓜水煎，去渣取汁，再将黄豆芽及猪油加入药汁中同煮汤，至黄豆芽熟时，加入食盐调味即可。食黄豆芽，饮汤，每天1剂，7天为1个疗程。

（3）功效　清热除湿，活血通络。适用于湿热型肩周炎。

葛根薤白参蛋粥

（1）原料　葛根30克，薤白12克，党参15克，鸡蛋（去黄）1个，小米50克。

（2）做法　先将葛根、党参洗净切碎，放入砂锅中，加入适量清水，文火煎汤，然后放入小米煮粥，待粥将成时放入鸡蛋、薤白，继续煮至米熟粥成即可。每天1剂，分2次服，5～7天为1个疗程。

（3）功效　益气通阳，化痰祛风。适用于风盛型肩周炎。

当归血藤鸡蛋汤

（1）原料　桑枝20克，当归、鸡血藤各15克，木香、陈皮、赤芍各10克，鸡蛋1个。

（2）做法　将鸡蛋与诸药（用布包）同放入锅中，加入足够的水。煮沸后继续煮制，待蛋熟后去壳再煮10分钟。弃去药包，吃蛋喝汤，每天3次，每次1个鸡蛋，连续食用2周为1个疗程。

（3）功效　活血化瘀，通络止痛。适用于瘀血型、气滞型肩周炎。

三七藕蛋橘络羹

（1）原料　三七粉3克，鸡蛋2个，鲜藕汁50毫升，橘络1克，食盐、猪油各适量。

（2）做法　将鲜藕汁加水适量，煮沸。将三七粉、打散的生鸡蛋冲入鲜藕汁内搅匀。放入橘络，加少许食盐及猪油，继续煮沸2分钟即可。每天1剂，分2次服完，15天为1个疗程。

（3）功效　化瘀止血，通络止痛。适用于瘀血型肩周炎。

山楂玫瑰花茶

（1）原料　山楂50克，枸杞子15克，玫瑰花、茉莉花各10克。

（2）做法　将山楂、枸杞子放入锅中，加入足够的水煎汁。将茉莉花、玫瑰花放入容器中，倒入煎好的汁水，再稍煮后即可饮用。代茶饮，每天可多次饮用，4周为1个疗程。

（3）功效　补益肝肾，温经活血通络。适用于肝肾不足型、气虚血弱型肩周炎。

白芍桃仁粥

（1）原料　白芍20克，桃仁15克，粳米60克。

（2）做法　先将白芍水煎取液，约500毫升。把桃仁去皮尖，捣烂如泥，加水研汁，去渣。将粳米放入锅内，加入白芍液、桃仁液和适量清水，煮为稀粥。每天1剂，早晚均可食用，10～15天为1个疗程。

（3）功效　养血化瘀，通络止痛。适用于肩周炎晚期瘀血阻络者，表现为肩部疼痛剧烈、夜间加重、活动受限等症状。

三、外用

肩凝外敷方

（1）处方　制川乌、制草乌、当归、炮姜、生麻黄、独活、羌活、姜黄、苏木、乳香、没药、川芎、透骨草、细辛、五灵脂各15克，徐长卿、白芷、红花、秦艽、桂枝、威灵仙各20克，茴香3克。

（2）方法　以上方药放入特制的纱布中，加水3000克、黄酒250克、食醋250克，煎煮40分钟，用药物纱布热敷痛处。每天早、晚各1次，每次1小时，以后每次热敷前再加温至适宜温度，每剂可用7天，一般2周为1个疗程。

茱萸洗敷方

（1）处方　吴茱萸、薏苡仁、莱菔子、菟丝子、紫苏子、食盐各30克。

（2）方法　先将食盐放入铁锅内炒黄，再加入其他中药拌炒至微变色，然后倒在布上，包好后热敷患肩，边熨边活动肩关节至药温降低为止，熨3小时；复炒以上方药再如法治疗1次。每天3次，连续治疗2天，第3天将以上方药煎水，熏洗患肩。

通络烫疗方

（1）处方　川乌、草乌、乳香、没药、千斤拔各20克，红花、丁香各15克，苏木25克，路路通、桂枝、伸筋草各10克。

（2）方法　以上方药粉碎，装入布袋中扎紧袋口，放入大锅中，加入清水煮沸数分钟后保温备用，用时汤中加入冰片10克。患者取坐位，充分显露患处，将1条毛巾浸入药水内，取出拧干，敷于患处；将药袋取出，挤干药水，将药袋敷于毛巾上，不时移动，避免烫伤，并使患肩四周均匀烫疗；药包凉时可再更换，烫疗30分钟，至局部皮肤发红为止。每天1次，7天为1个疗程。

追风散熨方

（1）处方　川乌、草乌、乌梢蛇、红花、防风、制乳香、制没药、透骨草、川椒、荷叶、金果榄、葛根、食盐各30克，当归、羌活、白芷、骨碎补、川芎、姜黄各45克。

（2）方法　以上方药共研为粗末，分装入3个白布袋内，将药袋放入蒸笼内，蒸热后轮换熨患肩，袋稍凉即换，共熨10回。每天熨1～2次，每次熨30～60分钟。

祛寒化湿散

（1）处方　麻黄、樟脑、高良姜各10克，桂枝20克，红花、细辛、白芷、没药、赤芍、羌活、独活各6克，薏苡仁、苍术、威灵仙各12克。

（2）方法　以上方药共研成细末，加蜜调匀如糊状，以不流动为度。治疗时将以上方药于睡前一次性外敷于患肩部，外盖塑料薄膜，再加热水袋熨之。每次5～10小时，连续5天更换敷药。患肩配合功能锻炼。

十味寻痛散

（1）处方　白芥子、甘遂、细辛、川乌、生南星、白附子、吴茱萸、没药、川芎各5克，麝香0.6克。

（2）方法　以上方药共制细末，密封贮存备用。施治时将以上方药用生姜汁调成稠糊状，敷于肩周压痛点及阿是穴，外用塑料布严密包裹。每天换药1次。

温馨提示　　　**肩周炎按摩法**

〔掌摩肩肌〕以右手掌心置于左肩峰上方，由上向下摩动，再以左手掌心置右肩峰上方摩动，先后交替摩动50～70次。具有温通经络、解痉止痛的作用。有防治肩关节炎、凝结肩、颈肩综合征的功效。

〔拿提肩肌〕以手拇指及其余四指分开成钳状，置于肩部三角肌处，将肌肉拿定后，着力向上拿起10～15次。具有温补气血、剥离粘连的作用。对防治凝肩症、肩关节活动障碍、肩部肌肉萎缩有一定功效。

〔握拳叩臂〕以手握成空拳，沿上臂前侧和外侧至肘部，再沿前臂前侧和外侧至腕部各叩击20～30次。具有疏通气血、消除疲劳的作用。对上肢肌肉疲劳、肩肌劳损、肩关节疼痛等症有防治的功效。

〔揉肩〕一手伏案，另一手掌揉对侧肩部，以肩前部为主，时间为1～2分钟。可使该处血管扩张，有消肿止痛的作用。

肩周炎艾灸法

艾灸取穴肩髎（在肩部，肩髃的后方，手臂外展时，肩峰后下方的明显凹陷处）、肩井、天宗、阿是穴、曲池（在肘横纹外侧端，屈肘，当尺泽与肱骨外上髁连线的中点）。

可对所选穴位温和灸。每天1次，或隔天1次，每次艾灸时，每个穴位灸10～15分钟，每月进行8～12次为1个疗程。能疏通肩部经络，活血化瘀，祛风散寒，有效缓解肩周炎引起的肩部疼痛、僵硬、活动受限等症状。

肱骨外上髁炎（网球肘）

肱骨外上髁炎（网球肘）是指肘外侧肌腱发炎疼痛。网球肘是因最先发现网球运动员经常发生肘关节外侧疼痛而得名。其实，只要肘关节活动过度、强度过大者均易导致此病。该病又称为"肱桡关节滑囊炎""肱骨外上髁骨膜炎""肱骨外上髁综合征"等。疼痛的产生是由于负责手腕及手指背伸的肌肉重复用力而引起的。患者会在用力抓握或提举物体时感到患部疼痛。网球肘是过劳性综合征的典型例子。研究显示，手腕伸展肌，特别是桡侧腕长伸肌，在进行手腕伸直及向桡侧用力时，张力十分大，容易出现肌肉筋骨连接处的部分纤维过度拉伸，形成轻微撕裂。

一、辨证论治

1.肝肾不足

（1）主症 关节疼痛，筋骨软弱，活动困难，或见肢体麻木、手足拘挛，伴头晕耳鸣，舌质淡，苔薄白，脉细弱。

（2）处方 怀牛膝、杜仲、枸杞子、白芍、当归、熟地黄、党参各15克，川续断、补骨脂、木瓜各12克，炙甘草10克。

（3）方法 每天1剂，水煎取汁，分次服用。

2.气血两虚

（1）主症 肘部反复疼痛、酸软乏力，遇劳则疼痛加剧，休息后痛减，伴神疲气短、心悸头晕、面色无华、失眠健忘，舌质淡，苔薄白，脉细弱。

（2）处方 当归、赤芍、川芎、熟地黄各12克，党参18克，茯苓、桑寄生各15克，白术10克，甘草8克。

（3）方法 每天1剂，水煎取汁，分次服用。

3.气滞血瘀

（1）主症 肘部疼痛，痛如针刺、固定不移，屈伸不能，扪之局部僵硬，有时可出现皮肤青紫，舌质紫黯、边有瘀斑，苔薄黄，脉涩。

（2）处方 牛膝、牡丹皮、红花、泽兰、大黄各10克，当归、赤芍、丹参、黄柏、乳香、没药各12克，桃仁、三七粉（冲服）各8克，甘草6克。

（3）方法 每天1剂，水煎取汁，分次服用。

4.寒湿内侵

（1）主症 肘部关节肿痛，疼痛较剧、得温则缓、遇寒则加剧，活动迟涩或肢体重着麻木，肢倦恶寒，便溏，溲清长，苔薄白而滑，脉多沉紧。

（2）处方 桂枝、白芷、红花、赤芍、甘草各9克，白芍30克，麻黄6克，制川乌（先煎）、苍术、木瓜各10克，威灵仙15克，细辛3克，生姜3片，大枣5枚。得热痛减、遇冷加剧者，加鹿衔草12克、制附子6克（先煎）；每逢阴雨风冷，可促其发作者，加鹿衔草12克，羌活、茯苓各9克；兼见寒热者，加鹿衔草12克，防风9克；局部红肿灼热、痛不可触者，去生姜、制川乌、细辛，加石膏30克、知母9克、鹿衔草12克；病久活动受限者，加鹿衔草12克，当归、桃仁各9克。

（3）方法 每天1剂，水煎取汁，分次服用。

二、内服

仙鹤草汤

（1）处方　仙鹤草、桑枝、金银花各30克，白芍30克，片姜黄、甘草各10克，大枣10枚。

（2）方法　每天1剂，水煎取汁，分2～3次温服。

活血舒筋汤

（1）处方　当归尾、伸筋草、透骨草各15克，赤芍、松节、川芎、羌活、桂枝、威灵仙、苏木各10克，红花6克，甘草3克。痛甚者，加乳香、没药各5克。

（2）方法　以上方药加水500毫升，先武火后文火煎至250毫升，每天1剂，早、晚各服1次；药渣加水1000毫升，加热至80℃左右，先熏后洗患处20分钟。7天为1个疗程。

四君芍草汤

（1）处方　白芍、炒延胡索30克，党参15克，白术、茯苓、细辛、生甘草各10克。气虚者，加生黄芪15克、大枣10克、淮山药12克；血虚者，加鸡血藤、全当归各10克；阴虚火旺者，加生地黄、北沙参各10克，枸杞子9克；阳虚者，加桂枝8克，肉苁蓉、补骨脂各10克；湿热内蕴者，加牡丹皮、赤芍各9克，焦栀子8克，川黄柏10克。

（2）方法　每天1剂，水煎取汁，分2次服用，14天为1个疗程。

舒筋活络汤

（1）处方　羌活、姜黄、制乳香、制没药各12克，威灵仙、徐长卿各15克，制川乌（先煎）、制草乌（先煎）、川芎、当归、炒杜仲各10克，全蝎4克，桂枝8克。气血不足者，加黄芪15克、熟地黄10克；有湿者，加苍术、茯苓各10克；局部有热者，去制川乌、制草乌，加生地黄、知母各10克。

（2）方法　每天1剂，水煎2次，取汁300毫升，分早、晚温服；药渣趁热布包敷于痛处。

黄芪当归汤

（1）处方　黄芪20克，当归10克，白芍12克，川芎9克，生地黄、大血藤、党参、桑枝各15克。疼痛甚者，加制乳香、制没药各7克。

（2）方法　每天1剂，水煎取汁，分次温服。同时配合外治法：用白酒调中华跌打丸成稠糊状，摊在油纸上约硬币厚，外敷局部超过疼痛范围，干后再调敷，每天1～2次。

通经活络汤

（1）处方　海桐皮、当归各12克，透骨草、白芷、伸筋草、川芎、羌活、独活、地龙、制乳香、制没药各9克，红花3克。寒邪偏重者，加桂枝10克；湿邪偏重者，加猪苓10克、茯苓12克；体虚者，加黄芪15克。

（2）方法　每天1剂，水煎取汁，分3次服用。另取1剂与前剂药渣一起加水3000毫升，煎煮30分钟，先将患肢放盆上熏，待药稍凉后将患肢浸入盆内泡洗约15分钟，每天可重复洗3～5次。

化瘀通痹汤

（1）处方　当归18克，丹参、透骨草各30克，鸡血藤21克，制乳香、制没药各9克，香附、延胡索各12克。有寒象者，加桂枝6克，细辛、制川乌、制草乌各3克（后2味先煎）；有热象者，加牡丹皮8克、败酱草9克；气虚者，加黄芪、党参各15克；久病骨关节肿大变形者，加制何首乌10克、生地黄12克、淫羊藿8克、猪蹄甲6克、土鳖虫7克、全蝎5克、乌梢蛇6克。

（2）方法　每天1剂，水煎取汁，分次温服。

加减桂枝汤

（1）处方　桂枝15克，杭白芍、羌活、当归、防风各18克，细辛、生姜、甘草各6克，大枣30克。

（2）方法　每天1剂，水煎取汁，分次服用。

加减四物汤

（1）处方　当归、杭白芍、熟地黄、桃仁、延胡索、羌活、白芷各18克，川芎12克，红花、甘草各6克。

（2）方法　每天1剂，水煎取汁，分次服用。

加减五藤汤

（1）处方　海风藤、石南藤、宽筋藤、鸡血藤、四方藤、十大功劳各15克，桑枝12克，苍耳子、艾叶各10克。肿胀明显者，加乳香、没药各5克，大黄6克；疼痛较甚者，加七叶莲10克、穿破石15克、苏木6克。

（2）方法　每天1剂，水煎取汁，分次服用；药渣熏洗，熏洗前在药汤中加入适量食醋。

三七大枣粥

（1）原料　三七3克，大枣3枚，粳米50克，冰糖适量。

（2）做法　将三七择洗干净，放入锅中，加入适量清水，浸泡10分钟，再以武火煎5分钟后，转文火煎煮25分钟，滤净药渣，取药液，加入淘洗干净的

颈肩腰腿痛妙法良方（第三版）

大枣、粳米一同煮粥，煮至粳米熟烂，调入冰糖，再煮5分钟即可。每天1剂，温热服食，7天为1个疗程。

（3）功效　补血益气，化瘀清热。适用于气血两虚型肱骨外上髁炎。

当归黄芪排骨汤

（1）原料　排骨250克，黄芪15克，当归2克，食盐适量。

（2）做法　将黄芪、当归择洗干净；将排骨用沸水余烫，放入锅中，加入适量清水，放入黄芪、当归，武火烧开后，转文火炖2个小时，加入少许食盐调味即可。食肉喝汤，每天1剂，趁热食用，分次服完，5天为1个疗程。

（3）功效　活血化瘀，益气补虚。适用于气血两虚型、气滞血瘀型肱骨外上髁炎。

祛痛老鸭汤

（1）原料　老鸭半只，当归12克，黄芪、川芎、桂枝各10克，枸杞子5克，大枣6枚，生姜片、食盐、料酒各适量。

（2）做法　将老鸭切块洗净，放入开水锅中，加入料酒、生姜片，焯2分钟后捞出；将药材择洗干净备用。将鸭肉放入砂锅中，加入适量清水，放入药材，以武火煮开，撇去表面泡沫，改文火炖2个小时，加入食盐调味即可。每天1剂，食肉喝汤，趁热服食，5～7天为1个疗程。

（3）功效　滋补肝肾，活血化瘀，调经止痛。适用于肝肾不足型、气滞血瘀型肱骨外上髁炎。

牛膝茎叶粥

（1）原料　牛膝茎叶20克，粳米100克。

（2）做法　将牛膝茎叶晒干，加适量清水，煎至100毫升，去渣留汁，加入粳米，再加清水，煮成稀粥。每天1剂，早晚温热顿服，10天为1个疗程。

（3）功效　利关节，祛风湿，止痹痛，强筋骨。适用于寒湿内侵型肱骨外上髁炎。

川牛膝羊肉汤

（1）原料　羊肉90克，玉竹15克，川牛膝、枸杞子各12克，当归9克，生姜、食盐各适量。

（2）做法　把全部用料洗净，放入瓦锅内，加清水适量，文火煮2～3小时，至羊肉酥烂为度，加食盐调味即可。每周2～3剂，可佐餐分次服用，4周为1个疗程。

（3）功效　养血强筋，活血通痹。适用于气血两虚型肱骨外上髁炎。

杜仲大枣煲瘦肉

（1）原料　杜仲15克，大枣6克（去核），猪瘦肉100克。

（2）做法　将杜仲、大枣与猪瘦肉一同放入锅中，加适量清水，煮至猪肉熟烂即可。每天或隔天食用1次，佐餐食用，4周为1个疗程。

（3）功效　补益肝肾，强壮筋骨。适用于肝肾不足型肱骨外上髁炎。

三、外用

归马散

（1）处方　当归、姜黄、伸筋草、透骨草、威灵仙、木瓜、三七、血竭各15克，制马钱子、细辛、制川乌、制草乌、桂枝、川芎、红花、土鳖虫各10克，枳实12克，蜈蚣1条。

（2）方法　以上中药共研为细末备用。用时取50～100克，以蜂蜜及蛋清调成糊状，敷于患处，以适当药棉缠绕，屈肘90°，颈腕带悬吊。每5天换药1次，1个月为1个疗程。

消痛膏

（1）处方　生麻黄、生半夏、生南星、白芥子各100克，生草乌、生川乌、白芷、细辛、红花各60克，血竭40克，吴茱萸80克，冰片70克。

（2）方法　以上方药共研成细末，用蜂蜜作为基质，将其搅拌成糊状，置罐中备用。用时按患处面积大小，摊在布上或绵纸上，敷贴于患处，外用绷带包扎固定。2～3天更换1次，3次为1个疗程。

血竭散

（1）处方　血竭150克，冰片2克，乳香、没药、红花各25克，朱砂、儿茶各20克。

（2）方法　以上方药烘干，共研成极细末，收贮于瓷瓶中备用。用时取药末适量，以酒调成糊状，外敷于曲池、手三里、肘髎和阿是穴，外贴代温灸膏。每天换药1次，7天为1个疗程。

弃杖膏

（1）处方　当归尾、姜黄、紫荆皮各12克，细辛、大黄、生川乌、肉桂、丁香、白芷、红花各6克。

（2）方法　以上方药共研成细末，以蜂蜜或凡士林调成软膏。用时将软膏在纱布或油纸上摊2～3毫米厚，敷贴于患处。每天换药1次，7天为1个疗程。

止痛膏

（1）处方　生草乌、生川乌、生南星各3～5克，马钱子30克，细辛60克，干姜300克，延胡索、汉防己各200克。

（2）方法　上方中延胡索、汉防己煎汤浓缩；余药共研成细末，将浓缩药液拌入，烘干，再研细，过100目筛备用。然后用饴糖调成糊状，按5%比例加入月桂氮䓬酮调匀。使用时将膏药刮于牛皮纸药膏上覆盖桑皮纸，贴敷患处，外用纱布或绷带包扎。3天更换1次，5次为1个疗程。

药油膏

（1）处方　生草乌、雪上一枝蒿各100克，麻黄、白芥子、花椒、细辛、乳香、没药、五灵脂各150克，冰片60克。

（2）方法　以上方药共碾成细末，用冬青油（水杨酸甲酯）适量调成稠糊状，装瓶密封，隔天搅拌1次，使药力充分均匀，2周后可用。治疗时将药糊适量摊于麝香止痛膏中心或胶布中心，贴于肱骨外上髁疼痛最敏感处，以胶布四周不外溢为度。每天换药1次。

消散膏

（1）处方　生麻黄、生半夏、甘遂、生南星各18克，白芥子、大戟、僵蚕各24克，鲜泽漆草250克（须在清明节前收割应用），生菜油750克。

（2）方法　先将鲜泽漆草入生菜油，熬枯去渣；后入前7味，再熬枯去渣，呈滴水成珠状；然后加入藤黄9克、火硝3克，熬枯；将油滤清后，加入炒黄铅粉150克，收膏，制成后贮放阴凉处备用。用时使其烊化至糊状，视其患处部位大小，按量多少，摊在布或牛皮纸上敷贴患处。一般每隔3～5天更换1次，7次为1个疗程。

彩色膏

（1）处方　血竭15克，薄荷冰、梅片、自然铜、青黛各7克。

（2）方法　以上方药于铁臼内研磨成膏状备用。治疗时将药膏摊于数层纱布上，敷于肱骨外上髁部，为防药膏外渗流失，可用胶布封边固定，再用纱布绷带缠绕固定。可长时间敷贴，无过敏者连续固定2周即可。

斑丁粉

（1）处方　斑蝥粉、丁香粉各等份。

（2）方法　取上药粉少许，混匀，以75%乙醇调成稠厚糊状备用。用时将稠厚糊状物置于明显压痛点上，然后用胶布固定，待3～4小时局部有灼热疼痛感时，撤去胶布，洗去敷药。一般2～3天后疼痛消失。敷药后，若见局部起泡，可用三棱针刺破，用消毒纱布包扎，以防感染。

桃红乳没糊

（1）处方　草乌、川乌、泽兰、伸筋草、当归、肉桂、怀牛膝、红花、桃仁、樟脑、广木香、制乳香、制没药、白芷、独活、川续断各30克。

（2）方法　以上方药焙干，共研成细末，分成10份。每取1份，用烧酒调成糊泥样，均匀地涂在纱布上，敷于局部痛点，用纱布加厚包扎。每天换药1次，10天为1个疗程。

二乌熏洗液

（1）处方　生川乌、生草乌、生半夏各15克，川椒、苏木、生南星、细辛、川桂枝各12克。

（2）方法　以上方药水煎熏洗。熏洗前先在患处进行分筋、理筋等，使局部肌腱得以松解后，将中药煎至有蒸汽时，即可使患处位于药罐上方，且用布类罩围，使蒸汽集中在患处。早、晚各熏洗1次，每次熏蒸15分钟，浸洗15分钟，每剂中药用4次。每次煎药后将水加至1000毫升。

海桐皮熏洗液

（1）处方　海桐皮、透骨草各30克，白芷、威灵仙各20克，防风15克，川芎、花椒各10克，红花、乳香各6克。

（2）方法　将以上方药加适量清水，文火煎煮至药液沸腾后20～30分钟，熏蒸患部，待温度下降后，将患部浸泡药液中10分钟后，用毛巾擦干；之后配合手法按摩10～20分钟。每天熏洗、按摩2次，7天为1个疗程。

温馨提示　　**肱骨外上髁炎按摩法**

〔点按疼痛点〕以一手拇指指端放在患侧肘部最疼痛点，适当用力点按0.5～1分钟。具有松解粘连、活血止痛的作用。

〔掌擦肘外侧〕以一手掌心放在患侧肘部，适当用力在肘部上下擦摩0.5～1分钟，以肘部发热为佳，擦摩部位可适当大一些。具有温经散寒、调理气血的作用。

〔掌揉肘痛处〕以一手掌心放在患侧肘痛处，做顺时针、逆时针揉动0.5～1分钟，以局部发热为佳。具有温经散寒、通络止痛的作用。

〔推揉肱骨外上髁〕以一手拇指指腹按在患侧肱骨外上髁处，适当用力做上、下推揉动作0.5～1分钟。具有松粘解痉、活血止痛的作用。

〔理筋手法〕患者正坐，术者先用拇指在患者肱骨外上髁及前臂桡侧痛点处弹拨、分筋；然后术者一手由背侧握住腕部，另一手掌心顶托肘后部，拇指按压在肱桡关节处，握腕手使桡腕关节掌屈，并使肘关节做屈、伸交替的动作，同时另一手于肘关节由屈曲变伸在肘后部向前顶推，使肘关节过伸、肱桡关节间隙加大。如有粘连时，可解除粘连。

肱骨外上髁炎艾灸法

艾灸取穴肘髎（在肘后外侧，肱骨外上髁上缘，髁上嵴的前缘）、曲池、合谷（在手背，第1、2掌骨间，当第2掌骨桡侧的中点处）、阿是穴。

采用隔姜灸法。将新鲜老姜切成直径3cm左右、厚度0.3cm左右的姜片，置于需要灸的穴位上，将大或中等艾炷放于姜片上，点燃。每次3～5壮，每天1次。能疏通肘部经络，活血化瘀，祛风散寒，有效缓解肱骨外上髁炎引起的肘部疼痛、僵硬、活动受限等症状。

腱鞘炎

腱鞘就是套在肌腱外面的双层套管样密闭的滑膜管，是保护肌腱的滑液鞘，它分两层包绕着肌腱，两层之间有一空腔即滑液腔，内有腱鞘滑液。内层与肌腱紧密相贴，外层衬于腱纤维鞘里面，共同与骨面结合，具有固定、保护和润滑肌腱，使其免受摩擦或压迫的作用。肌腱长期在此过度摩擦，即可发生肌腱和腱鞘的损伤性炎症，导致肿胀，称为腱鞘炎。受伤、过度劳损（尤其见于手及手指）、骨关节炎、一些免疫性疾病，甚至感染也有可能引起腱鞘炎；长期重复劳损关节会引发或加重此病，如演奏器乐、搬运货物、打字或长时间其他电脑操作。常发生于手腕、手指、肩部等位置。女性及糖尿病患者较易患上本病。患者会感到关节疼痛，晨僵。通常关节晨僵的感觉在起床后最为明显，而症状并不会随着活动频繁而明显缓解。受影响的关节肿胀，甚至弹响，关节活动障碍。

一、辨证论治

1.瘀滞型

（1）主症　多于急性损伤后出现，局部轻度肿胀、疼痛、压痛，可扪及结节，指屈伸不利、有弹响声或交锁，动则痛甚，舌质红，苔薄黄，脉弦。

（2）处方　威灵仙、芒硝各10克，海风藤、红花各6克，冰片2克。

（3）方法　以上方药共研成细末，拌匀备用。使用时以凡士林调药末成膏状，根据肿痛部位大小，均匀涂抹，再用纱布敷扎。24小时换药1次。

2. 虚寒型

（1）主症　多为慢性劳损或急性损伤后期，局部有酸痛感、压痛，可扪及明显结节，指屈伸不利、有弹响声或交锁，舌质淡，苔薄白，脉细或沉细。

（2）处方　当归、生地黄各240克，红花、没药、白芷、紫草、栀子、甘草、刘寄奴、牡丹皮、梅片、乳香、露蜂房各60克，白附子、白药子各30克，钩藤、大黄各120克。

（3）方法　以上方药置大铁锅内，再放入麻油4～5升，熬炼滤渣后放入梅片60克，用木棍搅和装盒。陈伤者可用手指蘸药揉按患处，并配合理伤手法治疗。

二、内服

木耳除瘀散

（1）处方　黑木耳10克，当归尾、姜半夏、桂枝各3克，肉桂、佛手、川牛膝、木瓜各2克。

（2）方法　上述方药混合后晒干，研成细末，过50目筛，分为4剂。每次1剂，每天1次，晚饭后用白开水送服。

活血通瘀汤

（1）处方　黄芪、炒白芍各15克，当归、桃仁、红花、牛膝、防风、焦杜仲各10克，桂枝6克，生甘草3克，另加汉三七5克、蜈蚣2条（分别研粉，分2次吞服）。病程较长者，上方交替加桑寄生、党参各15克，白芥子、赤芍、川芎、生地黄各10克，水蛭3克（研粉，分2次吞服）；重症病例者，可将水蛭量加至4～5克。

（2）方法　每天1剂，水煎取汁，分2次服用，早、晚各服用1次，7天为1个疗程。服药期间可配合做轻轻握拳伸指练习，并可尝试抬高手臂温和旋转手腕，每次10～15次，每天4～6次。

防风薏仁汤

（1）处方　薏苡仁30克，防风10克。

（2）方法　每天1剂，水煎取汁200毫升，1次服用，7天为1个疗程。服用1个疗程后，可停用3天，再开始进行第2个疗程的治疗。

续断猪尾汤

（1）原料　猪尾1条，杜仲30克，川续断25克，食盐适量。

（2）做法　将猪尾去毛、洗净，放入砂锅中，放入杜仲、川续断，加入适量清水，武火煮开，转文火煮至猪尾熟透后，加少许食盐调味即可。食肉喝汤，每天1剂，分次服完，5天为1个疗程。

（3）功效　补益肝肾，强健筋骨，消炎祛痛。适用于各类型腱鞘炎。

生姜公鸡汤

（1）原料　小公鸡1只，嫩生姜250克，食盐、料酒、白糖各适量。

（2）做法　将宰杀过的小公鸡去内脏、洗净、切块。将生姜洗净，切成小块，和小公鸡肉一起放入高压锅中，加入食盐、白糖、料酒和适量清水，武火煮沸，转文火炖1个小时即可。食肉喝汤，每天1剂，趁热分次服完，5天为1个疗程。

（3）功效　温中益气，活血祛寒。适用于虚寒型腱鞘炎。

桑寄生煮鸡蛋

（1）原料　鸡蛋1个，桑寄生15克。

（2）做法　将鸡蛋、桑寄生一起放入锅中，加适量清水，煮10～15分钟后将鸡蛋捞出，待凉后剥去外壳，再放回锅中，煮5分钟即可。吃蛋喝汤，每天1剂，7天为1个疗程。

（3）功效　补益肝肾，强健筋骨。适用于各类型腱鞘炎。

栗子猪腰粥

（1）原料　栗子15枚，猪腰1对，粳米30克。

（2）做法　将粳米淘洗干净，栗子去壳后切成小粒，猪腰洗净后切成薄片。将栗子和粳米一同放入锅中，加入适量清水，待粥即将煮沸时加入猪腰。再次沸腾后，用文火煮至粥熟。每天1剂，可分次服用，1～2周为1个疗程。

（3）功效　补肾强筋，健脾养胃。适用于腱鞘炎伴有脾肾亏虚症状，如腰膝酸软、乏力、食欲不振等。

黄芪红糖粥

（1）原料　黄芪30克，粳米100克，红糖适量。

（2）做法　将黄芪洗净后放入锅中，加入适量清水，用文火煎煮30分钟左右，取汁去渣。将洗净的粳米放入锅中，加入黄芪汁和适量清水，用文火煮粥。粥熟后加入适量红糖调味。每天1剂，1～2周为1个疗程。

（3）功效　补气养血，散寒止痛。适用于虚寒型腱鞘炎。

猪肉鳝鱼

（1）原料　猪肉250克，鳝鱼150克，葱、姜、蒜、食盐、料酒、生抽、食用油各适量。

（2）做法　将猪肉和鳝鱼分别洗净，猪肉切成片，鳝鱼切段备用。葱、姜、蒜切末备用。锅中放油，烧热后放入葱、姜、蒜爆香，然后加入猪肉和鳝鱼翻炒。加入适量食盐、料酒、生抽调味，炒熟后即可食用。可作为午餐或晚餐的主菜食用，每天1剂，1～2周为1个疗程。

（3）功效　补肾养血，舒筋活络。适用于瘀滞型腱鞘炎。

三、外用

三味散

（1）处方　乳香、没药、马钱子各等份。

（2）方法　以上方药共研成细末，装入玻璃容器中备用。用时以黄酒调成糊状，均匀敷于患处，外用关节止痛膏固定。每天换药1次，5天为1个疗程。

回阳散

（1）处方　草乌、干姜各90克，赤芍、白芷、生南星各30克，肉桂15克。

（2）方法　以上方药共研成细末备用。每取药粉20克，用热的食醋调成稀糊状，敷于患处，外包纱布。每晚睡前用，次日清晨去除。

白威散

（1）处方　白芥子60克，威灵仙30克。

（2）方法　以上方药共研成粗末，装入纱布制成的袋子中，浸泡在食醋中，1周后取出。用时在患处摩擦，至局部皮肤发红为止。每天4次，连用3天为1个疗程。

栀芷散

（1）处方　栀子（微炒）1份，白芷（焙干）2份。

（2）方法　上两味共研成细粉备用。用鸡蛋清将药粉调成糊状，敷于疼痛部位，外用纱布覆盖。每天1次，7天为1个疗程。

驳骨散

（1）处方　桃仁、黄连、金耳环、川红花各1份，栀子、生地黄、黄柏、黄芩、防风、甘草、蒲公英、赤芍、自然铜、土鳖虫各2份，侧柏叶、大黄、骨碎补各6份，当归尾、薄荷、麝香、牡丹皮、金银花、透骨消、鸡骨香各4份。

（2）方法　以上方药共研成细末，用水、酒、蜂蜜或凡士林调煮，外敷患处。每天1～2次。

栀子止痛散

（1）处方　栀子30克，姜黄15克，大黄12克，红花3克。

（2）方法　以上方药共研成细末，以食用油调和均匀，敷于患处，用胶布固定。5天换药1次。

华佗散

（1）处方　制乳香、制没药、生南星、刘寄奴、猪牙皂、丁香、大茴香、山奈、羌活、独活、川续断、广陈皮、落得打各3克，肉桂、急性子、当归尾各6克，细辛4.5克。

（2）方法　以上方药共研为细末，调药膏外贴。5天换药1次。

透骨散

（1）处方　透骨草、伸筋草、寻骨风、防风、苦参、落得打各10克，艾叶、川椒、红花、赤芍各9克。

（2）方法　以上方药混合后打碎，用冷水浸泡15分钟后置砂锅中，加水2000毫升，放火上加热，沸腾10分钟后离火，熏洗患处，同时适当活动关节。每天1次。

三色敷药

（1）处方　黄荆子（去衣，炒黑）、紫荆皮（炒黑）各8份，全当归、木瓜、丹参、羌活、赤芍、白芷、片姜黄、独活、天花粉、怀牛膝、威灵仙、木防己、防风、马钱子各2份，秦艽、川芎、连翘各1份，甘草半份。

（2）方法　以上方药共研为细末，用蜜糖或饴糖调拌如厚糊状，外敷患处。每天1次。

蠲痹洗剂

（1）处方　红花、苏木、刘寄奴、威灵仙、伸筋草、芒硝、五加皮、独活、猪蹄甲、豨莶草、老鹳草各15克，乳香、制川乌各10克，秦艽12克。

（2）方法　以上方药加水适量，煎煮20分钟后，加食醋100～150克，趁热洗熨患处，洗熨时适度活动患肢。每次20分钟，每天至少2次。

腱鞘外洗方

（1）处方　透骨草、牛膝各15克，延胡索、当归、片姜黄、威灵仙、白芷、苏木、土茯苓、红花、土鳖虫、川椒各10克。

（2）方法　以上方药加水2000毫升，浸泡2小时，水煎30分钟，泡洗患处。每天2次，每次30分钟，每剂药用2天。

麻黄熏洗方

（1）处方　麻黄、红花各88克，透骨草、鲜桑枝各30克，伸筋草20克，桂枝、紫苏叶各15克。

（2）方法　将以上方药加清水适量，放入锅中，文火煎煮20～30分钟，倒入脸盆中，将患肢放在盆口上方熏蒸患处，待药液稍凉后浸洗患处，直至药液冷却。每天熏洗2次，每次30分钟，每剂药使用3天，再次使用时可以重复加热。

苏木熏洗方

（1）处方　苏木、防己各32克，独活、羌活各25克，乳香、没药、桃仁各16克，红花12克。

（2）方法　以上方药加清水适量，煎煮30分钟，滤渣取汁，趁热熏蒸患处，待药液稍凉后浸洗患处，直至药液冷却。每天熏洗1～2次，每剂药使用2天。

清解通络方

（1）处方　金银花、蒲公英各20克，川芎、红花、木香、牡丹皮、赤芍、当归各15克，乳香、没药各10克。

（2）方法　以上方药加水适量，煎煮取汁，趁热熏洗患处。每天早、晚各1次。

五生通络方

（1）处方　生川乌、生草乌、海桐皮各30克，生南星、川椒、甘松、艾叶、伸筋草、桂枝各15克，生麻黄、细辛各10克，生姜衣6克。

（2）方法　以上方药加水适量，煎煮取汁，趁热熏洗患处。每次30分钟，每天2次。

止痛酒熨方

（1）处方　当归、防风、羌活、白芷、乳香、没药、透骨草各60克，黄酒500毫升。

（2）方法　以上方药共研成末，将药末分别装两个布包内，布包外涂以黄酒，放锅上蒸10分钟。两个布包轮流热熨伤处，共20～30分钟。每天早、晚各1次。

川草热敷方

（1）处方　川续断、川芎、当归、伸筋草、威灵仙、青风藤各30克，川乌、草乌、艾叶、薄荷各20克。

（2）方法　将上述方药洗净，装入布袋中，再放入锅中，加适量清水煎煮，武火煮沸后，转文火再煎煮15～20分钟，取出布袋，待温度降低后（以不烫伤皮肤为度）敷于患处；余下的药液还可加热后用纱布蘸洗患处。每天3次，每次15分钟，5天为1个疗程。

加味二乌膏

（1）处方　生草乌、生川乌各30克，生栀子20克，乳香、没药、羌活、石膏、蒲公英、鸡血藤、生蒲黄、当归、红花各15克，细辛、冰片、黄柏、独活、丁香、血竭各10克。

（2）方法　以上方药共研成细末，拌匀备用。使用时加适量蜂蜜，再加温开水调匀，根据肿痛部位的大小，将药物均匀涂于大小适中的纱布上，外敷患处，再用绷带包扎。3天换药1次，5次为1个疗程。

泽漆草药膏

（1）处方　鲜泽漆草125克，藤黄4.5克，火硝1.5克，生麻黄、生半夏、生南星、甘遂各9克，白芥子、大戟、僵蚕各12克。

（2）方法　先将鲜泽漆草加入生菜油325克内，熬枯去渣，再加其余诸药，以炒黄铅粉75克收膏。使用时将膏药摊在布上或牛皮纸上，敷贴患处。每3～5天换药1次。

化瘀止痛膏

（1）处方　生川乌10克，生草乌、生蒲黄、樟脑各20克，生栀子、石膏、蒲公英、独活、羌活各25克，细辛5克，赤芍、红花、当归、黄柏各15克。

（2）方法　上述诸药烘干，粉碎后过80目筛，然后加适量蜂蜜，再加温开水调匀。根据肿痛部位的大小，将药物均匀涂于大小适中的纱布上，敷贴于患处，再用绷带包扎。2～3天换1次。

复方马钱膏

（1）处方　马钱子、炒乳香、炒没药、生甘草各10克，生麻黄12克。

（2）方法　以上方药焙干，共研成细末备用。每取适量药粉加蜂蜜调成膏，外敷于患处，用纱布覆盖、固定。隔天换药1次。

温经通络膏

（1）处方　香白芷90克，肉桂、煨南星、没药各30克，炒川乌24克，炒赤芍10克，干姜、炒大黄各4.5克，乳香、细辛各15克。

（2）方法　以上方药共研成细末，再加入麝香3克，混匀后，用凡士林调成糊膏状，密贮备用。治疗时取药膏适量，贴于患处压痛最明显的部位，盖油纸，用纱布包扎。隔天换药1次。

活血通络膏

（1）处方　生石膏30克，红花12克，生栀子10克，桃仁9克，土鳖虫6克。

（2）方法　以上方药共研成细末，用75%乙醇浸湿，1小时后加适量蓖麻油调和成药膏。用时取适量药膏，均匀涂抹于干净纱布上，敷贴于患处，以胶布固定即可。隔天换药1次。

损伤风湿膏

（1）处方　生川乌、生草乌、生南星、生半夏、当归、黄金子、紫荆皮、生地黄、苏木、桃仁、桂枝、僵蚕、青皮、甘松、木瓜、山奈、地龙、乳香各12克，细辛3克，红花、牡丹皮、落得打、白芥子、没药、羌活、独活、川芎、白芷、苍术、木鳖子、川续断、栀子、土鳖虫、骨碎补、赤石脂各6克。

（2）方法　以上方药洗净切片或打碎，浸入1000克麻油中7～10天，然后入锅，文火熬煎，至药色枯去渣，再将麻油继续熬2小时左右，视其滴水成珠，将锅离火，再加入黄铅粉180克，徐徐筛入锅内，边筛边搅，膏成收贮备用。用时摊贴患处。每天换药1次。

新五倍子膏

（1）处方　五倍子250克，乳香、没药、血竭、儿茶、荜茇、肉桂、高良姜、红花、地骨皮各30克，土鳖虫、银珠、桃树皮各15克，生附子60克，冰片9克，麝香0.5克。

（2）方法　以上方药共研成细末，用陈醋熬稠成膏，贮存备用。治疗时视患处大小，取适量药膏摊于布上，贴敷患处，以绷带包扎固定。每天换药1次，5天为1个疗程。

温馨提示　　　　**腱鞘炎按摩法**

〔揉按手腕及手指〕以一手的拇指指腹或掌根置于手腕及手指疼痛或僵硬处，采用轻柔的手法，由上向下或由内向外进行揉按。每次揉按时间为5～10分钟，共进行3～5次，随后换另一只手或疼痛部位进行相同操作。能有效促进手腕及手指的血液循环，缓解因腱鞘炎导致的肌肉紧张和僵硬。

〔推抹肌腱走向〕以一手的掌根或指腹为着力点，从手腕或手指的近端开始，沿着肌腱的走向向下缓缓推抹，直至手指末端。每次推抹时间为5～10分钟，共进行2～3次。具有温通经络、活血化瘀的功效。有助于缓解腱鞘炎引起的疼痛、肿胀等症状。

〔旋转及屈伸关节〕在保持手腕或手指放松的情况下，缓慢地进行旋转及屈伸动作。对于手腕，可以轻轻地将手腕向内、向外旋转，每次旋转5～10次；对于手指，可以轻轻地将手指屈曲和伸直，重复进行10～15次。有助于放松肌腱和腱鞘，增加关节的灵活性，对预防和治疗腱鞘炎有一定帮助。

〔点按特效穴位〕以拇指指腹为着力点，垂直向下按压合谷、阳谷、曲池等，力度不宜太大，以产生酸胀感为宜，每穴按压0.5～1分钟，然后松开，稍作休息后再次按压，重复3～5次。具有舒筋活络、消炎止痛的作用。通过点按能够有效缓解腱鞘炎带来的不适。

注意：以上按摩方法需根据个人体质和腱鞘炎程度适当调整。如果正处于疾病急性期，通常不可以按摩治疗，如果正处于病情稳定期，可以按摩治疗。如症状严重或按摩过程中出现不适，请及时就医并遵循专业医生的建议。

腱鞘炎艾灸法

艾灸取穴肘髎、列缺（在前臂桡侧缘，桡骨茎突上方，腕横纹上1.5寸处）、合谷、曲池、阿是穴。

采用隔姜灸。每天1次，每次艾灸时，每个穴位灸5～7壮，10次为1个疗程。具有温经散寒、活血通络、消炎镇痛的作用。有助于缓解疼痛、消除炎症和促进组织修复。

腕管综合征

腕管综合征是正中神经在腕管内受压而引起的以手指麻痛乏力为主的症候群。当局部骨折脱位、韧带增厚或管内的肌腱肿胀、膨大引起腕管相对变窄，致使腕部正中神经慢性损伤而致腕管综合征。多发于30～50岁年龄段的办公室人群、音乐家、教师、编辑、记者、建筑设计师、矿工等；此外，一些怀孕妇女，风湿性关节炎、糖尿病、高血压和甲状腺功能失调患者，也可能患上此病。

一、辨证论治

1.风邪侵袭

（1）主症　局部疼痛，活动手腕则疼痛加剧，或伴畏风，舌质淡，苔薄白，脉浮。

（2）处方　当归、葛根、茯苓、独活、牛膝、防己、萆薢、防风各10克，生姜3片，大枣5枚，麻黄、肉桂各5克。

（3）方法　每天1剂，水煎取汁，分次服用。

2.暴邪阻滞

（1）主症　局部疼痛，固定不移，活动手腕则疼痛加剧，得热痛减、遇寒则甚，或伴关节屈伸不利，舌质淡，苔白，脉弦紧。

（2）处方　防风、苍术、黄芪、桂枝、羌活、独活、威灵仙、制附子（先煎）、制川乌（先煎）、制草乌（先煎）、白芍各10克，干姜、细辛、麻黄、甘草各5克。

（3）方法　每天1剂，水煎取汁，分次服用。

3.湿邪重着

（1）主症　局部疼痛，疼痛固定，活动手腕则疼痛加剧，或伴上肢麻木、手足沉重、屈伸不利，舌质淡，苔白腻，脉濡缓。

（2）处方　制川乌（先煎）、制草乌（先煎）、当归、川芎、海桐皮、路路通、薏苡仁、苍术、羌活、独活、防风各10克，生姜3片，甘草、麻黄各5克。

（3）方法　每天1剂，水煎取汁，分次服用。

二、内服

通络止痛汤

（1）处方　苏木、乳香、红花、川芎、郁金、延胡索、骨碎补各10克，当归、鸡血藤、桑寄生各15克，川续断12克。

（2）方法　每天1剂，水煎取汁，分次服用。

四妙勇安汤

（1）处方　当归、牛膝各15克，玄参、金银花各20克，威灵仙12克，制乳香、制没药各10克，丹参、鸡血藤各30克。

（2）方法　每天1剂，水煎取汁，分次服用；药渣作局部热敷20～30分钟。15天为1个疗程。

归尾通络汤

（1）处方　桃仁、红花、猪蹄甲各10克，当归尾15克，大黄、甘草各6克，柴胡、天花粉各12克。

（2）方法　每天1剂，水煎取汁，分次服用。

祛湿通络汤

（1）处方　制川乌、制草乌各6克（均先煎），干姜、桂枝、苍术各20克，薏苡仁30克，川芎、麻黄、甘草各10克，当归、羌活、防风各15克，血竭2克（冲服），生姜3片为引。

（2）方法　每天1剂，水煎取汁，分3次口服，1周为1个疗程。同时配合外用伤湿止痛膏；或用上方加血竭、磁石各20克，冰片5克，研成末，用食醋调糊外敷患处。每天1次。

桃红逐瘀汤

（1）处方　桃仁12克，红花、当归、赤芍、川芎、牛膝、羌活、威灵仙各10克，柴胡、枳壳、桔梗、甘草各6克。

（2）方法　每天1剂，水煎取汁，分次服用，10天为1个疗程。

血府逐瘀汤化裁

（1）处方　当归60克，木瓜30克，赤芍20克，柴胡、桔梗各15克，川芎、红花、桃仁、枳壳、桂枝、牛膝、甘草、乌药各10克。

（2）方法　每天1剂，水煎取汁，分3次服用，早、中、晚各服1次，30天为1个疗程。

黄芪粥

（1）原料　黄芪30克，粳米100克。

（2）做法　将黄芪加10倍清水浸泡半个小时后，连水一起用武火烧开，之后转文火煮半个小时后，滤去药渣，取药液备用；将煮过的黄芪加等量清水，文火煮15分钟，再次滤渣取药液备用；再煮一次黄芪；滤尽药渣后，将3次所得的药液混合倒入锅中，加入淘洗干净的粳米，煮粥即可。每天1剂，分2次温热服食，10天为1个疗程。

（3）功效　益气固表，利水祛湿。适用于湿邪重着型腕管综合征。

黄豆猪骨汤

（1）原料　猪骨250克，黄豆100克，生姜片、食盐各适量。

（2）做法　将黄豆用适量清水泡半个小时。将猪骨剁成小块、洗净，用开水焯烫几分钟后，与泡好的黄豆一起放入砂锅中，放入生姜片，加适量清水，武火煮开后，转文火炖3个小时，至汤浓发白时，加入适量食盐调味即可。食肉喝汤，每天1剂，分次服完，5天为1个疗程。

（3）功效　补中益气，养血健骨。适用于各类型腕管综合征。

大枣猪脊汤

（1）原料　猪脊骨250克，大枣8枚，莲子（去心）80克，降香9克，生甘草6克，食盐适量。

（2）做法　将猪脊骨剁成小块、洗净。将降香、生甘草用纱布包好，与猪脊骨、大枣、莲子一起放入锅中，加清水适量，武火煮开后，转文火炖4个小时，加入适量食盐调味即可。食肉喝汤，每天1剂，分次服完，5～7天为1个疗程。

（3）功效　补中益气，养血健骨。适用于各类型腕管综合征。

红糖红豆沙

（1）原料　红豆、红糖各适量。

（2）做法　将红豆加适量清水煮烂，加入少许红糖。趁热服用，每天1剂，5～7天为1个疗程。

（3）功效　活血化瘀。适用于腕管综合征有血液循环不畅等症状者。

湖蟹粥

（1）原料　新鲜湖蟹2只（取肉带黄），粳米、姜、醋、酱油各适量。

（2）做法　将粳米加适量清水煮粥，粥熟后，加入蟹肉小火再煮5分钟，再加入适量的姜、醋和酱油稍煮即成。每周2～3次，1～2个月为1个疗程。

（3）功效　滋阴清热，通络止痛。适用于腕管综合征有手腕疼痛、发热、夜间加重等症状者。

乌雄鸡三七汤

（1）原料　乌雄鸡1只，三七5克（切片），黄酒、酱油各适量。

（2）做法　将乌雄鸡去皮内脏，洗净，与三七片、少量黄酒隔水炖，熟后蘸酱油食用。每周2～3次，1～2个月为1个疗程。

（3）功效　活血化瘀，通络止痛。适用于腕管综合征有手腕麻木、刺痛等症状者。

当归黄芪母鸡汤

（1）原料　当归20克，黄芪100克，嫩母鸡1只，食盐、味精各适量。

（2）做法　将嫩母鸡宰杀干净，与当归、黄芪一起放入锅中，加适量清水煮至肉烂，加食盐、味精调味即可。每周2～3次，1～2个月为1个疗程。

（3）功效　补气养血，通络止痛。适用于腕管综合征有手腕疼痛、麻木、乏力、头晕等症状者。

紫丹参猪骨大豆汤

（1）原料　紫丹参50克，猪长骨1000克，大豆250克，肉桂、食盐各适量。

（2）做法　将紫丹参洗净加水煎煮，滤渣取汁，与猪长骨、大豆一起煮，煮熟后加入少量肉桂、食盐。每周2～3次，1～2个月为1个疗程。

（3）功效　活血化瘀，通络止痛。适用于腕管综合征有手腕麻木、刺痛等症状者。

杜仲猪肾汤

（1）原料　杜仲30克，猪肾2只，食盐适量。

（2）做法　将杜仲、猪肾加适量清水炖汤，汤成后加少量食盐调味即可。每天1剂，7～10天为1个疗程。

（3）功效　补肾壮腰，通络止痛。适用于腕管综合征有手腕疼痛、麻木、腰痛、乏力等症状者。

核桃补骨脂汤

（1）原料　核桃肉30克，补骨脂15克。

（2）做法　将核桃肉、补骨脂加适量清水煎汤饮用。每天1剂，7～10天为1个疗程。

（3）功效　补肾强筋，通络止痛。适用于腕管综合征有手腕疼痛、麻木、腰膝酸软、易疲劳等症状者。

海带荔枝小茴香汤

（1）原料　海带25克，荔枝（去壳）、小茴香各15克。

（2）做法　将海带、荔枝、小茴香加适量清水，一起煮汤饮用。每天1剂，1～2周为1个疗程。

（3）功效　活血化瘀，通络止痛。适用于腕管综合征有手腕麻木，伴有刺痛感等症状者。

生韭菜汁

（1）原料　生韭菜（或根）500克。

（2）做法　将生韭菜（或根）洗净，沥干水分，放入榨汁机中，加入适量的水榨汁，温服。每天2次，每次500毫升，1～2周为1个疗程。

（3）功效　活血化瘀，通络止痛。适用于腕管综合征有手腕麻木，伴有刺痛感等症状者。

三、外用

透骨熏洗方

（1）处方　透骨草30克，大伸筋草、海桐皮各20克，川椒、白芷、苏木、桂枝、川芎、红花各10克，鲜桃树根皮50克。

（2）方法　以上方药倒入中等大小之搪瓷盆内，兑冷水半盆，稍浸渍后煎半小时，去渣趁热熏患肢，待温度不烫手时，用纱布或干净薄细布洗擦患肢，洗后抹干，活动一下关节。每天1剂，每天熏洗2次，5剂为1个疗程。

威芥外洗方

（1）处方　伸筋草、透骨草、苏木各30克，威灵仙、芒硝各20克，大黄15克，红花、川芎各12克，冰片2克。

（2）方法　以上方药水煎外洗或湿敷，每次1小时以上，每天1～2次。同时行病变关节微波热疗，每天1次。鼓励患者加强病变腕关节的功能锻炼。

活血散洗方

（1）处方　伸筋草、透骨草各30克，荆芥、防风、红花各15克，姜黄、桂枝、川花椒各12克，刘寄奴、威灵仙各24克，苏木、川芎各18克，大黄、麻黄各9克。

（2）方法　以上方药加清水2000毫升，浸泡1小时后，文火煮沸半小时，加红醋100毫升。于局部封闭后第2天先热洗再热敷，每次30分钟。

通络外洗方

（1）处方　宽筋藤、千斤拔、豆豉姜、千年健各30克，艾叶、桑枝、羌活各20克。

（2）方法　每天1剂，水煎后熏洗，浸泡患肢30分钟，每天2次。同时配合手法治疗。

乌灵外敷方

（1）处方　生川乌、生草乌、威灵仙、赤芍、蜂蜜或饴糖各适量。

（2）方法　上方各药捣成细末，过筛后，用蜂蜜或饴糖搅匀成厚糊状，平摊于10厘米×8厘米大小的绵纸上，成膏药状，外敷于局部，用绷带包扎固定。隔天换药1次，夏季每天换药1次，直至痊愈。

威骨湿敷方

（1）处方　骨碎补、五加皮、威灵仙、红花各20克，防风、透骨草、苏木、芒硝、独活各15克。

（2）方法　以上方药煎水湿敷患处，每次湿敷30分钟。同时配合推拿治疗。

麻黄热熨方

（1）处方　麻黄、当归尾、附子、透骨草、红花、干姜、桂枝、牛膝、白芷、荆芥、防风、木瓜、生艾绒、羌活各等份。

（2）方法　以上方药用食醋、水各半熬成汁，再将铁砂炒红后搅拌而成。使用时加食醋约25克，装入布袋，自然发热，敷在患处，若太热可来回移动。每次热熨30分钟，每天1次。

加味乌头散

（1）处方　生川乌、生草乌、片姜黄、威灵仙、天花粉各2份，麻黄、桂枝、赤芍各4份，甘草半份。

（2）方法　以上方药共研成细末，用蜂蜜或饴糖搅匀如厚糊状，敷于局部，用绷带包扎固定。每2天换药1次。

驳骨散

（1）处方　桃仁、黄连、金耳环、川红花各1份，栀子、生地黄、黄柏、黄芩、防风、甘草、蒲公英、赤芍、自然铜、土鳖虫各2份，侧柏叶、大黄、骨碎补各6份，当归尾、薄荷、麝香、牡丹皮、金银花、透骨消、鸡骨香各4份。

（2）方法　以上方药共研成细末，用水、酒、蜂蜜或凡士林调煮，外敷患处。每天1～2次。

敷散药

（1）处方　黄荆子（去衣，炒黑）、紫荆皮（炒黑）各8份，全当归、木瓜、丹参、羌活、赤芍、白芷、片姜黄、独活、天花粉、怀牛膝、威灵仙、木防己、防风、马钱子各2份，秦艽、川芎、连翘各1份，甘草半份。

（2）方法　以上方药共研为细末，用蜜糖或饴糖调拌如厚糊状，外敷患处。每天1次。

伤科膏

（1）处方　荆芥、防风、独活、薄荷、石菖蒲、姜黄、皂角、桂枝、黄连、桑枝各6克，白芷、钩藤、桃仁、香附、生地黄、当归尾、赤芍、三七、冰片、樟脑各12克，大黄、栀子、红花、广木香各15克，黄柏、牡丹皮、乳香、没药各9克，生半夏、草乌、苍术、山柰、丁香各3克，细辛、延胡索各1.5克，麻油2000克，苏丹750克。

（2）方法　以上方药按常规熬炼成膏药。用时将膏药加热熔化，摊于布上，外贴患处。每天换药1次。

化坚膏

（1）处方 白芥子、甘遂、地龙肉、威灵仙各2份，急性子、透骨草各2.5份，麻黄根、细辛各3份，乌梅肉、生猪蹄甲各4份，血余炭、巴豆、全蝎、防风、生草乌各1份，紫硇砂半份（后下），香油80份，东丹10份。

（2）方法 用香油熬以上方药（东丹、紫硇砂除外）至枯，炼油滴水成珠时下东丹，将烟搅尽后再下紫硇砂，外敷患处。每天1次。

红灵酒

（1）处方 生当归、肉桂各60克，红花、花椒、干姜各30克，樟脑、细辛各15克，95%乙醇1000毫升。

（2）方法 将前7味药浸泡在95%乙醇中7天，备用。每小时用棉花蘸药酒在患处揉擦2次，每次10分钟。

温馨提示　　　腕管综合征按摩法

〔推揉法〕患者患肢伸直，掌心向内。术者一手托住患者患肘前臂，另一手的大鱼际、拇指、食指着力沿手太阴肺经、手少阴心经和手厥阴心包经的循行路线指端，边推边揉反复施术3分钟；然后，一手握住患者患腕部，另一手拇指轻柔缓和地揉捏患腕部及手掌桡侧2分钟。

〔拔伸法〕术者一手握住患者患肢前臂远端，另一手握住患肢掌指部，两手在缓慢轻度向相反方向牵引的同时，握掌指之手将腕关节适当背伸和屈腕活动5～7次。

〔振颤法〕术者一手握住患者患肢前臂远端，另一手握住患肢掌指部，两手在缓慢轻度向相反方向牵拉的同时，握掌指之手反复进行振颤活动1～2分钟。

〔勒法〕术者左手握住患者患腕部，右手食指、中指的第2指节夹持患肢手指末节远端，急拉滑开发出"嘎"声；第2指、第3指、第4指依次进行。

腕管综合征艾灸法

艾灸取穴大陵（在腕前区，腕掌侧远端横纹中，掌长肌腱与桡侧腕屈肌腱之间）、阳溪（在腕背横纹桡侧，拇指上翘时，当拇短伸肌腱与拇长伸肌腱之间的凹陷中）、阳池（在腕背横纹中，当指伸肌腱的尺侧缘凹陷处）、内关（在前臂掌侧，腕横纹上2寸，掌长肌腱与桡侧腕屈肌腱之间）、合谷。

采用隔姜灸。每天1次，每穴灸6壮，5次为1个疗程。有疏通经络、理气止痛等功效。有助于缓解腕管综合征所引起的不适症状。

第三章
腰背部常见病

急性腰扭伤

急性腰扭伤是指腰部肌肉、韧带、关节囊、筋膜等软组织的急性损伤，是临床最常见的腰部疼痛性疾病。腰部损伤后可立即出现剧烈腰痛、腰肌紧张及活动受限等症状。本病多见于重体力劳动者，青壮年发病率较高，多因搬运重物时用力过猛或姿势不当引起；老年人在参加体育活动时，也可因动作不协调而致损伤。平时坚持体育锻炼，劳动时量力而行，劳动前适当活动腰部，注意劳动姿势，多人集体抬重物时注意动作的协调一致，可预防或减少急性腰扭伤的发生。

一、辨证论治

1. 气滞血瘀

（1）主症 腰部有外伤史，腰痛剧烈、痛有定处、刺痛为主、痛处拒按，腰部板硬，活动困难，舌质紫黯或有瘀斑，舌苔薄白或薄黄，脉沉涩。

（2）处方 当归20克，秦艽、川芎各15克，牛膝12克，桃仁、羌活、没药、地龙各10克，红花、香附各9克，甘草6克，血竭2克。

（3）方法 每天1剂，水煎取汁，分次服用。

2.湿热内蕴

（1）主症 伤后腰痛，痛处伴有热感，或见肢节红肿，口渴不欲饮，小便短赤，或里急后重，舌质红，苔黄腻，脉濡数或滑数。

（2）处方 薏苡仁20克，鸡血藤、丹参各12克，苍术、黄柏、金银花各10克，川续断、香附各9克，山栀子8克，川芎、甘草各6克。

（3）方法 每天1剂，水煎取汁，分次服用。

二、内服

解痉汤

（1）处方 白龙须15～20克，伸筋草、钩藤根、当归尾各15克，紫丹参、炙甘草各20克，制乳香、制没药各6～10克，延胡索、川续断各12克，白芍35克，生麻黄、草红花各3克，熟地黄18克。血瘀甚者，加苏木8克、土鳖虫6克；气滞甚者，加香附8克，重用乳香至10克；血虚者，加鸡血藤10克；挛甚者，加蜈蚣5克、天麻8克；兼下肢病变者，加木瓜8克、牛膝10克。

（2）方法 每天1剂，水煎取汁，分次温服。

二木汤

（1）处方 苏木、木香、香附、地龙、槟榔、生白术各9克，制乳香、制没药、土鳖虫各6克，延胡索30克。便秘者，加制大黄6克；肾虚者，加菟丝子、补骨脂各9克，熟地黄20克，女贞子12克。

（2）方法 每天1剂，水煎取汁，分次服用。

活通汤

（1）处方 当归、赤芍、川芎、乳香、没药、猪蹄甲、瓜蒌根、娑罗子各12克，红花、桃仁、甘草各10克。

（2）方法 每天1剂，水煎2次，取汁500毫升，分早、晚2次温服。

整腰汤

（1）处方 牛膝12克，泽兰、刘寄奴各9克，牡丹皮6克，桑枝、鸡血藤、荷叶各15克，川续断、骨碎补各10克。

（2）方法 每天1剂，水煎取汁，分次服用，3天为1个疗程。

止痛汤

（1）处方 杜仲18克，山茱萸、巴戟天、菟丝子、枸杞子、党参、淮山药、鸡血藤、桑寄生各15克，炒白术、川续断、牛膝、熟地黄各12克。

（2）方法　每天1剂，水煎取汁，分次服用；药渣用布包之，局部热熨。

通经汤

（1）处方　桃仁、当归、赤芍、生地黄、川续断、延胡索、枳壳各10克，制乳香、制没药、川芎、甘草各5克，伸筋草15克。肌束肿胀明显者，加浙贝母、白芷各8克；气滞明显者，加乌药10克。

（2）方法　每天1剂，水煎取汁，分2次服用。

益肾活血汤

（1）处方　当归、川芎、土鳖虫、甘草、黄柏、莪术、牛膝各10克，熟地黄、狗脊、忍冬藤各20克，杜仲、延胡索、白芍各15克，骨碎补30克。脾虚者，加党参15克、白术10克、茯苓12克；阴虚者，加生地黄12克、山茱萸10克；血瘀甚者，加丹参12克，乳香、没药各5克；夹湿者，加独活8克；阳虚者，加制附子10克（先煎）、肉桂4克；寒凝者，加制川乌3克。

（2）方法　每天1剂，水煎取汁，分早、晚饭后服用，10天为1个疗程。

四物利腰汤

（1）处方　当归、生地黄、白芍、川牛膝各15克，川芎9克，乳香、没药各6克。络脉气滞、腰部窜注攻痛者，加小茴香5克、延胡索7克；瘀血壅阻、局部拘挛肿痛者，加土鳖虫5克、桃仁9克、红花6克；肾虚不能作强、腰膝软弱无力者，加鹿角10克、杜仲8克、狗脊9克、骨碎补7克；外兼寒湿、腰际重着冷痛者，加肉桂5克、羌活10克、钻地风12克、千年健9克。

（2）方法　每天1剂，以清水浸泡10分钟，反复煎煮2次，合并2次药液，分早、晚2次服用，3剂为1个疗程。服药期间，停用其他药物和治疗方法，注意卧床休息。

金叶杜仲汤

（1）处方　金叶子干品6片（鲜品1片），炒杜仲、桃仁、赤芍各15克，大麻疙瘩30克，红花、小茴香、玉蝴蝶、木瓜各10克，羌活、川续断、大力王各20克。

（2）方法　以上药物用冷开水浸泡30分钟后，连煎3次，合并药液，加入黄酒30毫升为引，每天1剂，分4次服。忌食豆腥之品；孕妇忌用。

补肾通络汤

（1）处方　狗脊20克，桑寄生18克，大茴香3克，小茴香8克，红花10克，土鳖虫、当归各12克，参三七5克。痛剧者，加制乳香、制没药各10克；

睡眠差者，加夜交藤30克；腹胀纳差者，加焦山楂、炒麦芽各15克。

（2）方法　每天1剂，水煎取汁，分次服用。

三棱莪术汤

（1）处方　三棱、重楼、虎杖各15克，莪术、怀牛膝、白芍各20克，土鳖虫、桃仁、枳壳各10克，忍冬藤30克，生甘草5克。大便秘结者，加生大黄10克、玄明粉（冲服）6克；小便涩痛者，加龙胆、粉萆薢各10克；腰部剧痛者，加炙甘草、制川乌（先煎）各5克；纳差者，加炮鸡内金15克、生山楂20克；夜寐不安者，加酸枣仁15克，珍珠母、夜交藤各30克；气虚者，加黄芪、党参各30克。

（2）方法　每天1剂，水煎取汁，分次服用。

加味葛根汤

（1）处方　葛根30～45克，麻黄、乳香、没药各6克，桂枝6～9克，白芍、丹参各15克，当归、大枣各10克，甘草5克，生姜2片。

（2）方法　每天1剂，水煎取汁，早、晚分服。药渣趁热装入事先做好的布袋内，熨敷患处；药袋上亦可加盖暖水袋，以助热保湿，温度以热而不烫为佳。

郑氏腰痛汤

（1）处方　当归、牛膝各6克，红花、杜仲、川续断各10克，威灵仙、生桃仁各3克。五心烦热者，加知母、黄柏各10克；腰脊冷痛、小便清长者，加附子6克、肉苁蓉10克；劳累后症状加重者，加桑寄生、菟丝子各15克。

（2）方法　每天1剂，水煎取汁，分次服用。

林氏腰痛汤

（1）处方　乳香、蕲蛇、白术各9克，徐长卿、威灵仙各12克，肉桂3克，蒲公英30克。肾阳虚者，加巴戟天、淫羊藿、仙茅各12克；肾阴虚者，加女贞子、墨旱莲、龟甲（先煎）各12克；肾阴阳两虚者，加熟地黄20克，山药、巴戟天、补骨脂、龟甲（先煎）各12克。

（2）方法　每天1剂，水煎取汁，分次服用。

叶氏腰痛汤

（1）处方　川独活、防风、降香、延胡索各10克，细辛3克，川续断、桑寄生、怀牛膝各15克，小茴香5克。如腰部拘急、痛不可抑者，加制川乌、制草乌各3克（均先煎），小活络丹1丸（每丸重3克）；腰冷如坐水中、得温则减、遇寒加剧者，加炙麻黄5克、川桂枝8克（或肉桂4克）、淡附片6

克（先煎）；兼见湿邪客于腰部、腰部胀重不适者，加川萆薢、海风藤各10克，木瓜8克，生薏苡仁12克；腰痛及背、板滞不利者，加威灵仙8克、乌药6克。

（2）方法　每天1剂，水煎取汁，分次服用。

陈氏腰痛汤

（1）处方　独活18克，桑寄生、秦艽、当归各15克，肉桂、炮姜、制乳香、制没药、桃仁、川续断、党参、炒白术、红花、香附、五加皮、乌梢蛇、土鳖虫各12克，全蝎9克，细辛3克。

（2）方法　每天1剂，水煎取汁，分次服用；药渣用布包之，局部热熨。

活血通经汤

（1）处方　当归、赤芍、川续断各12克，秦艽15克，木通、延胡索、枳壳、厚朴各10克，桑枝30克（先煎），木香5克（后下）。

（2）方法　每天1剂，水煎取汁，分次服用。

通络止痛汤

（1）处方　乳香、没药、当归、狗脊各10克，川芎、青皮、香附各15克，延胡索、牛膝、芍药各20克，威灵仙30克，甘草6克。

（2）方法　每天1剂，水煎取汁，分次服用。

补肾活血汤

（1）处方　当归、党参、黄芪各30克，牛膝、川续断、骨碎补、杜仲、延胡索、红花、桃仁、乌药、路路通、桑寄生各15克，制乳香、制没药各5克（均后下），炙甘草6克。

（2）方法　每天1剂，水煎取汁，分2～3次温服。

陈玄山芍汤

（1）处方　陈皮15克，延胡索、猪蹄甲各30克，白芍24克，甘草12克，牵牛子6克。损伤局部呈刀割样或针刺样疼痛，舌质紫黯、有瘀点或瘀斑，脉沉涩者，加土鳖虫12克、三七6克（研末冲服）、丹参30克、赤芍24克；伴见平素腰部酸困、隐隐作痛，神疲乏力，倦怠懒动，舌质淡，脉沉迟者，加熟地黄、淫羊藿各24克，狗脊18克；若寒湿较重、损伤局部重着冷痛、舌苔白滑、脉沉紧者，加小茴香、胡芦巴各24克，苍术15克；平素体虚，损伤后痛势不剧，但病程较长者，加黄芪24克，白术、当归、赤芍各12克。

（2）方法　每天1剂，水煎取汁，分2～3次温服；将熬过的药渣布包热慰患处，每天3次，每次10～30分钟。

舒筋调益汤

（1）处方　钩藤、川续断、杜仲、熟地黄、当归各12克，独活、牛膝、威灵仙各10克，白芍5克，炙甘草6克，桑寄生30克。

（2）方法　每天1剂，水煎取汁，分次服用；药渣可再煎水熏洗、湿热敷腰部。

大将逐瘀汤

（1）处方　大黄30克，槟榔15克，生姜10克。年迈体虚、瘀血较重者，可加丹参20克。

（2）方法　每天1剂，水煎取汁，分次服用。

复方泽兰汤

（1）处方　泽兰、当归尾、赤芍、牡丹皮、牛膝、川续断、乌药、延胡索、桃仁各9克，红花4.5克。痛甚者，加乳香、没药各5克，三七3克（研末冲服）。

（2）方法　每天1剂，水煎取汁，分次温服。

桃仁桂枝汤

（1）处方　桃仁15克，桂枝、姜黄、威灵仙、大黄、川芎、当归尾各10克，骨碎补12克。

（2）方法　每天1剂，水煎取汁，分次服用。

健肾活血汤

（1）处方　补骨脂、制大黄、炒枳壳各12克，肉桂、红花、土鳖虫各6克，杜仲、桃仁各10克，槟榔、制乳香、制没药各8克，三七粉1.5克（冲服）。

（2）方法　每天1剂，水煎取汁，分次服用。

复方碎补汤

（1）处方　骨碎补30克，制乳香、制没药、桃仁、延胡索、乌药各10克，红花6克，土鳖虫3克，甘草5克。

（2）方法　每天1剂，水煎取汁，分次温服。孕妇忌服。

杜仲桃红汤

（1）处方　红花、桃仁、羌活、赤芍、川续断、木瓜、小茴香、补骨脂各9克，杜仲15克。

（2）方法　每天1剂，水煎取汁，分次服用。

麻黄车甘汤

（1）处方　麻黄15克，黄芩、车前子（包煎）、甘草各10克。

（2）方法　每天1剂，水煎取汁，分次温服。服药后取微汗以助药力发散。

当归赤芍汤

（1）处方　当归15克，赤芍、桃仁、川续断、杜仲、泽兰各9克，乳香、没药、枳壳、木香、甘草各6克。

（2）方法　每天1剂，水煎取汁，早、晚各服1次，3天为1个疗程。

香麻桃红汤

（1）处方　升麻、沉香各4～5克，桃仁、当归尾、赤芍、生地黄、川芎、丹参各12克，红花5克。

（2）方法　上方中升麻、沉香共研成细末，余药煎汤送服两药末。每天1剂，分次服用。

挫伤腰痛汤

（1）处方　台乌药、香附、木香、大黄、川芎、小茴香、狗脊、延胡索各9克，青皮、红花各6克，炒杜仲、当归、川续断各12克，制川乌（先煎）、制草乌（先煎）、三七粉（另包冲服）各5克，桃仁13克。

（2）方法　每天1剂，水煎取汁，分次服用。

葛根独寄汤

（1）处方　独活、当归、熟地黄、党参各15克，细辛5克，防风、赤芍、川芎各12克，秦艽、白芷、桑寄生、牛膝、杜仲、茯苓各10克，葛根30克，肉桂、甘草各6克。

（2）方法　每天1剂，水煎取汁，分2次温服；同时将药渣再添姜、葱煎水，热敷患处，每天2次。

蜈蚣消痹汤

（1）处方　蜈蚣1条，牛膝12克，露蜂房、川芎、桑枝、地龙各10克，猪骨250克，三七粉6克（冲服），黄芪25克，桂枝5克。

（2）方法　每天1剂，水煎取汁，分次服用，连服3～5剂。

腰痛灵合剂

（1）处方　骨碎补30克，怀牛膝、延胡索、乌药各15克，制乳香、制没药各10克，川续断、杜仲各20克，桃仁、赤芍、川芎各12克，土鳖虫、甘草各6克。

（2）方法　每天1剂，水煎取汁，早、晚空腹服用，较重患者可4小时服药1次，3天为1个疗程。

仙方活命饮

（1）处方　当归尾、桃仁、赤芍、金银花、天花粉、浙贝母、皂角刺、白芷各10克，乳香、没药、生甘草各5克，陈皮、防风各6克。局部肤温增高者，加炒栀子8克；咳嗽及深呼吸时腰部牵痛者，加枳壳7克。

（2）方法　每天1剂，水煎取汁，分次服用，3剂为1个疗程。

菠菜黄酒汁

（1）原料　菠菜250克，黄酒适量。

（2）做法　将菠菜洗净、切去老根，用干净纱布包裹后，挤出汁液，以黄酒冲服。每次半杯，每天2～3次，可长期服用。

（3）功效　通经活络，活血祛寒。适用于气滞血瘀型急性腰扭伤。

陈皮猪腰汤

（1）原料　猪腰1只，陈皮12克，食盐适量。

（2）做法　将猪腰洗净、切成片，放入砂锅中，放入陈皮，加入适量清水，武火煮开后转文火炖2个小时，加入少许食盐调味即可。食肉喝汤，每天1剂，可分次服完，5天为1个疗程。

（3）功效　理气健脾，补肾强腰。适用于气滞血瘀型急性腰扭伤。

牛膝猪肉汤

（1）原料　猪肉（瘦）200克，牛膝100克，冰糖适量。

（2）做法　将牛膝加适量清水煎煮半个小时，滤去药渣，取药汁备用；将猪肉洗净，切成细丁，放入药汁中，先以武火煮开，再转文火煮至猪肉熟烂，加入少许冰糖调味即可。食肉喝汤，每天1剂，分次服完，5～7天为1个疗程。

（3）功效　逐瘀通经，强壮筋骨。适用于气滞血瘀型急性腰扭伤。

山楂糯米汤

（1）原料　山楂30克，糯米100克，白糖适量。

（2）做法　将山楂洗净，去核切片。糯米淘洗干净，与山楂片一同放入锅中，加适量清水，用武火煮沸后转文火煮至糯米熟烂，加白糖调味即可。每天1剂，温热食用，3～5天为1个疗程。

（3）功效　活血化瘀，消食化积。适用于气滞血瘀型急性腰扭伤。

牛筋祛瘀汤

（1）原料　牛筋200克，当归15克，川芎10克，食盐适量。

（2）做法　将牛筋洗净，切成小块。当归、川芎洗净，与牛筋一同放入锅中，加适量清水，用武火煮沸后转文火炖煮2小时，加食盐调味即可。每天1

剂，喝汤吃牛筋，5～7天为1个疗程。

（3）功效　祛瘀止痛，强筋健骨。适用于气滞血瘀型急性腰扭伤。

乌鸡山药汤

（1）原料　乌鸡1只，山药100克，食盐适量。

（2）做法　将乌鸡宰杀洗净，剁成小块；山药去皮洗净，切成块。将乌鸡块放入锅中，加适量清水，武火煮沸后撇去浮沫；加入山药块，转文火炖煮2小时，加食盐调味即可。每天1剂，喝汤吃鸡肉和山药，5～7天为1个疗程。

（3）功效　益气养阴，补肾强腰。适用于急性腰扭伤康复期。

醋煮雄鸡

（1）原料　刚打鸣的雄鸡1只，油、醋、生姜、料酒、白糖各适量。

（2）做法　宰鸡后去毛去内脏，洗净切块。将鸡块放入油锅中翻炒，加入醋，用文火煨至鸡熟。加入适量生姜、料酒、白糖等调料，再煮一会儿即可。每天1剂，佐餐食用，5～7天为1个疗程。

（3）功效　补虚，温中消肿。适用于各种类型急性腰扭伤，尤其是伴有腰部肿胀、疼痛等症状。

三、外用

舒筋活血方

（1）处方　红花20克，钻地风、苏木、木瓜、乳香、没药各10克，紫草、伸筋草、千年健、桂枝、路路通、刘寄奴各15克，千斤拔50克。

（2）方法　将上述药物混合均匀放入布袋内，扎紧袋口后放入锅中，加适量清水煮沸数分钟后置于电炉上保温备用。患者取俯卧位，充分暴露患处；术者铺单层治疗巾，将第1条大毛巾置于锅内药液中充分浸湿后取出拧干，叠成长方形敷在患处治疗巾上，然后将第2条毛巾用同样方法加敷在第1条毛巾上；待第1条毛巾热度降低时，将较热的第2条毛巾翻转于患处；如此反复，持续10分钟，至局部皮肤发红为止。在热敷的同时，术者可用掌心在患处进行拍打。每天1次，至痊愈。

归芍热敷方

（1）处方　当归、赤芍、防风、牛膝、桂枝、羌活、五加皮、威灵仙、艾叶、透骨草各10克。

（2）方法　以上方药共置于布袋内，封口，入水煮沸，取出待温，用于热敷患处。每次20～30分钟，每天1～2次，连用10～14天。为避免烫伤，要注意所用药袋的温度，亦可先在局部皮肤涂少量凡士林，以防万一烫伤，并减轻损伤。

消痛透敷方

（1）处方　防风、杜仲、草乌、川芎各15克，牛膝、红花、秦艽、羌活、透骨草、伸筋草各10克。

（2）方法　将上述药物装于袋中，用温水浸湿后置于透敷器上加热，温度上升到40℃左右时，把药袋置于患者疼痛部位。每次治疗30分钟，每天1次。

舒筋活血水

（1）处方　透骨草、制川乌各90克，乳香、没药各30克，红花、秦艽、钩藤、川椒各60克，防风、补骨脂各45克。

（2）方法　以上方药碾成粗粉，用60%乙醇3000毫升浸泡72小时，每天搅拌2～3次，滤出浸液，药渣再加60%乙醇浸泡；如此3次，将3次药渣混合，静置24小时，过滤即可。将药液反复涂擦患处。每天2～3次。

栀子芍甘酒

（1）处方　栀子30克，赤芍、生甘草各20克，延胡索、大黄、苍术、牛膝、伸筋草、舒筋草各15克，川芎、红花各10克，95%乙醇1000毫升。

（2）方法　先将上述药物装入500毫升空瓶中，然后加入95%乙醇，浸泡3天后外用。扭挫伤痛轻者，可单用栀子芍甘酒外擦，按摩患处；重者，在外擦、按摩的同时，可用棉球蘸乙醇点燃热熏患处1～3分钟。一般1～3次即可痊愈。

温经通络散

（1）处方　马钱子、威灵仙、乳香、桃仁各12克，骨碎补、三七各20克，羌活、独活、生南星、大黄各10克，红花6克。

（2）方法　以上方药共研成细末，调拌凡士林，外敷患处。每天1～2次。

消肿止痛散

（1）处方　生大黄100克，丹参、红花各60克，延胡索10克，冰片10克。

（2）方法　以上方药共研为细末。用时取药末适量，用蜂蜜和75%乙醇各半将药末调为糊状，均匀地敷患处，外以绷带包扎固定。每天换药1次。

温经膏

（1）处方　羌活、麻黄、当归、独活、生附子、苍术、草乌、升麻、半夏、川乌、白芷、姜皮、桂枝、石菖蒲各3克，公丁香10克。

（2）方法　以上方药用香油150克浸7天，熬枯去渣，炼至滴水成珠，下黄丹300克，搅匀待冷备用。外敷患处。每天1次。

宝珍膏

（1）处方　生地黄、茅苍术、枳壳、五加皮、莪术、桃仁、山柰、当归、川乌、陈皮、乌药、三棱、大黄、何首乌、草乌、柴胡、香附、防风、猪牙皂、肉桂、羌活、赤芍、南星、荆芥、白芷、藁本、川续断、高良姜、独活、麻黄、甘松、连翘、冰片、樟脑、乳香、没药、阿魏、细辛、刘寄奴、威灵仙、海风藤、小茴香各1份，川芎2份，血余炭7份，麝香、木香、附子各2/3份，东丹30份。

（2）方法　以上方药按常规熬炼成膏药。用时将膏药加热熔化，摊于布上，外贴患处。每天换药1次。

活血膏

（1）处方　血竭、土鳖虫、地龙、白及各20克，乳香、没药、儿茶、肉桂、延胡索、公丁香、急性子、生大黄各10克，天花粉30克，川椒15克，明矾5克，樟脑2克，冰片3克。

（2）方法　以上方药共研成细粉，过120目筛，混匀。取适量药粉用蜂蜜调成膏状，均匀地摊于膏药布上，敷于患处。每天换药1次。

活络膏

（1）处方　乌药、威灵仙、木通、苍耳叶、桂枝、木瓜、杜仲、金银花、泽兰、大黄、地榆皮、五倍子、补骨脂、炮猪蹄甲各3克，白芷、何首乌、穿山龙、当归、五加皮、生川乌、生草乌各6克，生地黄、怀牛膝各9克，郁金、生半夏、小茴香、川芎各1.5克。

（2）方法　以上方药共研成粉末，用茶油300克、桐油137.5克，同入锅内熬炼，滤去药渣，再加入血竭、三七、朱砂、楠香各6克，肉桂、沉香、川黄连、白芥子各3克，乳香4.5克，红花1.5克，炒黄丹200克，收膏。用时将膏药摊在布上，温贴患处。每天换药1次。

伤油膏

（1）处方　血竭60克，红花、没药、儿茶、冰片（后下）各6克，琥珀3克，香油1500克，黄蜡适量。

（2）方法　以上方药（除香油、冰片、黄蜡外）共研成细末，后入冰片再研；将药末溶化于炼过的香油中，再入黄蜡收膏。施行理伤手法时，涂擦在患处。每天1～2次。

急性腰扭伤按摩法

〔揉按痛点，缓解腰肌痉挛〕术者用双手拇指重叠，逐渐用力按揉患者疼痛最明显的部位约5分钟，以患者感到腰痛减轻、可以轻微活动为度。

〔推揉舒筋法〕术者以掌根或小鱼际肌着力，在患者腰部病变部位做半环状揉压，由上而下，先健侧后患侧，边揉边移动，使腰部皮肤感到微热为宜（约2分钟）；然后术者立于患者右侧，以右手掌根部和小鱼际肌处紧贴患者腰部皮肤，掌根用力，沿脊柱做鱼摆尾式推揉，由下而上，先健侧后患侧，重点放在患侧，反复推揉8～12次。

〔按揉腘窝〕患者俯卧，下肢伸直；术者将一手中指屈曲，把屈曲时突出的部分置于腘窝处，按揉1～3分钟，再以掌心置于腘窝处轻揉1分钟。

〔推摩背部〕两腿齐肩宽站好，上体稍后仰，两手掌从八髎向上至肝俞，上下来回推摩；然后再用两手拇指贴近脊柱两侧竖脊肌上，做弹拨动作2分钟；最后用相同的方法，同样部位反复推摩2分钟。

〔提拿腰部诸肌〕用双手拇指和其余四指指腹对合用力提拿，方向与肌腹垂直，从腰骶部至臀大肌，由上而下、由轻到重、先健侧后患侧。

急性腰扭伤艾灸法

艾灸取穴肾俞（在腰部，第2腰椎棘突下，旁开1.5寸）、腰阳关（在腰部，后正中线上，第4腰椎棘突下凹陷中）、委中（在腘横纹中点，股二头肌腱与半腱肌肌腱的中间）、命门（在腰部，后正中线上，第2腰椎棘突下凹陷中）。

采用温和灸。灸时患者取俯卧位，充分暴露腰部。每个穴位灸10～15分钟，每天灸治1次。有助于缓解腰部疼痛、增强腰部力量、促进气血流通。

注意：在急性腰扭伤的早期，由于局部组织处于充血水肿状态，应避免进行艾灸，以免加重肿胀和疼痛。在恢复期可以进行艾灸治疗。

慢性腰肌劳损

慢性腰肌劳损又称"腰肌劳损""功能性腰痛"，是指由于先天、后天因素使腰肌长期处于过度牵伸状态而产生的反复发作、迁延不愈的腰骶部酸痛。本病多见于青壮年，是长期在固定体位或不良姿势下工作引起的，或是由于急性腰肌扭伤未能修复，或反复多次的腰肌轻微损伤等原因而引起腰部酸痛的一种病症。主要病变在腰背肌纤维、筋膜等软组织，其特点为病程缠绵，阴雨天气或劳动之后酸痛加重，症状主要表现为腰部隐隐作痛，腰部两侧大肌肉都有酸痛感。受凉后腰部隐痛症状明显加重，适当休息可得到缓解。坚持体育锻炼，特别是腰背肌的锻炼，注意劳逸结合，加强对腰部的防护，避免冷风直吹腰部，积极治疗急性腰扭伤，可预防或减少慢性腰肌劳损的发生。

一、辨证论治

1. 偏湿腰痛

（1）主症　自觉腰痛身重、酸痛绵绵、遇阴雨更甚，舌苔白润，脉沉缓。

（2）处方　杜仲、羌活、防风、苍术、木瓜各10克，鹿衔草、川续断各15克。

（3）方法　每天1剂，水煎取汁，分次服用。

2. 偏寒腰痛

（1）主症　腰背拘急、按之有筋结，自觉腰中冷痛、得热则减、遇寒痛增，舌质淡，苔薄白，脉沉弦紧。

（2）处方　麻黄6克，制川乌（先煎）、桂枝、白芷、红花、赤芍、甘草各9克，威灵仙15克，细辛3克。

（3）方法　每天1剂，水煎取汁，分次服用。

3. 肾虚腰痛

（1）主症　腰部酸软重痛、绵绵不断、喜揉喜按，酸懒无力，不能久行和久立，舌质淡，苔薄白，脉沉细，或舌质红，少苔，脉细数。

（2）处方　熟地黄、白芍、山茱萸、茯苓各15克，川续断20克，当归、牛膝、杜仲、五加皮、青皮各10克。气滞血瘀、疼痛明显者，加乳香、没药、土鳖虫各6克，延胡索15克；阴虚者，加枸杞子15克，熟地黄增至30克；阳虚者，加肉桂、附子、巴戟天各10克；气虚者，加党参、黄芪各30克；胃虚弱者，加淮山药、白术各15克；湿热者，加苍术、黄柏各6克；风湿者，加威灵仙15克、独活6克。

（3）方法　每天1剂，水煎取汁，分次服用。

4. 气滞腰痛

（1）主症　腰痛剧烈难忍、走窜作胀，不能屈伸俯仰，转侧困难，咳嗽、深呼吸时剧烈牵扯痛，疼痛可向臀部、大腿放散，舌质无明显变化或见紫色，脉弦。

（2）处方　泽兰、香附、青皮、枳壳、木香各9克，苏木、赤芍、牛膝、姜黄各6克。若兼口苦、心烦、舌质红、苔黄、脉数者，可用金铃子散加味。

（3）方法　每天1剂，水煎取汁，分次服用。

5. 瘀血腰痛

（1）主症　伤后局部肿胀疼痛，或痛如针刺，或局部出现瘀斑，触痛敏锐，痛处不移，舌质紫，脉涩。

（2）处方　桃仁、生地黄各15克，当归、赤芍、红花、木香、槟榔各9克，川芎、香附各6克。

（3）方法　每天1剂，水煎取汁，分次服用。

二、内服

壮腰煎

（1）处方　黄芪10克，鹿角霜、白术各20克，当归、骨碎补、螃蟹、枸杞子各10克，土鳖虫、没药各6克，生麦芽15克。湿热者，加忍冬藤、木瓜各20克；血虚者，加熟地黄、制何首乌各15克。

（2）方法　每天1剂，水煎取汁，分次服用；药渣热敷腰部。

腰痛汤

（1）处方　杜仲、桑寄生、枸杞子、鸡血藤、威灵仙各15克，巴戟天、川续断各10克，当归8克，首乌藤、木瓜各20克，蜈蚣3条，全蝎4克。

（2）方法　每天1剂，水煎取汁，分次服用。

肾通汤

（1）处方　熟地黄15克，杜仲、枸杞子、补骨脂、山茱萸、威灵仙、菟丝子各10克，当归尾、红花、没药各5克。偏寒湿者，加独活10克、细辛3克；偏湿热者，加苍术8克、黄柏5克、川牛膝10克；偏肾阴虚者，加鹿角片、巴戟天各10克；偏肾阳虚者，加龟甲10克（先煎）；中气虚者，加黄芪30克、党参10克。

（2）方法　每天1剂，水煎取汁，分次服用。

补肾汤

（1）处方 枸杞子、女贞子、菟丝子、金毛狗脊各30克，当归、杜仲、川续断各15克，川牛膝、山茱萸各12克，五灵脂、延胡索、香附、甘草各10克，三七6克（打碎冲服）。兼风湿者，加独活、桑寄生、千年健各10克；腰椎肥大者，加淫羊藿、巴戟天各10克，鹿角霜12克。

（2）方法 每天1剂，水煎取汁，分次服用，10天为1个疗程。服药期间禁房事。

阳和汤

（1）处方 熟地黄30克，生麻黄、生甘草各6克，肉桂3克，鹿角胶（另烊化）20克，白芥子8克，炮姜炭10克。腰痛连臀至膝者，加怀牛膝10克、络石藤8克；兼热象者，去炮姜炭、肉桂，加丝瓜络9克、木瓜7克、黄柏10克、王不留行8克；呈刺痛状者，加当归10克、九香虫5克、土鳖虫6克；痛势绵绵、畏寒者，加淫羊藿7克、仙茅6克、金毛狗脊8克。

（2）方法 每天1剂，水煎取汁，分次服用，7天为1个疗程。

芪通汤

（1）处方 炙黄芪60克，当归尾、川芎、桃仁、川续断、怀牛膝各10克，赤芍、地龙、淫羊藿、豨莶草、狗脊、淮山药、鸡血藤各15克，红花6克，全蝎3克。寒湿偏重者，加防己8克、萆薢10克；瘀血偏甚者，去淮山药、鸡血藤，加泽兰叶10克、苏木6克；肢痛麻甚者，加制乳香5克、威灵仙7克；阴虚阳亢者，去淫羊藿、川续断、淮山药，加鳖甲15克（先煎），知母、黄柏各10克；湿热偏重者，加苍术6克、黄柏10克、生薏苡仁20克。

（2）方法 每天1剂，水煎取汁，分次服用。

腰痹汤

（1）处方 威灵仙、骨碎补、赤芍、熟地黄、延胡索、姜黄、狗脊、杜仲、肉苁蓉、枸杞子各12克，当归、川芎各9克，甘草5克。腰痛牵扯腿痛者，加川牛膝、木瓜各12克；腰痛无定处者，加防风12克；腰膝重着者，加羌活、独活各12克；腰膝冷痛者，加桂枝9克。

（2）方法 每天1剂，水煎取汁，分次服用。

调督汤

（1）处方 黄芪、党参、当归、鸡血藤各15～30克，牛膝7～15克，杜仲、狗脊、威灵仙各10～15克，大血藤、伸筋草各10～20克，甘草6～10克。

（2）方法 每天1剂，水煎取汁，分次服用，10天为1个疗程。

腰龙汤

（1）处方　猪蹄甲、煅龙骨（先煎）、血风藤、龟甲（先煎）、桑寄生、王不留行、熟地黄、川杜仲、骨碎补各10克，入骨丹8克，全当归6克。治腰部陈伤，则去入骨丹，加无名异3克；若治风湿为主，则去煅龙骨、血风藤，加防风8克；治慢性腰肌劳损，数剂药后，症状日趋转愈，则原方去猪蹄甲、入骨丹、血风藤，续服几剂。

（2）方法　每天1剂，加水浓煎，早、晚分服，5剂为1个疗程。

劳损汤

（1）处方　丹参、当归、牛膝、杜仲、川续断各15克，枳壳10克。

（2）方法　每天1剂，水煎取汁，分次服用。

活血祛痹汤

（1）处方　黄芪30克，桑寄生、牛膝、白芍、杜仲、广地龙、威灵仙、补骨脂各15克，川续断12克，当归、独活、秦艽、肉桂、路路通各10克，炙甘草7克，细辛5克。风盛者，加防风9克、乌梢蛇10克；寒盛者，加制附片（先煎）、干姜各9克；湿盛者，加防己15克，白术、茯苓各10克，薏苡仁30克；局部瘀滞刺痛者，加桃仁、红花各10克，乳香、没药各6克，三七粉3克（冲服）；有腰部损伤史者，加土鳖虫9克；肾阳虚明显者，加菟丝子12克，淫羊藿15克，狗脊、巴戟天各10克；肾阴虚者，加枸杞子、熟地黄各10克；气血不足者，加党参15克，茯苓、白术各10克，鸡血藤20克。

（2）方法　每天1剂，水煎取汁，分2次服用，早、晚各服用1次。

益肾活血汤

（1）处方　狗脊、骨碎补各20克，牛膝、杜仲、当归、补骨脂、川续断、益母草各15克，桃仁9克，乳香、没药各10克。

（2）方法　每天1剂，水煎取汁，分次服用。

顽固腰痛汤

（1）处方　苍术、黄柏、乳香、没药各12克，牛膝、杜仲各15克，丹参、桑寄生各30克。

（2）方法　每天1剂，水煎取汁，用药汁烊化六味地黄丸4丸（每丸重9克），分2次温服。

五圣止痛汤

（1）处方　白术、杜仲（炒断丝）、防风、当归、猪蹄甲（炒，捣碎）各12克，黄酒60克。

颈肩腰腿痛妙法良方（第三版）

（2）方法　每天1剂，水煎取汁，分次服用。

益气通经汤

（1）处方　黄芪30克，当归、柴胡、全蝎、僵蚕、独活、秦艽、威灵仙各10克，川续断、苍术、桑寄生各12克，红花5克，桃仁6克，香附15克，甘草3克。

（2）方法　每天1剂，水煎取汁，分次服用。

桃红通络汤

（1）处方　当归、川芎各10克，桃仁、红花、乳香、没药、枳壳、地龙各6克，香附、甘草各3克。寒湿偏重者，加桂枝10克；湿热偏重者，加泽泻10克；偏肾阴虚者，加熟地黄、枸杞子各10克；偏肾阳虚者，加山药、山茱萸各10克。

（2）方法　每天1剂，水煎取汁，分次服用，10天为1个疗程。

强筋通络汤

（1）处方　独活、川续断、老鹳草、怀牛膝各15克，海桐皮30克，秦艽18克，巴戟天12克，杜仲、威灵仙、当归、地龙、狗脊、骨碎补、五加皮、生甘草各10克。如热甚者，加防己8克、丝瓜络10克；寒甚者，加黑附片10克（先煎），或制川乌、制草乌各3克（均先煎）；湿甚者，加薏苡仁15克、豨莶草10克；风盛者，加防风10克、羌活6克；便秘者，加大黄5克；剧痛者，加延胡索10克，乳香、没药各5克；气血两虚者，加黄芪、党参各15克，熟地黄、黄精各10克。

（2）方法　每天1剂，水煎取汁，分次服用。

乌龙固腰汤

（1）处方　川楝子、延胡索、威灵仙、制大黄、当归各12克，青龙骨、金雀根各30克，制川乌（先煎）、乳香各9克。

（2）方法　每天1剂，水煎取汁，分早、晚温服。

补中益气汤

（1）处方　黄芪30克，党参、香附、生白术、当归、威灵仙各10克，升麻4克，川续断、独活、桑寄生、狗脊各12克，乌药6克，制何首乌20克，甘草3克。

（2）方法　每天1剂，水煎取汁，分次服用。

舒筋益肾汤

（1）处方　杜仲、牛膝、熟地黄、枸杞子各20克，当归、鸡血藤各15克，红花、川芎、党参、防风、白芷、厚朴、泽兰、木瓜、川续断、伸筋草各10克。肾阴虚者，加桑椹15克、女贞子12克、墨旱莲10克；肾阳虚明显者，加鹿角胶10克（烊化）、淫羊藿、巴戟天各15克；寒盛者，加熟附子、肉桂、干姜各10克；湿盛者，加防己15克、茯苓10克、薏苡仁30克；风盛者，加独活10克，海风藤、乌梢蛇各9克；局部瘀滞刺痛者，加血竭1克，乳香、没药各6克；气血不足者，加黄芪20克、白术10克、白芍15克。

（2）方法　每天1剂，水煎取汁，分2次服用，早、晚各1次，28天为1个疗程。

舒筋安痛汤

（1）处方　穿山龙、狗脊、川杜仲、络石藤、伸筋藤、横经席各15～20克，朱砂根、两面针、当归各10～15克，白芍20～30克。背部痛甚者，加姜黄10克；腰部痛甚者，加乳香、没药各6克。

（2）方法　每天1剂，水煎取汁，分次服用，10天为1个疗程。

补肾止痛汤

（1）处方　黄芪30克，党参、当归、川续断、狗脊、桑寄生各12克，制何首乌25克，杜仲、威灵仙各10克，补骨脂、升麻各6克，生白术5克，甘草3克。下肢麻木者，加苍术12克，柴胡、全蝎、僵蚕各10克；兼有头晕、全身乏力者，加女贞子20克、白芍12克、茯神15克、五味子5克。

（2）方法　每天1剂，水煎取汁，分次服用。

加减寄生汤

（1）处方　独活、防风、秦艽、当归、川芎、杜仲、牛膝、人参、茯苓各10克，白芍10～15克，生地黄12～15克，桑寄生15～20克，细辛、肉桂各3～5克，甘草6克。疼痛较剧者，可加制草乌、制川乌各2克（均先煎）、白花蛇3克；寒邪偏盛者，去生地黄，加防己6克、薏苡仁12克、苍术5克；正虚不重者，可减生地黄、人参；脊椎疼痛明显者，加金毛狗脊9克、土鳖虫7克、羌活6克；大腿外侧连及小腿后侧疼痛者，加地龙8克、青风藤10克、槟榔6克；膝关节骨刺明显者，去杜仲，加骨碎补6克，补骨脂8克，乳香、没药各5克，生龙骨15克（先煎）。

（2）方法　每天1剂，水煎取汁，分2次服用，7天为1个疗程。

补肾壮筋汤

（1）处方　熟地黄、山茱萸、白芍、茯苓各15克，川续断20克，牛膝、当归、青皮、五加皮各10克。气滞血瘀、疼痛明显者，加乳香、没药、土鳖虫各6克，延胡索10克，熟地黄增至30克；阳虚者，加肉桂、附子、巴戟天各10克；气虚者，加黄芪、党参各30克；脾胃虚者，加淮山药15克；湿热者，加苍术、黄柏各6克；风湿者，加威灵仙15克、独活6克。

（2）方法　每天1剂，水煎取汁，分次服用。

补肾活血汤

（1）处方　熟地黄、杜仲、枸杞子、当归尾、山茱萸、独活、补骨脂、菟丝子、肉苁蓉各10克，没药3克，红花5克。寒湿型者，去枸杞子，加细辛3克，防风、羌活各10克；湿热型者，去补骨脂、肉苁蓉，加牡丹皮、黄柏各10克，薏苡仁30克；偏肾阳虚者，加狗脊10克、肉桂2克（研粉吞服）；偏肾阴虚者，去肉苁蓉、补骨脂，加龟甲胶（烊化）、牛膝各10克；瘀血型者，加地龙、三七（研粉吞服）各3克。

（2）方法　每天1剂，水煎取汁，分次服用。

身痛逐瘀汤

（1）处方　桃仁、红花、当归尾、香附、秦艽各10克，没药、羌活各6克，五灵脂、川芎各9克，牛膝15克，地龙12克，甘草3克。既往有急性腰扭伤且瘀血甚者，去羌活、秦艽，加三七6克（研粉吞服）、鸡血藤30克；肾虚者，去红花、没药、羌活、五灵脂，加杜仲、补骨脂、桑寄生各15克；兼寒湿者，加制川乌、制草乌各6克（均先煎）；兼湿热者，去川芎、当归尾、红花、香附，加薏苡仁30克、防己15克。

（2）方法　每天1剂，水煎取汁，分次服用。

养络祛风汤

（1）处方　黄芪30克，党参、香附各15克，川续断、桑寄生各12克，当归、僵蚕、琥珀、秦艽、威灵仙各10克，甘草3克。

（2）方法　每天1剂，水煎取汁，分次服用。

强筋活络汤

（1）处方　杜仲、川续断、桑寄生、怀牛膝、巴戟天、狗脊、骨碎补各15克，乳香6克，鸡血藤30克，丹参、千年健、甘草各10克。

（2）方法　每天1剂，水煎取汁，分次服用，7天为1个疗程。

牛膝杜仲汤

（1）处方　独活、桂枝各6克，桑寄生、当归、木瓜各9克，白芍、茯苓、牛膝、杜仲各12克，白术、秦艽各10克。寒湿型症见腰部冷痛重、热敷后可减轻，遇阴雨天疼痛加剧，舌苔白腻，脉沉或迟缓者，上方加仙茅9克、附子

6克、细辛3克、徐长卿15克；湿热型症见腰部疼痛伴灼热感，热敷后痛不减，小便短赤，苔黄腻，脉濡数者，上方去桂枝，加知母15克，黄柏10克，生地黄、忍冬藤、白茅根各30克。

（2）方法　每天1剂，水煎取汁，分次服用，7天为1个疗程。

温经除湿汤

（1）处方　黄芪30克，党参、炒白术、茯苓、泽泻、秦艽各12克，苍术、防己、牛膝各10克，香附15克，乌药6克，细辛、甘草各3克。

（2）方法　每天1剂，水煎取汁，分次服用。

益肾通络汤

（1）处方　熟地黄、桑寄生、杜仲、怀牛膝、威灵仙、当归尾各15克，山茱萸、独活各12克，细辛、桂枝各6克，川芎、党参各9克，黄芪30克。

（2）方法　每天1剂，水煎取汁，早、晚饭后温服，7天为1个疗程。

阳雀花根炖雄鸡

（1）原料　雄鸡1只，阳雀花根50克。偏寒者，加生姜50克、附子10克；血瘀者，加三七、牛膝各20克；肾阳虚者，加附子、红参各10克，杜仲、枸杞子各30克。

（2）做法　将雄鸡宰杀、去毛及内脏、洗净，与阳雀花根等一同放入砂锅中，加入清水适量，炖至鸡肉熟烂即成。食肉饮汤，每天1剂，5天为1个疗程。

（3）功效　补气健脾，通络活血。适用于瘀血腰痛型慢性腰肌劳损。

牛膝菟丝猪蹄汤

（1）原料　川牛膝、骨碎补各20克，菟丝子30克，川续断15克，猪蹄2只，黄酒适量。

（2）做法　将川牛膝、骨碎补、菟丝子、川续断用纱布包好，与猪蹄一同放入锅中，加入清水适量，武火煮沸后，再入黄酒，改用文火炖至猪蹄熟烂即成。吃猪蹄喝汤，每天1剂，分次服完，5天为1个疗程。

（3）功效　逐瘀通经，补益肝肾，强壮筋骨。适用于肾虚腰痛型、瘀血腰痛型慢性腰肌劳损。

猪骨枸杞海带汤

（1）原料　猪排骨1千克，猪大骨2千克，海带50克，枸杞子30克，葱丝、生姜末、食盐、米醋各适量。

（2）做法　将猪排骨洗净、剁成块；猪大骨捶破；海带洗净，之后与枸杞子一同放入锅中，加入清水适量，武火煮沸后入葱丝、生姜末、食盐、米醋，改用文火炖至肉熟汤成即可。食肉饮汤，每天1剂，分次服完，5～7天为1个疗程。

（3）功效　补肾强筋壮骨。适用于肾虚腰痛型慢性腰肌劳损。

牛膝杜仲炖牛筋

（1）原料　牛膝、杜仲、川续断各10克，鸡血藤30克，牛筋100克，调料适量。

（2）做法　将牛筋泡软，洗净，切成小块；诸药用布包好；把牛筋与药包一同放入锅中，加入清水适量，武火煮沸后入调料，改用文火慢炖，至牛筋熟烂、汤成即可。食牛筋并饮汤，每天1剂，分次服完，5～7天为1个疗程。

（3）功效　补益肝肾，祛风通络，强筋壮骨。适用于肾虚腰痛型慢性腰肌劳损。

鹌鹑枸杞杜仲汤

（1）原料　鹌鹑1只，枸杞子30克，杜仲15克，食盐适量。

（2）做法　将鹌鹑去掉毛及内脏，洗净，与枸杞子、杜仲一同加水共煎。煎熟后去除药渣，加少许食盐调味即可。食肉饮汤，每天1剂，5～7天为1个疗程。

（3）功效　滋补肝肾，强筋壮骨。适用于肾虚腰痛型慢性腰肌劳损。

薏苡仁生姜羊肉汤

（1）原料　薏苡仁50克，生姜20克，羊肉250克，食盐适量。

（2）做法　将薏苡仁洗净，提前浸泡约2小时；将生姜去皮，切成薄片；将羊肉洗净，切成块状，放入开水中焯水。焯水后的羊肉捞出，用清水冲洗干净，和生姜片一起放入锅中，加适量清水，武火煮开后撇去浮沫，转文火炖约30分钟。羊肉炖煮至软烂后，加入泡好的薏苡仁，继续炖煮约30分钟，加入适量食盐调味即可。食肉饮汤，每周2～3次，4～6周为1个疗程。

（3）功效　散寒除湿，通络止痛。适用于偏寒腰痛型慢性腰肌劳损。

杜仲狗脊汤

（1）原料　猪骶骨1具，鸡血藤30克，杜仲20克，狗脊、黄精各15克，食盐适量。

（2）做法　将猪骶骨洗净，斩成适中的段，放入冷水中，武火煮开后撇去浮沫，捞出，用清水冲洗干净。将杜仲、狗脊、黄精、鸡血藤分别用清水洗净，和处理好的猪骶骨一起放入锅中，加适量清水，武火煮开后，转文火慢炖1.5～2个小时，再加少许食盐调味即可。每周2～3次，4～6周为1个疗程。

（3）功效　滋补肝肾，强筋壮骨，活血化瘀。适用于瘀血腰痛型慢性腰肌劳损。

三、外用

骨通散

（1）处方　骨碎补250克，威灵仙、杜仲、鸡血藤各50克，红花、当归、白芷各25克。

（2）方法　以上方药混合烤干，研成粉，装于布袋内；先将沙子炒热，装袋，再将药粉袋置于热沙袋之下，垫在腰痛点处。每天1次，每次2小时。沙袋凉后换另1个沙袋。

陈艾外敷方

（1）处方　陈艾、伸筋草、透骨草各30克，路路通15克，独活、桂枝、细辛、没药、红花、白芷、三棱、莪术、威灵仙、生川乌、生草乌各10克。

（2）方法　以上方药共研成粗末，分别装入2个干净布袋中，缝好袋口备用。用时将2个布袋放入蒸锅蒸透，取出1个，待温度适宜时，即可熨贴于腰骶疼痛部位；布袋冷却后回锅加热，同时换另1个布袋熨贴。2个布袋轮流熨贴30分钟，每天1次，7天为1个疗程，共治疗1～4个疗程。用完后布袋可放于干燥阴凉处晾干备用，每剂药可用3～4天。

威灵双乌熏蒸方

（1）处方　生川乌、生草乌、海桐皮、防己、苍术、花椒、桂枝各30克，细辛、桑枝各20克，威灵仙50克，红花15克，葛根40克。

（2）方法　取以上方药1剂置于熏蒸槽中，加水适量，电动水煎30分钟。治疗时患者仰卧在熏蒸床上，暴露腰部，腰部距离液面20～30厘米，腹部覆盖大毛巾，冬天注意腰部保暖。熏蒸温度以患者能耐受、腰部温热无灼痛感为宜。注意调节药液温度，防止烫伤皮肤。熏蒸时间为每次25～30分钟，每天1次，10天为1个疗程。

艾松药浴方

（1）处方　羌活、独活、制川乌、制草乌、苏木、威灵仙、秦艽、防风、桂枝、木瓜、伸筋草、艾叶、松节、透骨草各100克。

（2）方法　先在蒸浴箱内加热水至20千克，然后放入以上方药1剂；接电源，调节恒温器，待浴罩内温度上升至38～45℃后，令患者仰卧于蒸浴椅上，放下浴罩，头露在浴罩外。每次蒸浴20～30分钟，每天1次，10天为1个疗程，休息1～3天后继续蒸浴。

白芥子热敷方

（1）处方 乳香、没药、生川乌、白芥子各20克，花椒、马钱子各10克。

（2）方法 以上方药共研成细末，以食醋适量调湿后，装进小布口袋内，将口缝合，放入锅内蒸热后敷患处。每天1次，每剂敷8～10次。

艾绒护腰方

（1）处方 生草乌、小茴香、当归、川芎、石菖蒲各30克，牛膝、川续断各20克，樟脑、冰片各5克，陈艾绒50克。

（2）方法 将上述药物（除樟脑、冰片外）研为细末，与研好的樟脑、冰片混匀。选择适当的护腰，用棉布制成相应的内衬，将上药末均匀撒在内衬各层上，密缝好，日夜护戴在腰部。

温经通络膏

（1）处方 炒紫荆皮、炒独活各30克，炒赤芍、生南星、川乌、细辛、白芷各20克，山柰、白术、肉桂各10克。

（2）方法 以上方药共研为细末，用蜜调成膏。取膏药适量，涂于痛处，半径3～5毫米，以无菌敷料覆盖，用胶布固定3天。

散瘀止痛膏

（1）处方 白芷、当归、血竭各15克，细辛、附子、肉桂各10克，麻油30克。

（2）方法 以上方药分别研为极细末，过筛后混匀，加麻油调成糊状药膏。使用时先用湿热毛巾（40～50℃）将腰部以压痛点为中心的皮肤擦至潮红，再用双指蘸取药膏，均匀涂于整个腰部，并轻轻涂摩15分钟，然后置塑料薄膜，在膜上置热水袋（50～60℃），1小时全部取下，用软纸擦净药物即可。每天2次，7天为1个疗程。

活血止痛膏

（1）处方 蕲蛇半份，蟾酥、当归、红花、川芎、赤芍、桃仁、制乳香、制没药、延胡索、地龙、羌活、独活、制川乌、制草乌、泽兰、木瓜、秦艽、香附、血竭、土鳖虫各2份，三七、细辛、樟脑、冰片各1份。

（2）方法 以上方药烘干后共研成细末。取适量药末加凡士林及热水适量调匀后均匀涂在绵纸上，厚约1毫米，贴敷患处。每天换药1次，10天为1个疗程。

通经活络膏

（1）处方 生马钱子、透骨草、生猪蹄甲、防己、乳香、没药、王不留行、细辛、五加皮、独活、生草乌、豨莶草、五倍子、肉桂、枳实、牛蒡子、血余炭、干姜各10克，全蝎、威灵仙、生大黄、泽兰叶、丝瓜络、麻黄、土鳖虫、僵虫、防风各12克，当归尾15克，蜈蚣4条，功劳叶、甘遂各30克。

（2）方法　以上方药经香油2000克煎枯去渣，再煎药油至滴水成珠时下黄丹1000克，制成膏药备用。选肾俞、阿是穴敷贴。3～5天换药1次。

劳损愈贴膜

（1）处方　当归、没药、乳香、儿茶、大黄各15克，红花、血竭、白芷、独活各12克，川芎18克，丁香、冰片各6克，麝香1克。

（2）方法　以上方药制成贴膜剂，贴于阿是穴、腰阳关、大肠俞、腰部华佗夹脊穴。每周换药1次。

外敷通络酊

（1）处方　制川乌、怀牛膝、木瓜、防风、延胡索、川续断、红花、川椒各30克。

（2）方法　以上方药经1000毫升50%乙醇浸泡1个月备用。治疗时以酊剂外涂患处，以TDP灯照射，以自感发热为度。每天2次。

伤痛灵

（1）处方　当归、丹参、苏木各30克，川芎、制草乌、大黄各15克，红花20克，冰片5克，延胡索、三七各10克。

（2）方法　以上方药共研成粗末，置80%乙醇1000毫升，搅匀密闭。治疗时取适量涂擦患处，每天2～3次。

温馨提示　　　　　**慢性腰肌劳损按摩法**

〔摩肾益精〕两手掌对搓至手心热后，分别放至腰部，手掌朝向皮肤，上下按摩腰部，至有热感为止。可早、晚各1遍，每遍约200次。上下摩擦，动作要快速有力，以达到补肾纳气、祛风散寒和通经活络的效果。

〔按揉痛点〕握拳在腰部寻找压痛点，用第1指间关节或第2掌指关节进行由轻到重地按摩，时间一般为1～2分钟。如有数点压痛，则分别按揉。要注意随时调整体位。

〔推揉竖脊肌〕握拳，拇指握在拳心，用食指指间关节自上而下、由轻渐重地沿竖脊肌外侧推揉1～2分钟。这是腰部保健的常用手法。

〔叩腰〕双手握拳，用拳的桡侧面依次叩击腰部1～2分钟。有很好的活血化瘀作用。

〔腰部活动〕两手相互摩擦至热后叉腰，拇指在前，其余四指按在两侧肾俞处，先顺时针方向旋转腰臀部9次，再逆时针方向旋转腰臀部9次，连做36次。腰部尽量放松。每天活动腰臀部。具有疏经活血、滑利关节、强健腰肌等作用。

慢性腰肌劳损艾灸法

艾灸取穴肾俞、命门、委中、志室（在腰部，第2腰椎棘突下，旁开3寸）、阿是穴。

可对所选穴位温和灸。每次灸治10～15分钟，每天1次，10次为1个疗程。具有舒筋活络、祛风散寒、缓解肌肉紧张等作用。有助于缓解慢性腰肌劳损引起的腰部疼痛、僵硬、活动受限等症状。

腰椎间盘突出症

腰椎间盘突出症，又称腰椎间盘纤维环破裂髓核突出症，简称"腰突症"或"腰脱症"，是由于某些因素（主要是损伤）所引起的脊柱内外平衡失调而造成纤维环的破裂，髓核突出压迫马尾或神经根部，产生的腰痛和坐骨神经痛。本病发病率约占急性腰腿痛病例的60%以上，是临床常见多发病，其中90%又发生在下腰部。好发于青壮年，特别是重体力劳动者，20～40岁发病率占65%～80%。本病的病理分型为腰椎间盘膨出、腰椎间盘突出、腰椎间盘脱出；临床分型为后侧型突出、中央型突出、椎间孔型突出。本病一般属中医学"腰痛""腰腿痛""痹病"等范畴。

一、辨证论治

1. 气滞血瘀

（1）主症　青壮年常见，常与跌扑、闪挫等外伤有关，急性发作，腰腿痛如刺，痛有定处、日轻夜重，腰部板硬、俯卧旋转受限，痛处拒按，舌质紫黯，或舌边有瘀斑，脉弦紧或涩。

（2）处方　枳壳、青皮、香附、川芎、五灵脂、当归各12克，桃仁、红花、蜈蚣、土鳖虫各9克，制乳香、制没药、甘草各6克，三七粉3克（冲服）。

（3）方法　每天1剂，水煎取汁，分次服用。

2．瘀阻腑实

（1）主症　腰痛连腿，腹痛拒按，大便不通，纳呆口苦，舌苔黄腻，脉实有力。

（2）处方　桃仁、大黄（后下）各10克，桂枝9克，甘草5克，芒硝6克（冲服）；或陈皮、当归、苏木、红花、枳壳、大黄（后下）各10克，木通3克，厚朴15克，甘草5克，芒硝6克（冲服）。

（3）方法　每天1剂，水煎取汁，分次服用。

3．痰瘀互阻

（1）主症　腰腿重着刺痛、顽固不瘥、日轻夜重，舌质紫黯，苔白腻，脉沉弦。

（2）处方　制川乌、制草乌各5克（均先煎），地龙、制南星、乳香、没药各10克。

（3）方法　每天1剂，水煎取汁，分次服用。

4．风寒湿阻

（1）主症　腰腿冷痛、酸胀麻木、渐渐加重，转侧不利，静卧痛不减，恶寒畏风，肢体沉重发凉，阴雨天疼痛加重，舌质淡，苔白或腻，脉沉紧或濡缓。

（2）处方　制草乌（先煎）、肉桂各9克，独活、桑寄生、焦杜仲、川牛膝、秦艽、茯苓、防风、川芎、当归、杭白芍、地龙各12克，细辛、制乳香、制没药、甘草各6克。

（3）方法　每天1剂，水煎取汁，分次服用。

5．湿热郁结

（1）主症　多为急性期，腰部疼痛，腿软无力，步履困难，遇温热或阴雨天痛增，痛处伴有热感，活动后痛减，恶热口渴，小便短赤，舌质偏红，苔黄腻，脉濡数或弦数。

（2）处方　薏苡仁15克，黄柏、防己、通草、滑石（包煎）、萆薢、秦艽、泽兰、益母草、紫丹参、蜈蚣各12克，苍术、红花各9克，甘草6克。

（3）方法　每天1剂，水煎取汁，分次服用。

6．肝肾亏虚

（1）主症　多见于慢性腰痛或反复发作、久治不愈的患者。腰腿酸痛、喜按喜揉，腿膝无力，筋转跟痛、遇劳则甚、休息后缓解，有时伴有耳鸣、重听。偏阳虚者，少腹拘急，畏寒肢冷，面色苍白，或面目、下肢水肿，气短语怯，精神萎靡，自汗便溏，或有阳痿早泄，妇女带下清稀，舌质淡，脉沉细；偏阴虚者，心烦失眠，头晕目眩，口干舌燥，面色潮红，倦怠乏力，便秘溺赤，多梦或遗精，妇女带下色黄味臭，舌质红，少苔，脉弦细数。

（2）处方　炙黄芪、熟地黄各15克，杭白芍、山茱萸、云茯苓、川续断、焦杜仲、川牛膝、怀牛膝、五加皮、川芎、当归、紫丹参各12克，蜈蚣9克，甘草6克。偏肾阳虚者，治宜温补肾阳，合金匮肾气丸或青娥丸加减；偏肾阴虚者，治宜滋补肾阴，合六味地黄丸加减。

（3）方法　每天1剂，水煎取汁，分次服用。

7. 寒凝血脉

（1）主症　以女性患者为多，病程长，四肢关节呈游走性疼痛，腰部活动受限，遇冷加重，冬春季发作次数增多，舌质淡，苔薄，脉细紧无力。

（2）处方　当归15克，白芍、赤芍、桂枝、附子各10克，细辛、甘草、通草各5克，大枣10枚。

（3）方法　每天1剂，水煎取汁，分次服用。

8. 阳虚寒凝

（1）主症　病程长，腰腿疼痛，双下肢麻木，活动不利，遇冷加重，舌质红，苔薄，脉短沉无力。

（2）处方　熟地黄24克，淮山药、鹿角胶（烊化）、枸杞子、菟丝子、杜仲各12克，山茱萸、当归、附子各10克，肉桂6克。

（3）方法　每天1剂，水煎取汁，分次服用。

9. 肝脾不和

（1）主症　病程可长可短，腰腿作痛、作胀重楚，时轻时重，情志不舒时加重，不思饮食，腹胀，便溏，舌质红，苔薄，脉弦。

（2）处方　柴胡、当归、白芍、茯苓、白术各15克，地龙、牛膝、木瓜各10克，炙甘草6克，大枣10枚。

（3）方法　每天1剂，水煎取汁，分次服用。

10. 气血虚弱

（1）主症　病程长，腰部疼痛、肿胀，二便正常，舌质红，苔薄，脉短无力。

（2）处方　黄芪、党参各30克，柴胡、当归、白术、地龙各15克，升麻、甘草、陈皮、木瓜各10克。

（3）方法 每天1剂，水煎取汁，分次服用。

11. 气虚血瘀

（1）主症 腰痛连腿，患肢肌萎无力，脉虚弱。

（2）处方 黄芪50克，当归、川芎、地龙、鸡血藤各15克，桃仁、红花、白术、炮姜各10克，蜈蚣1条。

（3）方法 每天1剂，水煎取汁，分次服用。

12. 肾虚痰阻

（1）主症 腰痛日久、久坐久立加重，畏寒，两足趾不温，下肢水肿，沉重无力，筋脉拘挛，关节肿大变形，不能行走，面色㿠白，舌质淡胖，苔白，脉沉迟。

（2）处方 熟地黄30克，肉桂、麻黄、甘草各6克，鹿角胶（烊化）、炮姜、白芥子各10克，大黄12克，蜈蚣2条。

（3）方法 每天1剂，水煎取汁，分次服用。

二、内服

三四汤

（1）处方 柴胡、川芎、泽泻、苍术、白术各10克，枳实、枳壳、赤芍、白芍、川牛膝各15克，炙甘草6克，熟地黄、当归各12克，猪苓、茯苓各20克。气虚者，加生黄芪、党参各15克；肾虚者，加杜仲8克、川续断12克；偏寒者，加制附子10克（先煎）、肉桂3克；偏热者，加知母、黄柏各10克；夹风者，加羌活8克、独活7克；湿盛者，加萆薢12克、薏苡仁20克；瘀重者，加桃仁9克、红花6克；痛甚者，加延胡索10克、没药5克。

（2）方法 每天1剂，水煎取汁，分早、晚2次饭后服用，6天为1个疗程。

宣痹汤

（1）处方 防风、桂枝、焦杜仲、制附子（先煎）、秦艽、当归、苍术各15克，薏苡仁、桑寄生、茯苓各30克，细辛5克，络石藤、独活各10克。如兼有血瘀，则可加制乳香、制没药各5克，桃仁8克，红花6克。

（2）方法 每天1剂，水煎取汁，分次服用。

腰舒汤

（1）处方 当归、党参、丹参、川牛膝、狗脊、桑寄生、熟地黄各10克，全蝎3克（研细末，装胶囊吞服），制川乌6克（先煎1小时）。

（2）方法　每天1剂，水煎取汁，分次服用，5天为1个疗程。

肾着汤

（1）处方　干姜6克，茯苓12克，苍术、白术各10克，甘草5克，细辛3克。寒偏盛者，加桂枝8克、肉桂4克、制草乌3克（先煎）；湿偏重者，加制川乌3克（先煎）、独活6克；关节游走性疼痛者，加防风9克，川芎、独活各6克；伴有脾虚者，加党参、黄芪各15克；肾阳虚者，加狗脊9克、补骨脂8克；兼气血亏虚者，加黄芪15克、熟地黄12克、何首乌5克；有外伤史者，加红花6克、三七3克（研末冲服）；腰痛剧烈者，加生薏苡仁20克、泽兰10克；夜间疼痛加剧者，加制乳香、制没药、延胡索各5克；伴下肢麻木者，加黄芪15克、天麻6克；腰部酸软无力者，加桑寄生10克，杜仲、五加皮各8克，核桃仁9克；腰部空痛者，加骨碎补6克。

（2）方法　每天1剂，水煎取汁，分早、晚2次饭后温服，7天为1个疗程。

腰痛汤

（1）处方　制川乌、制草乌（此2味先煎）、麻黄、独活、土鳖虫、全蝎、木瓜各9克，桂枝、细辛各6克，蜈蚣1条（研末冲服），杜仲、赤芍各15克，炙甘草3克。湿重者，加苍术15克；寒盛者，加附子9克；痛甚者，加延胡索12克。

（2）方法　每天1剂，水煎取汁，分次服用，1个月为1个疗程。

祛痹汤

（1）处方　独活、防己、杜仲、巴戟天、怀牛膝、桂枝、三棱、莪术、泽泻各15克，白芍、党参、熟地黄各30克，熟附子、乳香各9克，蜈蚣3条，全蝎10克。

（2）方法　每天1剂，头煎以清水800毫升，浸泡1小时，猛火煮沸后改用文火煎1小时；再煎以清水300毫升，猛火煮沸后改用文火煎20分钟。取汁混合，分次服用。

四乌汤

（1）处方　黄芪40克，牛膝12克，当归9克，制草乌（先煎）、制川乌（先煎）、何首乌各3克，鸡矢藤、防风、香附、乌药、黑鳗藤各10克，钩藤、川芎、生甘草各6克。病久体虚者，加人参6克（另煎兑服）；热甚者，去当归、川芎、香附，加生地黄12克，黄柏、知母各10克，忍冬藤15克；阴虚肝肾亏损者，加熟地黄、川续断各10克，炙鳖甲12克（先煎），杜仲8克，肉苁蓉

7克。

（2）方法　每天1剂，水煎取汁，分次服用，15天为1个疗程。

仙复汤

（1）处方　柴胡、防风、猪蹄甲、皂角刺各12克，天花粉、当归、赤芍各15克，桃仁、红花、贝母、乳香、没药各10克，制大黄、金银花各20克，白芷9克，陈皮、甘草各6克，益母草30克。

（2）方法　每天1剂，加黄酒、水各半煎汁，分早、晚2次温服，7天为1个疗程。

坐痛灵汤

（1）处方　忍冬藤、鸡血藤各30克，苍术、黄柏、牛膝、透骨草、威灵仙、地龙、杜仲、川续断、狗脊、制乳香、制没药各10克，细辛、甘草各3克，蜈蚣2条。

（2）方法　每天1剂，水煎取汁，分2～3次服用。

补肾强督汤

（1）处方　熟地黄、川续断、骨碎补各15～20克，金毛狗脊30～50克，鹿角胶10～20克（烊化），羌活、淫羊藿、独活、桂枝、知母、炙猪蹄甲、防风各10～15克，赤芍、白芍各10～30克，怀牛膝15～30克，土整虫、麻黄各10克。伴神经根水肿、腰痛剧烈者，加生薏苡仁30～50克，茯苓、泽兰各15～30克；夜间疼痛加剧者，加制乳香、制没药各10克，延胡索10～20克；伴下肢麻木者，加黄芪15～30克、天麻10～20克；腰部酸软无力者，加桑寄生20～30克、杜仲15～30克、核桃仁2个；痛处喜温、遇寒加重者，加制附片12～15克（先煎），制草乌（先煎）、麻黄各6～10克；郁久化热者，去桂枝，改熟地黄为生地黄，并加黄柏10克。

（2）方法　每天1剂，水煎取汁，分次服用，14天为1个疗程。

身痛逐瘀汤

（1）处方　独活、桑寄生、牛膝、地龙、当归、狗脊各15克，威灵仙、红花、乳香、没药、川芎、猪苓、甘草各10克，香附12克。

（2）方法　每天1剂，水煎取汁，分早、晚服用，15天为1个疗程。治疗期间嘱卧硬板床休息。

加减寄生汤

（1）处方　独活、当归、川芎、熟地黄、川牛膝各15克，桑寄生30克，秦艽10克，防风、杜仲各12克，细辛5克，木瓜、赤芍、茯苓、党参各20克，桂枝9克，制马钱子0.5克，制乳香、制没药各16克，甘草6克。

（2）方法　每天1剂，首次加水800毫升，煎取300毫升；第2次加水500毫升，煎取200毫升；将2次煎汁混合，早、晚各1次温服，连服2周。

活血通络汤

（1）处方　黄芪30克，鸡血藤、泽兰、益母草、炙甘草各10克，红花9克，蜈蚣10克。寒湿痹阻型者，加制川乌、制草乌、制附子（此3味先煎）、桂枝各6克，木瓜10克，细辛3克；气滞血瘀型者，加赤芍、白芍、川芎、土鳖虫、三七粉（冲服）各10克；湿热内蕴型者，加五加皮、萆薢、黄柏、苍术各10克；肝肾不足型者，加炙龟甲（先煎）、炙鳖甲（先煎）、杜仲、狗脊各10克；以麻木、感觉减退为主者，加僵蚕、钩藤、地龙各10克，炙全蝎6克；急性发作、炎性水肿者，加泽泻、木通、延胡索各10克，车前子15克（包煎）。

（2）方法　每天1剂，水煎取汁，分次服用，15天为1个疗程。

壮腰补肾汤

（1）处方　制川乌、制草乌各6克（均先煎），桂枝、杜仲、牛膝、红花各10克，熟地黄、茜草各30克，木瓜15克。若下肢发凉甚者，加细辛3克、木通5克；疼痛剧烈者，制川乌、制草乌用至10克，并加白芥子10克；每服药2剂应让患者发汗1次，汗出不畅者，加麻黄6克。

（2）方法　每天1剂。先煎制川乌、制草乌1小时，后纳入诸药，再煎30分钟。分早、晚2次温服，一般服药10～15剂。

祛瘀攻下汤

（1）处方　生地黄30克，赤芍、当归各5克，川芎、桃仁、红花、蒲公英、连翘、厚朴、枳实各10克，金银花、大黄（后下）、玄明粉（冲兑）各15克。

（2）方法　每天1剂，水煎取汁200毫升，分2次温服。于手术后当天开始，连续服药3天。

升降定痛汤

（1）处方　黄芪、桑寄生、川续断、怀牛膝、补骨脂各30克，钩藤24克，当归12克，木香、甘草各6克，白术、独活、小茴香、桃仁、升麻、红花各9克。若腰腿发冷者，加制川乌10克（先煎）；腰腿酸困明显者，加木瓜30克。

（2）方法　每天1剂，水煎取汁，分早、晚2次服用，10天为1个疗程。

金鹿固肾汤

（1）处方　狗脊、当归、肉苁蓉、杜仲、牛膝各10克，鹿角片7克，黄芪

30克，红花5克，地龙20克。肾虚者，加生地黄、熟地黄各15克；风湿重者，加豨莶草15克、桂枝6克、制川乌6克（先煎）；放射痛明显者，加全蝎4克、蜈蚣2条。

（2）方法　每天1剂，水煎取汁，分次服用，10天为1个疗程。

化瘀活络汤

（1）处方　牛膝、川续断各30克，桃仁、全蝎各15克，制乳香、制没药、伸筋草、威灵仙、鸡血藤各10克，白芍30～60克，甘草15～30克。寒邪甚者为痛痹，可加制川乌（先煎）、制草乌（先煎）、麻黄、细辛各3克，制附片6克（先煎），肉桂4克；风邪甚者为行痹，可加入独活6克，青风藤、透骨草各10克；足膝无力、肌肉萎缩者，可加黄芪15克，地龙、鹿角胶各5克（烊化），桑寄生10克，杜仲8克，熟地黄10克；夜间痛甚者，可加入制何首乌8克、阿胶5克（烊化）；马尾神经受压致尿频或失禁，大便难、马鞍区麻木者，可加熟地黄10克、鹿角胶4克（烊化）、龟甲12克（先煎）、益智6克、狗脊8克、补骨脂7克。

（2）方法　每天1剂，水煎取汁，分次服用。

壮腰祛痛汤

（1）处方　威灵仙15克，杜仲、狗脊、熟地黄、羌活、独活、秦艽、乌梢蛇各10克，全蝎、蜈蚣、制川乌（先煎）、制草乌（先煎）各5克。若腿痛屈伸不利者，加怀牛膝10克、木瓜7克、伸筋草9克、络石藤8克；有外伤史、局部压痛明显、痛有定处者，加当归8克、红花6克、桃仁5克、赤芍7克；肢体麻木者，加苍术5克，白术8克，茯苓、薏苡仁各12克，鸡血藤10克；肌肉萎缩者，加黄芪、党参各15克。

（2）方法　每天1剂，水煎取汁，分次服用。

活血利湿汤

（1）处方　黄芪、茯苓皮、大腹皮各30克，赤芍12克，当归、桃仁、川芎、天麻、泽泻、泽漆、萆薢各10克，红花6克。

（2）方法　每天1剂，水煎取汁，分早、晚2次服用，7天为1个疗程；同时配合推拿牵引治疗。

攻下逐瘀汤

（1）处方　大黄、厚朴、郁金、当归、桃仁各10克，川芎、赤芍、白芍各15克，红花6克。腹胀便秘、口干口苦者，加枳壳、陈皮、青皮各10克，番泻叶6克；心烦不眠者，加酸枣仁、远志、茯苓各10克；不思饮食者，加焦三仙各10克，木瓜15克；下肢酸痛沉重、喜暖畏寒者，加制川乌、制草乌各6克（均先煎），桂枝10克，细辛3克。

（2）方法　每天1剂，水煎取汁，分次服用。

地龙舒腰汤

（1）处方　地龙、川芎、秦艽、赤芍、当归、威灵仙、川牛膝各9克，麻黄3克，三七粉（冲服）4克，陈皮6克。下肢疼痛剧烈者，加制川乌（先煎）6克、独活9克；兼有游走窜痛者，加木瓜6克、防己9克；下肢麻木者，加土鳖虫9克、蜈蚣2条；夜寐不安者，加合欢皮、远志、茯苓各9克；胃脘胀闷纳呆者，加生山楂、佛手、鸡内金各9克。

（2）方法　每天1剂，水煎取汁，分2～3次温服，15天为1个疗程。

化瘀舒筋汤

（1）处方　怀牛膝40克，伸筋草、川续断各30克，白芍、独活各30～60克，土鳖虫、制没药、秦艽、甘草各15克，血竭（研末冲服）2克，木瓜20克。兼寒邪者，加制川乌（先煎）、制草乌（先煎）、麻黄各3克，细辛2克；下肢发凉者，加肉桂3克、制附子10克（先煎）、干姜6克；下肢麻木肌力减弱者，加鸡血藤10克，蜈蚣、全蝎各3克；病久肌肉萎缩者，加起痿胶囊（全蝎6克，蜈蚣5克，制马钱子0.6克，天麻、乌梢蛇各10克，研粉装胶囊，每粒装0.5克，每次服4粒，每天2次内服）。

（2）方法　每天1剂，水煎取汁，分次服用。

温肾宣痹汤

（1）处方　制狗脊、淡附片（先煎）、川桂枝、明天麻、炒白术、广木香、泽泻、炙甘草各10克，北细辛6克，生薏苡仁15克，白茯苓12克。若气滞血瘀者，去北细辛，加全当归、小青皮各10克，鸡血藤12克；寒湿痹阻者，去广木香，加木瓜10克，桑枝、伸筋草各12克；肝肾不足者，加川杜仲10克、怀牛膝15克。

（2）方法　每天1剂，文火煎煮取汁，早、晚分服，14天为1个疗程。

清热利尿汤

（1）处方　黄柏、栀子、连翘各15克，猪苓、茯苓、车前子（包煎）、党参、白术、木瓜各12克，牛膝、熟地黄各20克，桂枝、炙甘草各6克。疼痛剧烈者，加制乳香、制没药各10克；小便量多者，去猪苓；血虚者，加阿胶12克。

（2）方法　每天1剂，文火水煎取汁，分早、晚服用；同时做腰围固定，暂不做复位治疗。

延白通络汤

（1）处方　桃仁、红花、木瓜、路路通、地龙、桑寄生、川续断、当归、制香附各10克，赤芍、白芍、延胡索各20克，川牛膝、独活各15克，乳香、没药、甘草各6克。湿邪偏胜者，加苍术10克、茯苓12克；热象偏重者，加栀子、木通各10克，薏苡仁20克；寒邪偏胜、腰部冷痛为主者，加制附片6克（先煎）；肾阳虚腰痛、以酸软为主者，去地龙，加杜仲、菟丝子、鹿角胶（烊化）各10克，制附片（先煎）、肉桂各6克；肾阴虚者，去木瓜，加熟地黄、枸杞子、山茱萸、龟甲胶（烊化）各10克；兼有风湿者，加威灵仙、狗脊各10克。

（2）方法　每天1剂，水煎取汁，分次服用。

芪桂五物汤

（1）处方　黄芪50克，桂枝、赤芍、当归各15克，王不留行、生姜、大枣各12克。湿热重者，可加黄柏10克，苍术、防己各6克；寒重者，可加制附子10克（先煎），重用当归至20克；肾虚者，可加杜仲8克，巴戟天6克，川续断、牛膝各10克；病久者，可加全蝎5克，僵蚕6克，蜈蚣3克。

（2）方法　每天1剂，水煎取汁，早、晚空腹各服1次。

增效乌头汤

（1）处方　制川乌、制草乌、熟附子、麻黄、当归、炙甘草各15～20克（前3味先煎1小时），桂枝、黄芪、白芍、木瓜各30克，细辛6克，红花12克，蜂蜜30～50毫升。畏寒重、局部凉甚者，加干姜15～20克；肢体拘急者，加地龙15克；肢体沉重、苔腻湿盛者，加苍术、薏苡仁、茯苓各30克；有化热征象、体温偏高、苔黄或血沉加快者，加知母20克、黄柏10～15克、地骨皮15克。

（2）方法　每天1剂，水煎2次，取汁600毫升，混合后分2～3次温服。

灵仙三虫汤

（1）处方　威灵仙、杜仲各20克，川续断、丹参各15克，炮猪蹄甲、土鳖虫、制乳香、制没药、全蝎、川牛膝各10克，生甘草7克，蜈蚣3条。夹风寒湿邪者，加制川乌10克（先煎）、细辛3克、独活15克；兼体虚、慢性劳损及反复发病者，加党参15克，当归、川芎各10克。

（2）方法　每天1剂，水煎取汁，分次服用，10天为1个疗程。

当归附片汤

（1）处方　当归、川续断、千年健各25克，附片（先煎）、炒白芍、木通、独活各15克，生黄芪40克，生甘草、制南星各7.5克，蜈蚣2条，炙马钱子0.3克。

（2）方法　每天1剂，水煎取汁，分2～3次温服，30剂为1个疗程。服药过程中部分患者腰腿痛加重、腿部肌肉有跳动感，可继续服药，3～7天后反应逐渐消失。服药期间可适当活动，避免完全卧床休息。严重高血压病、心脏病患者，孕妇忌服。

川芎活血汤

（1）处方　独活12克，川芎、当归、三七粉（分冲）各10克，怀牛膝、杜仲、桑寄生各15克，白芍20克，蜈蚣2条，全蝎6克。偏于气虚者，加黄芪60克、党参30克；偏于寒湿者，加威灵仙15克、细辛6克；偏于湿重者，加薏苡仁20克、防己10克；偏于肾阳虚者，加肉苁蓉、骨碎补各12克；偏于肝肾阴虚者，加枸杞子15克、山茱萸12克。

（2）方法　每天1剂，水煎取汁，分次服用。

丹蚕祛痛汤

（1）处方　丹参、罂粟壳、蚕沙（包煎）、泽兰各30克，赤芍、延胡索、猪苓、云苓各20克，鸡血藤25克，防风15克。腰部隐痛者，加杜仲15克；平时怕着凉、有风寒湿证者，加萆薢20克、香附15克；偏腰腿疼痛者，加牛膝10克；小便不利、短涩者，加木通15克、薏苡仁10克。

（2）方法　每天1剂，水煎取汁，分次服用。

加味阳和汤

（1）处方　熟地黄30克，鹿角霜、土鳖虫各10克，炮姜炭、肉桂各6克，麻黄4克，白芥子8克，黄芪20克，蜈蚣1条，生甘草5克。疼痛剧烈者，加制乳香、制没药各5克，地龙8克；腰痛甚者，加威灵仙8克，牛膝、川续断各10克；腿痛者，加木瓜7克、独活6克；偏于寒者，加制附片8克（先煎）、当归9克；偏于湿者，加薏苡仁12克、炒苍术6克、茯苓10克；肾虚者，加杜仲8克、桑寄生12克、狗脊10克。

（2）方法　每天1剂，水煎取汁，分次温服。症状、体征控制后6个月内，每5天1剂以巩固疗效。

加味乌头汤

（1）处方　生甘草、制川乌各6克，杭白芍、绵黄芪各20克，威灵仙、鸡血藤各15克，炙麻黄、川桂枝各10克。

（2）方法　每天1剂，水煎取汁，分次服用，7天为1个疗程，连续服药3周。考虑到乌头的毒性，为慎重起见，应用制川乌时从小剂量开始，首次用6克，然后增加到9克，个别体实者增加到12克。掌握煎药的时间和火候极为重要，因川乌有毒，必须先煎，药沸后加入蜂蜜1汤匙，再用文火慢煎半小时，然后纳入其他中药共煎而成。同时配合牵引治疗。

补肾益气汤

（1）处方　熟地黄、枸杞子、制香附各12克，炒杜仲、川独活、补骨脂、炒橘核、制乳香、制没药、三七各10克，桑寄生、全当归各15克，沉香6克。急性气滞作痛者，去熟地黄、枸杞子，加炒枳实6克、台乌药5克；血瘀便秘者，加红花、桃仁各6克，生大黄10克（后下）；寒湿者，加蕲蛇、蜈蚣各3克，桂枝5克，薏苡仁12克；湿热者，加黄柏10克、苍术6克；筋急挛痛者，加川牛膝、白芍各7克，生甘草6克；肾阴虚者，加山茱萸8克、炒鳖甲12克（先煎）；肾阳虚者，加淫羊藿8克、制附片6克（先煎）。

（2）方法　每天1剂，水煎取汁，分次服用。

益络壮腰汤

（1）处方　黄芪、当归、怀牛膝各30克，防风、巴戟天、泽泻各15克，全蝎6克，蜈蚣2条，炮狗脊20克。肝肾亏虚者，加山茱萸10克、女贞子15克、海马6克；肾阳虚者，加淡附片10克（先煎）、鹿角霜12克、肉桂6克；风寒阻滞者，加羌活、独活各10克，细辛3克，制川乌、制草乌各6克（均先煎）；湿困痹阻者，加薏苡仁30克、猪苓12克、黄柏10克；损伤瘀阻者，加水蛭12克、红花10克、桂枝6克。

（2）方法　每天1剂，水煎取汁，分次服用。

海马全蝎汤

（1）处方　海马、炙土鳖虫、牛膝、炮猪蹄甲各10克，全蝎3克，木瓜15克，蜈蚣2条。痛有定处、疼痛拒按、舌质紫黯、脉弦紧或涩者，加三棱、莪术各10克；腰腿冷痛重着，受寒及阴雨天加重，肢体发凉，舌质淡，苔白或腻，脉沉紧或濡缓者，加制川乌（先煎）6克、独活10克；腰腿疼痛乏力、痛处伴有热感、恶热口渴、小便短赤、脉濡数或弦数者，加川黄柏、萆薢各10克；腰酸痛、腿膝乏力、劳累更甚，手足不温，少气懒言，舌质淡，脉沉细者，加淫羊藿、巴戟天各15克。

（2）方法　每天1剂，水煎取汁，分次服用，10天为1个疗程。

杜马四藤酒

（1）处方　制杜仲90克，海马（切片）、木瓜、红参（切片）、枸杞子各30克，青风藤、络石藤、海风藤、鸡血藤、五加皮、狗脊、怀牛膝各60克，黄芪50克，全蝎20克。阳虚者，加附片（先煎）、巴戟天、淫羊藿各30克，补骨脂60克；血虚者，加当归、山茱萸、大枣各60克；寒湿重者，加独活、苍术、生麻黄各30克；脾胃虚弱者，加紫苏叶15克，砂仁、木香各20克。

（2）方法　取1个罐类容器，倒入以上方药后，再加入35～51度白酒约3000毫升，以白酒浸过药面5厘米为度，密封，夏7天，冬10天，滤出药酒，另装备用；剩下药渣第二次浸泡，以白酒浸过药面即可，夏20天，冬30天，取出药酒，药渣废弃。每晚睡前服药酒1次，每次25～75毫升，连服2个月为1个疗程。

黄藤蹄筋汤

（1）原料　黄芪、当归、牛膝、鲜鸡矢藤（干品用量减半）各30克，防风、寻骨风各15克，猪蹄筋1对。腰椎异常改变者，加狗脊、薏苡仁、丹参各30克；腰腿疼痛明显者，将鲜鸡矢藤用量加大至45～60克。

（2）做法　先将猪蹄筋切成1.5厘米长的小段，洗净备用；再将其余药物一起浸泡于2升冷水中30分钟，用文火煎1小时许，过滤去渣，取药汁800毫升；然后将猪蹄筋放入药汁中，文火煮熟。每天1剂，吃猪蹄筋，喝汤，5～7天为1个疗程。

（3）功效　祛风湿，强筋骨，止痹痛。适用于风寒湿阻型腰椎间盘突出症。

杜仲续断羊骨汤

（1）原料　羊骨1副，杜仲、川续断、金毛狗脊各10克，调料适量。

（2）做法　将羊骨洗净，打碎；杜仲、川续断、金毛狗脊用布包好。把羊骨与药包一同放入锅中，加入适量清水，武火煮沸后入调料，改用文火炖汤。每天1剂，分2次，温热服用，5天为1个疗程。

（3）功效　补肾强筋壮骨，祛风通络止痛。适用于肝肾亏虚型腰椎间盘突出症。

杜仲核桃龟肉汤

（1）原料　杜仲15克，核桃肉100克，龟肉250克。

（2）做法　将杜仲、核桃肉、龟肉一同放入砂锅中，加入适量清水，武火煮沸后，改用文火慢炖，至龟肉熟烂，去杜仲即成。食龟肉、核桃肉，并饮汤，每天1剂，分次服用，5～7天为1个疗程。

（3）功效　滋补肝肾，强肌壮腰。适用于肝肾亏虚型腰椎间盘突出症。

地黄瘦肉汤

（1）原料　三七12克，生地黄30克，大枣4个，猪瘦肉300克，食盐适量。

（2）做法　将三七打碎，与生地黄、大枣、猪瘦肉一同放入砂锅中。加适量水，武火煮沸后改文火煮1小时，至肉熟烂，加适量食盐调味。饮汤吃肉，隔天1剂，根据个人情况，可连续服用数周至数月。

（3）功效　活血化瘀，定痛。适用于气滞血瘀型急性腰椎间盘突出症。

杜仲羊肾汤

（1）原料　羊肾2个，杜仲、肉苁蓉各10克，食盐、料酒、葱段、生姜片各适量。

（2）做法　将羊肾剖开，处理干净。将杜仲、肉苁蓉用干净纱布包起来，和羊肾一起放入砂锅中，加入适量清水，武火烧开后撇去浮沫，加入食盐、料酒、葱段、生姜片，文火炖至羊肾熟透。饮汤，食羊肾，每周2～3次。

（3）功效　补肝肾，强筋骨，益精血。适用于肝肾亏虚型腰椎间盘突出症。

千斤拔狗脊煲猪尾

（1）原料　千斤拔、狗脊各30克，猪尾1条，食盐、料酒、生姜片各适量。

（2）做法　将千斤拔、狗脊洗净，去除杂质；猪尾去毛、洗净，切成适中的段，放入沸水中焯水，焯水时可以加入少量料酒和生姜片，以去除腥味，焯水后将猪尾捞出，用清水冲洗干净。将处理好的千斤拔、狗脊和猪尾一同放入砂锅中，加入适量的清水，武火烧开后，撇去浮沫，转文火炖煮1～2小时，直到猪尾熟透，加适量食盐调味即可。饮汤吃肉，每周2～3次。

（3）功效　补益肝肾，强壮腰膝。适用于肝肾亏虚型腰椎间盘突出症。

三、外用

苏木两活方

（1）处方　苏木50克，羌活、独活、威灵仙、伸筋草、透骨草、桑寄生、赤芍、川芎、红花、络石藤、川续断各30克，制川乌、制草乌、土鳖虫、肉桂各24克。

（2）方法　以上方药用纱布包好放入熏蒸、牵引两用床电热锅内，加热50～70℃（随患者耐受量而调节）；嘱患者仰卧于床上，令暴露的腰部覆于电热锅上口，用床单盖于腹部及腰部两侧，开始熏蒸，40分钟后牵引。每天1次，6天为1个疗程。

腰腿活络方

（1）处方　伸筋草、透骨草各30克，生川乌、生草乌、红花各12克，生五味子、生山茶、威灵仙、羌活、独活、川芎、当归尾、鸡血藤、泽兰叶、桑枝、海桐皮各15克，陈醋250毫升，黄酒20毫升。气滞血瘀偏重者，去生五味子、生山茶，加枳壳25克，三棱、莪术各12克，赤芍、延胡索各15克；肝肾亏虚明显者，去生五味子、生山茶、威灵仙、生川乌、生草乌、羌活、独活、川芎，加五加皮30克，千年健、川牛膝、怀牛膝各15克；风寒湿邪偏重者，去生五味子、生山茶、当归尾，加花椒30克，麻黄12克，防风、木瓜、苍术、艾叶、桂枝各15克；湿热郁结明显者，去生五味子、生山茶、威灵仙、生川乌、生草乌、羌活、独活，加连翘、秦艽、益母草、萆薢、车前草、汉防己各15克。

（2）方法　以上方药煎水熏洗。每次30分钟，每天1次。

生姜药浴方

（1）处方　生姜15克，吴茱萸100克，花椒80克，肉桂、葱头各50克。

（2）方法　以上方药用干净的纱布包裹，放入热水浴池中浸泡30分钟后，进入浴池泡半身浴（将肚脐以下的部位浸泡在药液中）20分钟，每天1次。

羌独麻桂方

（1）处方　羌活、独活各30克，麻黄、桂枝各25克，细辛、杜仲、牛膝、桑枝、五加皮、桃仁、制川乌、制草乌、制附子各15克，土鳖虫5克。

（2）方法　以纯棉布制成20厘米×25厘米大的布袋，留一开口，将上述中药装入布袋中，再封口，即制成中药包1个。最好制作2个以上布袋，以便交替使用。使用时先将上述中药包浸入水中泡3～5分钟，以便能让水进入布袋内之药中，然后取出药包置一盘中；在锅内加水，置一蒸垫，再将药盘置垫上，盖上锅盖，武火蒸之，约30分钟；取出中药包稍晾（以温而不烫为准），置患者腰部及坐骨神经通路上，待布袋不温后取下再蒸再敷，最好以2个布袋交替使用。每次半小时，每天3次，每个药包使用2天，2天后更换包内药物。

罨包外敷方

（1）处方　千年健、伸筋草、透骨草、延胡索、红花、桑寄生各20克，艾叶30克，川乌、草乌、花椒、独活、羌活、乳香、没药、杜仲、骨碎补、川续断、川牛膝各15克，细辛6克。

（2）方法 以上方药研成粉装入20厘米×18厘米布袋中封口，将药袋喷水至潮湿，置于锅内隔水武火煮沸，30分钟后取出，用毛巾包裹后放在腰部上。每天1次，每次30分钟，1个月为1个疗程。

甘白贴敷方

（1）处方 甘遂、白芥子、没食子、千金子各50克，地龙、土鳖虫各30克，猪牙皂、威灵仙、全蝎、蜈蚣各40克，丁香、肉桂、雄黄各60克，冰片100克。

（2）方法 以上方药共研成极细末，密闭保存备用。用时取上药末2克，加食醋调成膏状，制成直径约1厘米的药饼，置麝香壮骨膏中外敷环跳、承扶、委中、承筋、阳陵泉等穴。3天换药1次。

止痛药饼方

（1）处方 羌活、独活、桑枝、京三棱、木瓜各12克，川芎10克，桂枝6克，当归、海风藤、丹参15克，乳香、没药各5克。

（2）方法 以上方药共研成细末，用食醋调匀，制成饼状。贴敷时根据患者病情分别选取足太阳膀胱经或足少阳胆经穴，如大肠俞、环跳、阳陵泉、委中、绝骨等穴，一般取患侧穴，用追风膏将药饼固定在穴位上。每2天换药1次。

祛寒灸治方

（1）处方 骨碎补、生大黄各1份，没药、延胡索、伸筋草、川续断各5份。有明显外伤史者，酌加血竭2克、当归尾15克或冰片0.9克；体质虚寒、腰中冷痛者，加制附子6克、肉桂3克。

（2）方法 以上方药共研成细末。每取药末20克，以姜汁少许调和，捏成直径4厘米、厚0.6～0.9厘米的药饼，敷贴患处，再将大艾炷置于药饼中央，点燃，连续灸3～5壮。每天1～2次，10次为1个疗程。

跌打损伤散

（1）处方 大黄、栀子、赤小豆各2份，防风、荆芥、透骨草各1份。

（2）方法 以上方药按比例取量，共碾成细末备用。治疗时用鸡蛋清将药粉调成糊状。以腰椎后痛点为中心，视局部疼痛范围，决定敷药面积。敷药时先将纱布单层覆盖于所需敷药的皮肤上，将适量药糊涂上敷平，将纱布的其他部分反折盖于药糊上，再以胶布固定。每天更换1次。

　　　　　　腰椎间盘突出症按摩法

〔推揉腰腿〕用手掌或手指，从腿部开始，沿着肌肉走向，逐步向上推揉至腰部。推揉过程中，力度由轻到重，再逐渐减轻。每次推揉可持续数分钟，每天可进行多次，根据个人感觉调整。能够舒缓腿部和腰部的肌肉紧张，促进血液流通，有助于缓解腰椎间盘突出症引起的下肢疼痛和腰部僵硬。

〔按压腰部穴位〕选择腰部相关穴位，如肾俞、委中、环跳（在股外侧部，侧卧屈股，当股骨大转子最凸点与骶管裂孔连线的外1/3与中1/3交点处）等，用拇指指腹进行按压。按压时，力度由轻到重，再逐渐减轻，以感到酸胀为宜。每个穴位按压数秒至数分钟，每天可进行多次，根据个人感觉调整。能够调节腰部气血，缓解腰部疼痛，增强腰部肌肉的力量和灵活性。

〔拍打腰部肌肉〕双手放在腰间，以掌心或掌背轻轻拍打腰部肌肉。拍打时，节奏要均匀，力度要适中，以感到舒适为宜。每次拍打可持续数分钟，每天可进行多次，根据个人感觉调整。能够振奋腰部肌肉，促进血液循环，缓解腰部肌肉的疲劳和紧张，有助于减轻腰椎间盘突出症的症状。

〔揉压腰背部〕以前臂和腕关节的自然摆动为动力，通过手指、鱼际、手掌等部位，对腰背部软组织进行旋转施压。揉压时，动作要轻柔，力度要均匀。每次揉压可持续数分钟，每天可进行多次，根据个人感觉调整。能够深入腰背部肌肉层，缓解肌肉痉挛和紧张，促进局部血液循环，有助于恢复腰背部的正常功能。

〔捏挤腰背部肌肉〕用拇指和其他各指相对用力挤捏腰背部的肌肉。捏挤时，力度要适当，以感到酸胀为宜。每次捏挤可持续数分钟，每天可进行多次，根据个人感觉调整。能够刺激腰背部肌肉和穴位，促进气血流通，缓解肌肉疲劳和紧张，有助于改善腰椎间盘突出症引起的腰部不适。

腰椎间盘突出症艾灸法

艾灸取穴肾俞、命门、腰阳关、委中、昆仑（在足部外踝后方，当外踝尖与跟腱之间的凹陷处）、大肠俞（在腰部，第4腰椎棘突下，旁开1.5寸）、阿是穴。

可对所选穴位温和灸。每次灸治10～15分钟，每天1次，10次为1个疗程。具有温经散寒、疏经活络、通痹止痛等作用。有助于缓解腰椎间盘突出症引起的腰部疼痛、下肢麻木、疼痛等症状。

腰椎管狭窄症

腰椎管狭窄症是导致腰痛及腰腿痛等常见腰椎病的病因之一。按部位可分为中央型（主椎管）狭窄症、侧方型（侧隐窝）狭窄症及神经根管狭窄症三大类；按病因可分为先天发育性及后天继发性两种。"间歇性跛行"是本病的临床特征，表现为安静或休息时常无症状，行走一段距离后出现下肢痛、麻木、无力等症状，需蹲下或坐下休息一段时间，缓解后，方能继续行走。随病情加重，行走的距离越来越短，需休息的时间越来越长。

一、辨证论治

1. 瘀血阻滞

（1）主症　多见于体力劳动者，有明显外伤史，多合并有腰椎间盘突出。起病较急，腰腿疼痛剧烈，椎旁压痛明显，伴下肢放射痛，舌质红或有紫斑，苔黄，脉弦或涩。

（2）处方　桃仁、川芎、乳香、没药、五灵脂、香附、全蝎、蜈蚣各10克，红花6克，当归、泽兰各15克，川牛膝12克。痛甚便干者，加大黄、芒硝各10克；有间歇性跛行者，加黄芪20克、蝉蜕6克、僵蚕10克。

（3）方法　每天1剂，水煎取汁，分次服用。

2. 寒湿痹阻

（1）主症　由于久坐冷湿之地，或冒雨涉水，身劳汗出，衣着湿冷，感受寒湿之邪，客居经络，以致经脉痹阻而发病。症见腰腿冷痛重着、转侧不利、阴雨天加重，舌质淡，苔黄白腻，脉沉迟。

（2）处方　独活、秦艽、川芎、姜黄、徐长卿各10克，桑寄生12克，细辛、肉桂各3克。寒重痛甚者，加制川乌、制草乌各10克（均先煎）；湿重者，加生白术、防己各10克；麻木者，加全蝎、乌梢蛇各10克；间歇性跛行者，加黄芪30克、蝉蜕6克、僵蚕10克。

（3）方法　每天1剂，水煎取汁，分次服用。

3. 痰湿阻滞

（1）主症　多见于体型肥胖之人，主要由于过食肥甘，多坐少动，以致气滞不运，湿聚痰凝，脂肪堆积，瘀阻下焦，痹阻经脉而发病。症见腹膨腰凸，腰腿沉重疼痛，下肢麻木，站立加重、卧床减轻，下肢微肿，形体肥胖，胸闷气短，苔腻，脉弦滑。

（2）处方　半夏、白附子、制胆南星、川贝母、僵蚕、全蝎、郁金各10克，陈皮、白芥子各6克，木香4克，生牡蛎15克（先煎），茯苓12克。胸闷纳差者，加枳实6克、白术10克；间歇性跛行者，加黄芪30克、蝉蜕10克。

（3）方法　每天1剂，水煎取汁，分次服用。

4. 气虚血瘀

（1）主症　多见于病后、产后或年老体弱之人。症见腰及下肢疼痛、痿弱无力，肌肉萎缩，不耐久行，面色萎黄，食少便溏，舌质淡紫或有瘀斑，苔薄白，脉细弱或虚弱。

（2）处方　黄芪60克，党参15克，生白术、僵蚕、枳壳、杜仲各10克，升麻、蝉蜕、川芎各6克，当归、鸡血藤、川牛膝各12克。腰痛甚者，加川续断10克、桑寄生12克；下肢麻木者，加全蝎、乌梢蛇各10克。

（3）方法　每天1剂，水煎取汁，分次服用。

5. 督脉虚损

（1）主症　督脉贯脊而行，足太阳经夹脊而布，因多种因素致督脉经气不行、痰凝血瘀、经脉痹阻而发病。症见腰痛膝弱，肢麻腿痛，不耐劳力，间歇性跛行，头晕耳鸣，舌质淡，苔白，脉沉细。

（2）处方　熟地黄、鳖甲（先煎）各30克，鹿角胶（烊化）、杜仲、川续断各10克，肉桂、细辛各3克，麻黄、白芥子、炮姜、炙甘草各6克，川牛膝12克。舌质红、心烦者，去肉桂、炮姜，加知母、贝母各10克；下肢麻木甚者，加全蝎6克、乌梢蛇10克；间歇性跛行者，加黄芪30克、蝉蜕6克、僵蚕10克。

（3）方法　每天1剂，水煎取汁，分次服用。

6. 气血两虚

（1）主症　持续腰腿疼痛，日久耗气伤血，气短，唇舌淡白，面色㿠白无华，语声低微，舌质淡，脉弱。

（2）处方　党参、白术、茯苓、熟地黄、白芍、黄芪、丹参各15克，威灵仙30克，炙甘草5克，川芎、当归、细辛各10克。

（3）方法　每天1剂，水煎取汁，分次服用。

7. 肾阴虚

（1）主症　慢性下腰痛，间歇性跛行，伴见心烦不寐、口燥咽干、面颊潮红、五心烦热、耳鸣耳聋，舌质红，脉细数无力。

（2）处方　生地黄、熟地黄、山药、山茱萸、骨碎补、当归、枸杞子、龟甲胶（烊化）、白芍各20克，牛膝、麦冬各15克，牡丹皮、知母、黄柏、木香、没药、甘草各10克，蜈蚣2条。

（3）方法　每天1剂，水煎取汁，分次服用。

8. 肾阳虚

（1）主症　间歇性跛行，腰部隐痛、酸软无力、绵绵不绝、喜按喜揉，身体疲倦，腰膝乏力、遇劳更甚、卧则渐轻，面色㿠白，精神萎靡，气短，手足不温，小便清利，舌质淡，脉沉细弱。

（2）处方　熟地黄30克，骨碎补、杜仲、菟丝子各20克，山茱萸、鹿角胶（烊化）、当归、五加皮、泽兰、陈皮各15克，熟附子（先煎）、乳香、没药各6克，木香10克，蜈蚣2条。

（3）方法　每天1剂，水煎取汁，分次服用。

二、内服

骨痹散

（1）处方　全蝎16克，炙猪蹄甲、三七、甘草各10克，土鳖虫、鹿角霜、熟地黄各20克，蜈蚣8条，白芍、金银花各30克，苍术15克，黄柏5克。

（2）方法　将全蝎、炙猪蹄甲、三七、土鳖虫、鹿角霜、蜈蚣研成末，平均分成8份，第1天早、晚各1份，以后每天1份，7天服完。服散剂时，用余药煎汁送服，每天1剂，共8剂。以上药量为1个疗程，可间隔2天后再服第2个疗程。同时辅以腰椎牵引康复训练等治疗。

五藤饮

（1）处方　金银花藤20克，络石藤、青风藤、鸡血藤、海风藤、川牛膝各15克，炙猪蹄甲、豨莶草、桑寄生、制地龙各10克，生甘草6克。大便干者，可加熟大黄5克。

（2）方法　每天1剂，水煎取汁，分次服用。

益通汤

（1）处方　生黄芪30克，全当归、川楝子、川桂枝各9克，僵蚕18克，全蝎3克，三棱、莪术、汉防己各15克，延胡索、补骨脂、巴戟天、熟附片（先煎）、半夏、赤芍、白芍、陈皮、云苓、制胆南星、广郁金、川牛膝、香谷芽、丝瓜络各12克，炙甘草5克。

（2）方法　每天1剂，水煎取汁，分次服用。

温养汤

（1）处方　熟地黄、鹿角胶、黄芪、木瓜、白芥子各20克，肉桂、吴茱萸各6克，白芍、槟榔、陈皮各15克，紫苏叶、甘草各10克。

（2）方法　每天1剂，水煎取汁，分次温服。

通督汤

（1）处方　黄芪、威灵仙各30克，党参、杜仲、桑寄生、牛膝、川芎、熟地黄、鸡血藤各15克，肉桂、桂枝、白附子、独活各9克，甘草6克，柴胡5克。偏阴虚者，加女贞子8克、枸杞子6克、龟甲12克（先煎）、生地黄10克；偏阳虚者，酌加制附子6克（先煎），制川乌、制草乌各3克（均先煎），花椒4克，补骨脂8克，海马6克，川续断10克。

（2）方法　每天1剂，水煎取汁，分次服用。

壮骨汤

（1）处方　鹿角胶（烊化）、桑寄生、丹参各18克，杜仲、牛膝各15克，人参12克，肉桂、泽兰、延胡索各10克，细辛5克。下肢顽痹痿废、麻木疼痛甚者，加地龙12克，木瓜、五加皮各10克；舌苔白腻、口渴不欲饮、怠倦困重者，加苍术、茯苓、防己各10克；兼有口渴欲饮、面色红赤、阴虚火炎者，加炙黄柏、生地黄各6克；疼痛甚者，加乌药10克、广三七3克；兼有游走窜痛、痛无定处者，加威灵仙15克、秦艽9克、羌活10克。

（2）方法　每天1剂，先用清水浸泡1小时，再以武火煎至沸腾，转文火煎取浓缩药液300毫升，分2次服用，早、晚各服1次，可连续服用1～3个月。

通经汤

（1）处方　川芎、木瓜、五加皮、炒白术、地龙各15克，红花、枳壳、泽泻各10克，白芍、鸡血藤、怀牛膝各30克，炙甘草6克。血瘀明显而见腰部刺痛，痛有定处、夜间痛甚，舌质紫黯或有瘀斑，脉细涩者，加土鳖虫6克、三七3克（研末冲服）；肾虚明显而见腰膝酸软，不能长时间站立，头晕耳鸣、夜尿多或腰腿凉痛、遇冷加重，舌质淡，苔白，脉沉细或沉紧者，加熟地黄、熟附子（先煎）各10克，山茱萸、杜仲各8克，肉桂4克，黄芪12克。

（2）方法　每天1剂，水煎取汁，分次温服，10剂为1个疗程。

芪通汤

（1）处方　黄芪45克，丹参30克，泽泻、车前子（包煎）各15克，当归、桃仁、赤芍各12克，川牛膝、广地龙、枳壳各9克，红花6克。腰腿痛甚、气滞血瘀者，加香附6克、细辛2克，或乳香、没药各5克；跛行严重、湿热内蕴者，加龙胆5克，黄芩、黄柏或秦艽各6克；下肢酸胀、麻木、风寒痹阻者，加威灵仙6克，肉桂4克，全蝎、蜈蚣各3克；腰膝酸软、肝肾亏损者，加狗脊、杜仲各8克，川续断10克或龟甲10克（先煎）、鳖甲10克（先煎）。

（2）方法　每天1剂，水煎取汁，分次服用。

阳和汤

（1）处方　熟地黄30克，鹿角胶（烊化）、鸡血藤各18克，白芥子、乳香、没药各6克，肉桂、甘草各3克，麻黄、姜炭各15克，杭白芍12克。偏肾虚者，加牛膝、川续断、桑寄生各12克；偏寒湿者，加细辛3克、秦艽9克、木瓜12克。

（2）方法　每天1剂，水煎取汁，分次服用，10天为1个疗程。

补通汤

（1）处方　熟地黄30克，杜仲、枸杞子、菟丝子、山茱萸、肉苁蓉各12克，补骨脂、当归尾、没药、独活各8克，红花6克。疼痛明显者，加全蝎4克、蜈蚣2克。

（2）方法　每天1剂，水煎取汁，分次服用。

健通汤

（1）处方　黄芪、补骨脂、生地黄、熟地黄各30克，骨碎补、川续断、当归、桃仁、路路通、泽兰、牛膝、羌活、独活各15克，炮猪蹄甲、车前子（包煎）各10克。有湿热象、舌苔厚腻、脉滑弦有力、心烦气躁者，加佩兰5克，栀子6克，知母、黄柏各8克。

（2）方法　每天1剂，水煎取汁，分次服用。

舒筋汤

（1）处方　桑寄生、狗脊、骨碎补、补骨脂、黄芪、山药各30克，牛膝、川续断、杜仲、伸筋草、千年健、寻骨风、全蝎、当归各20克，白术、桃仁、红花各10克。

（2）方法　每天1剂，水煎2次，取汁内服；第3次多煎水，药液以完全能浸泡患者腰椎及以下躯体为度。夏季温度37～40℃，冬季温度42～45℃。患者盘腿坐于药液中，双手心向下放于膝盖上，头下颌内收位，腰背挺直，做

颈肩腰腿痛妙法良方（第三版）

腹式深呼吸，逐渐加深，直至每分钟深呼吸10次左右，做到细、深、长、慢、稳、匀；思想集中，初期用"随息法"，即思想随呼吸升降，以后用"守息法"，即意守丹田致温暖舒适为宜。冬季每次10分钟，夏季每次15分钟，勿受凉。

通督活血汤

（1）处方　当归、泽兰叶、苏木、地龙、杜仲、赤芍各9克，黄芪、丹参、鹿角片（另包先煎）各18克，金毛狗脊12克。下肢顽痹痿废、麻木疼痛甚者，加牛膝8克、木瓜6克、五加皮7克；舌苔白腻、脉濡缓、口渴不欲饮、倦怠困重者，加萆薢10克、苍术6克、防己8克；口渴欲饮、舌质红、少苔、脉弦细、面色红赤者，加炙黄柏9克、生地黄12克；疼痛甚者，加乌药6克、延胡索7克、三七3克（研末冲服）；游走窜痛、痛无定处、顽麻不仁者，加防风6克，威灵仙、秦艽、羌活各8克。

（2）方法　以上方药入罐，以500毫升水浸泡1小时左右，先用武火煎沸，再改文火慢煎取药汁300毫升左右。每天1剂，分早、晚2次温服，15天为1个疗程。

益气活血汤

（1）处方　黄芪60克，丹参、枸杞子各20克，当归15克，桃仁、赤芍各12克，红花9克，川芎、泽泻各6克。若疼痛较重者，酌加白花蛇、制川乌各3克（先煎），地龙6克等；寒湿偏重者，加制附子10克（先煎），干姜、苍术各6克。

（2）方法　每天1剂，加水500毫升，浸泡1小时，先武火、后文火煎30分钟，取汁，分早、晚服用，10天为1个疗程。

加味乌头汤

（1）处方　制川乌、桃仁各15克，制草乌、麻黄、土鳖虫、甘草各10克，黄芪25克，木瓜、白芍各35克，川续断、狗脊各20克，蜈蚣2条。

（2）方法　先将制川乌、制草乌加水煎30分钟，再入其他药物，再煎40分钟，共煎2次，收取药液300毫升。每天1剂，分3次服，1个月为1个疗程。

通脉活血汤

（1）处方　黄芪、丹参、鹿角片各18克，泽兰叶、赤芍、当归、杜仲、地龙、苏木各9克，金毛狗脊12克。下肢顽痹痿废、麻木疼痛甚者，加牛膝、木瓜、五加皮各9克；游走窜痛、痛无定处、顽麻不仁者，加威灵仙、秦艽、羌活各9克；疼痛甚者，加乌药、延胡索各9克，三七5克（研末冲服）；湿邪偏重者，加萆薢、苍术、防己各9克；阴虚火旺者，加黄柏、生地各9克。

（2）方法　每天1剂，水煎取汁，分2次饭后2小时温服。每天卧硬板床16小时以上。

加味阳和汤

（1）处方　熟地黄30克，肉桂、麻黄、鹿角胶（烊化）、白芥子、炮姜、酒大黄各10克，甘草6克，蜈蚣2条。寒重者，加制川乌、制草乌各6克（均先煎），淫羊藿30克；湿重者，加茯苓30克、白豆蔻10克；热重者，加知母、黄柏各10克；间歇性跛行严重者，加黄芪30克。

（2）方法　每天1剂，水煎取汁，分次温服。

加味通络汤

（1）处方　黄芪40克，牛膝、皂角刺、桑寄生各15克，三棱、莪术、土鳖虫、独活各10克，狗脊、泽泻各30克，肉桂6克，血竭5克，骨碎补、制何首乌、防己、茯苓、熟地黄各20克。寒湿痹阻型，加制川乌15克（先煎1小时）；湿热痹阻型，加虎杖30克；气滞血瘀型，加地龙20克、蜈蚣2条；肾阳虚衰型，加淫羊藿30克；肝肾阴虚型，加枸杞子30克。

（2）方法　每天1剂，水煎取汁，分3次饭后30分钟服用，10天为1个疗程。

补肾活血汤

（1）处方　熟地黄、山茱萸各15克，杜仲、枸杞子、补骨脂、当归、没药、红花、独活、肉苁蓉各10克。疼痛明显者，可加三七3克（研粉分吞）。

（2）方法　每天1剂，水煎取汁，分次服用，1个月为1个疗程。

通络散结汤

（1）处方　赤芍、桃仁、威灵仙、鸡血藤、地龙、骨碎补各20克，当归、乌梢蛇各15克，红花、甘草各10克，全蝎9克，水蛭30克。风寒较盛、络阻痛甚者，加制川乌、制草乌各3克（均先煎）；气血亏虚、双下肢疼痛无力、脉微细弱者，加黄芪15克、熟地黄10克；脾胃气虚而见腹胀纳差、舌苔白腻者，加陈皮5克、薏苡仁12克、制半夏6克。

（2）方法　每天1剂，水煎取汁约800毫升，分2次服用，15天为1个疗程。

熟地秦归汤

（1）处方　独活、防风、川芎、牛膝各6克，秦艽、当归、茯苓、桃仁、赤芍各12克，熟地黄15克，白芍、红花、杜仲、党参、延胡索、甘草各10克，细辛5克，肉桂2克。疼痛较重者，加白花蛇舌草15克、制川乌3克（先煎）、地龙6克；寒邪偏重者，加制附子10（先煎）、干姜6克；湿邪偏重者，加防己、苍术各6克；正虚不甚者，可酌减熟地黄、白芍；下肢顽痹痿废、麻木甚者，加木瓜、五加皮各6克，党参12克。

（2）方法　以上方药用罐加500毫升水浸泡1小时左右，先用武火煎至沸腾，再用文火煎，浓缩至300毫升，每天1剂，早、晚各服1次。

补肾通督汤

（1）处方　川杜仲、川木瓜各30克，补骨脂15克，桑寄生、黄芪、白术、熟地黄、当归、骨碎补各20克，防风、独活、细辛、川牛膝、乳香、延胡索各10克。

（2）方法　每天1剂，水煎取汁，分次服用，14天为1个疗程。

身痛逐瘀汤

（1）处方　当归15克，川芎、香附、秦艽、羌活各12克，桃仁、红花、地龙、牛膝各10克，五灵脂（包煎）、甘草、没药各6克。下肢沉重、口渴不欲饮、舌体胖、苔白腻者，为血瘀伴湿浊下注证，将上方羌活改为独活12克，加薏苡仁30克、泽泻20克；腰腿冷痛、得热减轻、遇寒加重者，为寒凝血瘀证，加桂枝、制草乌（先煎）各10克；腰痛隐隐、腰膝酸软、小便清长、脉沉者，为肾虚证，加山茱萸12克、川续断15克、狗脊10克；肢体活动无力、动则疲劳、面色苍白者，为气虚证，加黄芪15克、白术12克；肢体麻木、痛而固定、舌有瘀斑、病久入络者，为血瘀证，上方加全蝎10克、鸡血藤30克。

（2）方法　每天1剂，水煎取汁，分次服用，1个月为1个疗程。

补阳还五汤

（1）处方　黄芪、桑寄生各30克，党参、当归、赤芍、牛膝、杜仲各15克，川芎、地龙、独活各9克，桃仁、红花各6克。腰腿痛甚者，加制川乌、制草乌各6克（均先煎）；下肢麻木甚者，加全蝎、乌梢蛇各9克；间歇性跛行者，黄芪加至60克。

（2）方法　每天1剂，水煎取汁，分次温服。

活络通督汤

（1）处方　地龙25克，鹿角霜20克，黄芪30克，金毛狗脊、当归、丹参、杜仲各15克，赤芍、苏木、泽兰各10克。兼下肢重痛、舌苔白腻、口不渴或渴而不欲饮者，属湿重，加防己5克、萆薢9克、苍术4克；瘀血症状明显、腰部刺痛、舌有瘀斑、脉涩滞者，加三七3克（研末冲服），桃仁6克，红花、延胡索各5克；兼有恶寒喜暖、舌苔薄白、脉紧者，属寒重，加细辛3克，干姜、桂枝各6克；小便短赤、脉数苔黄腻者，属湿热，加黄柏8克、苍术6克、薏苡仁15克。

（2）方法　每天1剂，水煎取汁，分次服用，10天为1个疗程。

益肾活血汤

（1）处方　黄芪、鹿角胶（烊化）各30克，当归、丹参、赤芍、泽兰、杜仲、狗脊、苏木、地龙、葛根各20克。气滞血瘀型，加青皮6克，陈皮、乳香、没药各5克；风寒湿滞型，加制附子8克（先煎），肉桂、制川乌（先煎）各3克，薏苡仁、茯苓各12克，白术9克；湿热痰滞型，加防己8克，苍术6克，牛膝、黄柏、麦冬各10克；肝肾亏虚型，加黄精10克、补骨脂6克、党参15克、杜仲8克。

（2）方法　每天1剂，水煎取汁，分早、晚温服，10天为1个疗程。

温阳通络汤

（1）处方　熟地黄30克，鹿角胶（烊化）、肉桂、麻黄、白芥子、炮姜、酒制大黄各10克，川芎9克，甘草6克，地龙12克，蜈蚣2条。寒重者，加细辛3克、淫羊藿30克、杜仲20克；湿重者，加茯苓30克、白豆蔻10克；热重者，加知母、黄芩、黄柏各10克；间歇性跛行严重者，加黄芪30克、白芍15克、川牛膝20克。

（2）方法　每天1剂，水煎取汁，分次服用。

独活寄生汤

（1）处方　独活、防风、赤芍、生地黄各15克，桑寄生、牛膝、茯苓、丹参各20克，秦艽、当归、桂枝、杜仲、炙甲片（研冲）各10克，党参12克，川芎9克，细辛3克。疼痛重者，加制川乌、蕲蛇各10克，地龙12克；湿邪偏重者，加防己9克；热胜者，去桂枝，倍生地黄，重用秦艽至30克；血瘀者，加地龙、红花各10克；酸痛者，加鸡血藤10克；气血亏虚者，加黄芪30克。

（2）方法　头煎加水1000毫升，浸泡1小时，武火煎沸后再文火煎1小时，取药液300毫升。再加水300毫升，武火煎沸再文火煎20分钟，取药液100毫升，两煎混合，分早、晚2次温服。

调气通髓汤

（1）处方　炙黄芪30克，当归、川芎、白芍、川牛膝、熟地黄各15克，桂枝、柴胡、黄柏、生大黄、汉防己、葶苈子、淡附片（先煎）、鹿角胶（烊化）各10克，炙甘草6克，大枣5枚。腰腿痛甚者，加制马钱子0.6克。

（2）方法　每天1剂，水煎取药汁400毫升，分2次温服，10天为1个疗程。

益肾活络汤

（1）处方　黄芪30克，狗脊、杜仲、鹿角胶（烊化）各15克，当归、川芎、牛膝、赤芍各12克，桃仁、红花、地龙各9克。

（2）方法　每天1剂，水煎取汁，分次服用，30天为1个疗程。

通督活络丸

（1）处方　鹿角霜、鹿衔草、狗脊、杜仲、当归、黄芪、牛膝、丹参、地龙各50克，五加皮、骨碎补、三七、乌药各30克，天麻、乌梢蛇、泽泻、延胡索、没药、红花各25克。

（2）方法　以上方药共研为细末，炼蜜为丸，丸重10克。每次1丸，每天3次，白开水送服。孕妇忌服。

桑椹女贞鸡蛋糕

（1）原料　鸡蛋500克，桑椹、墨旱莲各50克，女贞子30克，面粉1千克，白糖300克。

（2）做法　将桑椹、墨旱莲、女贞子水煎去渣取汁，在药汁中加入鸡蛋、白糖、面粉，和匀，做成糕点即可。可当作零食经常食用，7天为1个疗程。

（3）功效　滋补肝肾，滋阴补血。适用于肾阴虚型腰椎管狭窄症。

黑豆羊肾杜仲汤

（1）原料　黑豆100克，羊肾1具，杜仲15克，小茴香5克。

（2）做法　先将羊肾洗净、剖开、去筋膜，放入砂锅中，加水煮20～30分钟，再放入黑豆、杜仲、小茴香，继续煮至羊肾及黑豆熟烂即成。食羊肾、黑豆，并饮汤，每天1剂，分次服用，5～7天为1个疗程。

（3）功效　补肝肾，强筋骨。适用于肾阳虚型腰椎管狭窄症。

槐枝黑豆猪肾汤

（1）原料　嫩槐枝150克，黑豆、川续断、甘草各30克，猪肾1具，食盐适量。

（2）做法　先将猪肾洗净、切成小块；黑豆淘洗干净；嫩槐枝浸入2升水中，泡12小时后去嫩槐枝；川续断、甘草用纱布包好。把嫩槐枝药汁、药包、猪肾及黑豆一同放入锅中，用文火慢炖，至猪肾及黑豆熟烂，捞出药包，用食盐调味即成。每天1剂，分2次食猪肾、黑豆并饮汤，5～7天为1个疗程。

（3）功效　祛风通络，补养肝肾，强筋壮骨。适用于肾阳虚型腰椎管狭窄症。

山楂粥

（1）原料　山楂30克，粳米100克，白糖适量。

（2）做法　将山楂洗净，去核切片。将粳米淘洗干净，与山楂片一同放入锅内，加适量清水煮粥，待粥熟时，调入白糖即可。每天1剂，可分2次温服，7～10天为1个疗程。

（3）功效　行气活血，化瘀止痛。适用于瘀血阻滞型腰椎管狭窄症。

大枣桂圆粥

（1）原料　大枣10枚，桂圆15克，粳米100克，白糖适量。

（2）做法　将大枣洗净，去核；桂圆去壳取肉。将粳米淘洗干净，与大枣、桂圆肉一同放入锅内，加适量清水煮粥，待粥熟时，调入白糖即可。每天1剂，可分2次温服，7～10天为1个疗程。

（3）功效　补益气血，温经通络。适用于气血两虚型腰椎管狭窄症。

防风薏苡仁粥

（1）原料　防风10克，薏苡仁30克，粳米100克，白糖适量。

（2）做法　将防风洗净，加适量清水煎煮后，滤渣取汁。将薏苡仁、粳米淘洗干净，与防风药汁一同放入锅内，加适量清水煮粥，待粥熟时，调入白糖即可。每天1剂，可分2次温服，7～10天为1个疗程。

（3）功效　祛风胜湿，通络止痛。适用于寒湿痹阻型腰椎管狭窄症。

黑豆鲤鱼汤

（1）原料　黑豆50克，鲤鱼1条，瘦肉100克，食盐适量。

（2）做法　将黑豆洗净，浸泡30分钟；将鲤鱼宰杀，去鳞、鳃及内脏，洗净；瘦肉洗净，切片。将黑豆、鲤鱼、瘦肉一同放入砂锅中，加适量清水，武火煮开后转文火慢炖至肉质酥烂，加少许食盐调味即可。每周2～3次，1个月为1个疗程。

（3）功效　补肾利水，祛风通络。适用于肾阳虚型腰椎管狭窄症。

三、外用

祛风外洗方

（1）处方　蛇床子、细辛、牛膝、桂心、吴茱萸、川椒、川芎、厚朴、白蒺藜、麻黄、香附各30克，白附子、天麻、僵蚕各15克。

（2）方法　以上方药共捣粗末为散。用时取药150克，用醋浆水5000毫升，煮数沸，去渣，入盆中，浸浴痛处。每天1次，每次30分钟，1剂药可连用3天，10天为1个疗程。

透骨草湿敷方

（1）处方　透骨草60克，伸筋草、皂角刺、威灵仙、制乳香、制没药、三棱、莪术、苍耳子、狗脊、石楠叶各30克，制川乌、制马钱子各20克。寒湿痹阻型，加细辛30克；湿热痹阻型，加芒硝、生大黄各30克；气滞血瘀型，加刘寄奴60克；肾阳虚衰型，加肉桂30克；肝肾阴虚型，加生白芍60克、乌梅30克。

（2）方法　以上方药煎水热敷，每天3次，每次30分钟。

散寒祛湿方

（1）处方　防风、桂枝、白芷、土鳖虫、白芥子各30克，生大黄50克，独活、当归、红花、川芎各20克，生川乌、生草乌、生乳香、生没药、细辛各15克。

（2）方法　以上方药共研成细末，贮瓶备用。治疗时取适量药末，以食醋或生姜汁调敷腰骶部。每天2～3次。

归尾温经方

（1）处方　当归尾、红花、苏木、泽兰、秦艽、牛膝、宽筋藤、两面针各50克，乳香、没药各25克。

（2）方法　以上方药共研为末，经酒渍后分成每份150克，装入塑料袋中密封备用。治疗时将药物放入布袋中，置锅内蒸热后敷于腰部，温度过热时可持药包轻拍患处，待患者能耐受时直接敷治。每天1次。

活血熨敷方

（1）处方　骨碎补、鸡血藤各50克，威灵仙、杜仲、红花、当归、白芷各20克。

（2）方法　以上方药共碾成细末，用酒调，敷患处，外盖纱布，再在纱布上用热水袋热熨。每天1次，每次熨1小时。

归膝贴敷方

（1）处方　独活、桃仁、土鳖虫、生乳香、生没药、生大黄各15克，当归、牛膝、巴戟天、骨碎补、透骨草、生川乌、生草乌、生半夏各20克，细辛3克，三七、红花各12克，冰片、樟脑各6克。

（2）方法　以上方药除冰片、樟脑外，烘干碾成细粉，拌入冰片、樟脑，密封备用。治疗时取药粉30克，放入锅内，文火加热，加入适量白酒调成糊状，边加热变搅拌，待药成糊状即可，装入单层纱布袋内，趁热贴于腰部，用胶布固定。每天1次，每次4～6小时，10天为1个疗程，疗程间休息3天。

　　　　　腰椎管狭窄症按摩法

〔掌推腰部〕掌推左侧时，术者站在患者的左侧。术者双手自然平伸，掌根着力于患者腰部，向腰部迅速交替用力推。推完一侧换站位，再推另一侧。每侧持续推按1～2分钟。

〔大鱼际旋揉腰部〕术者站在患者的左侧，双手自然平伸，同时用大鱼际着力于腰部，旋转手腕，使用腕力，在原部位做环状摩擦后，缓慢位移，直至皮肤发热为止。

〔轻叩腰部〕术者站在患者的左侧，双手自然弯曲虚握拳，交替叩击患者腰椎两侧部位。每侧腰部叩击20～30次。在抖腕瞬间叩击，并迅速弹起，力度要轻。

〔按揉腰部〕术者站在患者的左侧，双手掌根部紧贴于腰部皮肤，做环状按揉，直至皮肤发热为止。

腰椎管狭窄症艾灸法

艾灸取穴肾俞、委中、承山（在小腿后面正中，委中与昆仑之间，当伸直小腿或足跟上提时腓肠肌肌腹下出现尖角凹陷处）、腰阳关、大肠俞。

可对所选穴位温和灸。每次灸治10～15分钟，每天1次，10次为1个疗程。具有舒筋通络、散瘀活血、理气止痛等作用。有助于缓解腰椎管狭窄症引起的腰部疼痛、下肢麻木等症状。

增生性脊柱炎

增生性脊柱炎是一种以椎体边缘及关节软骨的退变增生为主的骨关节病，又称"退行性脊柱炎""肥大性脊柱炎"等，是临床常见的一种慢性腰背劳损病。多见于中年以上的男性患者或肥胖患者。本病一般属中医学"腰背痛""骨痹"等范畴。

一、辨证论治

1. 风寒湿痹

（1）主症　腰部疼痛酸重、转侧不便，痛时腰背拘挛难以屈伸，有时发麻牵连下肢，遇阴雨天加剧，身重，苔白，脉浮涩。

（2）处方 独活、桑寄生、牛膝、杜仲各15克，当归、川芎、秦艽、防风、桂枝各10克，党参12克，茯苓、熟地黄、白芍各20克，细辛、甘草各6克。

（3）方法 每天1剂，水煎取汁，分次温服。

2. 气滞血瘀

（1）主症 腰部疼痛、活动受限、转侧不利，痛有定处、夜间尤甚，发时痛如针刺、得温不解，疼痛可向下肢放射，部分患者有外伤史，睡眠差，纳食不佳，大便干，舌质紫黯或有瘀斑，脉弦涩。

（2）处方 川芎、姜黄、狗脊、骨碎补、肉苁蓉各12克，当归9克，熟地黄30克，延胡索、杜仲、赤芍、川牛膝各15克，甘草6克。

（3）方法 每天1剂，水煎取汁，分次温服。

3. 肝肾亏虚

（1）主症 腰膝酸软疼痛、绵绵不断，久坐、久立、久卧尤甚，每因劳累或遇风寒加重，兼见少腹拘紧、面色㿠白、四肢不温、乏力头昏、大便稀溏、夜尿多，舌质淡，脉沉细无力。

（2）处方 熟地黄30克，山药15克，枸杞子、山茱萸、菟丝子、杜仲、乳香、没药各12克，鹿角胶（烊化）、当归各10克，制附子9克（先煎），肉桂6克，鸡血藤20克。

（3）方法 每天1剂，水煎取汁，分次温服。

4. 久病劳损

（1）主症 劳累后腰部酸楚疼痛、四肢倦怠，腰部俯仰活动后更甚，按摩及温熨或休息可缓解，日久可兼疲乏懒言、表热自汗、纳少，苔薄白，脉细缓。

（2）处方 黄芪、熟地黄各30克，补骨脂15克，骨碎补、菟丝子、狗脊、川续断、川芎各12克，当归9克，白芍18克，鸡血藤、葛根各20克。

（3）方法 每天1剂，水煎取汁，分次温服。

二、内服

阳和汤

（1）处方 熟地黄20克，鹿角胶（烊化）12克，白芥子、肉桂、炮姜各6克，麻黄、甘草各3克。以颈椎病变为主者，加葛根20克，桑皮、川芎、僵蚕各10克；以腰椎病变为主者，加川牛膝、杜仲、木瓜、威灵仙各10克；若阳虚寒甚者，加附片10克、细辛3克；若患者舌质红、脉细数而阴虚有热者，去肉桂、炮姜，加知母、黄柏各10克，玄参20克。

（2）方法　每天1剂，水煎取汁，分次服用。

龟鳖汤

（1）处方　龟甲（先煎）、鳖甲（先煎）、生黄芪、川续断、白芍、山茱萸各15克，补骨脂、杜仲、当归、牡丹皮、泽泻、党参、淮山药各10克，猪脊椎骨3～5节。

（2）方法　用猪脊椎骨炖汤，以此汤先煎龟甲、鳖甲20分钟，然后再加入余药同煎15分钟。每天1剂，分2次温服。

逐痹汤

（1）处方　黄芪、桑寄生各20克，威灵仙、牛膝各15克，当归、赤芍、熟地黄各12克，乳香、没药、土鳖虫、炮猪蹄甲各9克，炙甘草6克。寒甚者，加制附片10克（先煎）、细辛3克；风甚者，加防风6克、海风藤9克；湿甚者，加苍术6克、薏苡仁15克；有外伤瘀血者，加红花6克、血竭1克；肾虚明显者，加杜仲9克、骨碎补6克；病程日久、关节僵硬者，加全蝎5克、白芥子6克、蜈蚣3克；气血虚甚者，加党参15克、丹参12克。

（2）方法　上方中土鳖虫、炮猪蹄甲共研成细末，兑入当天煎好的其他中药内。每天1剂，分4次服完。

散瘀通络汤

（1）处方　当归、木瓜、川续断、怀牛膝、水蛭、鹿衔草各9克，泽兰、红花、川芎、莪术、萆薢各6克，甘草、制川乌（先煎）、制草乌（先煎）各3克，白花蛇1条。

（2）方法　每天1剂，水煎取汁，分2次温服，早、晚各服1次。

骨质灵汤

（1）处方　鹿衔草、白芍各20克，骨碎补、乌梅、赤芍各10克，威灵仙12克，鸡血藤15克，甘草5克。肝肾亏虚者，加桑寄生12克、木瓜6克、黄连3克；寒湿阻滞者，加桂枝6克、制川乌3克（先煎）、当归9克；气滞血瘀者加乳香5克、红花9克。另根据病变部位加减用药，使药力直达病所：颈椎病变，加葛根12克、羌活9克；胸椎病变，加狗脊9克、炮猪蹄甲6克；腰椎病变，加杜仲、怀牛膝各9克；骶髂关节病变，加当归9克；膝关节病变，加白芷9克、桑枝10克；跟骨病变，加川芎、槟榔各6克；强直性脊柱炎，加鹿角10克，通利督脉；并发坐骨神经痛，重用白芍至30克，滋肝柔筋。

（2）方法　每天1剂，水煎取汁，分次温服，15天为1个疗程。

补肾活血汤

（1）处方　熟地黄、赤芍、白芍各20克，杜仲、骨碎补、当归、威灵仙、桂枝各15克，淫羊藿、桑寄生、防风各12克，川芎、甘草各10克，鸡血藤30克，羌活、独活各9克。颈项疼痛者，加葛根30克；腰痛者，加川续断、狗脊各15克；下肢疼痛麻木者，加牛膝15克、木瓜12克；病久缠绵不愈者，酌加虫类搜剔之品，如全蝎5克，蜈蚣3克，土鳖虫、乌梢蛇各6克。

（2）方法　每天1剂，水煎取汁，分早、晚2次温服。

加味附子汤

（1）处方　制附子（文火先煎30分钟）、当归、三七（研末冲服）各10克，白芍30克，党参、白术、茯苓、丹参、杜仲、牛膝各15克。腰痛甚、尺脉小紧者，加细辛3克、威灵仙10克；腰部有冷感者，加干姜、炙甘草各10克；腰部重坠、舌苔厚腻者，加防己15克、薏苡仁30克；病程长、舌有瘀斑者，加乌梢蛇15克、土鳖虫10克。

（2）方法　每天1剂，水煎取汁，分次服用，10天为1个疗程。舌质红，脉数，口干苦，阴虚有火者禁服。

补肾通痹汤

（1）处方　鹿角霜、鹿衔草、肉苁蓉、熟地黄各15克，巴戟天、炙狗脊、怀牛膝、川续断各10克，制附子8克（先煎），薏苡仁30克，楮实子18克，土鳖虫5克。腰部热痛、遇热加剧者，去制附子，加绿豆30克；大便溏者，去熟地黄、肉苁蓉，加补骨脂、骨碎补各10克；体虚自汗者，去土鳖虫，加黄芪20克；下肢麻木者，去熟地黄、制附子，加桑寄生、天麻各10克。

（2）方法　每天1剂，水煎取汁，分次温服，15剂为1个疗程。

升降定痛汤

（1）处方　黄芪、怀牛膝、丹参、自然铜（先煎）各30克，茯苓、白术、杜仲、桃仁、红花、升麻各10克，桑寄生、鸡血藤、川续断各15克，补骨脂12克，甘草6克，大枣3枚。气虚严重者，重用黄芪至60克，加党参或太子参15克；肾虚较重者，重用桑寄生至30克，加女贞子、墨旱莲或狗脊各15克；外感风寒湿邪、阻痹经络而致腰痛加重者，加独活、秦艽各10克，防风15克，桑枝、忍冬藤各30克；热象明显者，加金银花、蒲公英各30克；寒象较重者，加制附子或制川乌、制草乌各10克（均先煎）；颈椎增生者，加葛根、菊花、桑枝各10克，姜黄12克。

（2）方法　每天1剂，水煎取汁，早、晚分服，15天为1个疗程。

碎补狗脊汤

（1）处方　骨碎补、金毛狗脊、赤芍、当归、熟地黄各10克，没药、制川乌（先煎）各5克，木香、甘草各6克。风寒湿腰痛，制川乌用量增至10克，金毛狗脊改为15克；肝郁腰痛，另加赤芍、当归、木香用量各10克；肾虚腰痛，另加熟地黄15克、制川乌3克；瘀血腰痛，另加赤芍10克、没药5克、骨碎补8克。

（2）方法　每天1剂，水煎取汁，分次温服。

补肾舒筋汤

（1）处方　川续断、无名异各15克，怀牛膝、巴戟天、炒猪蹄甲、光桃仁、宣木瓜、胡芦巴各10克，全当归、防风、苍术、延胡索各8克。素有烟或酒嗜好而见舌苔黄腻或黄厚者，加茵陈6克；大便干结或下而不爽者，加瓜蒌15克；若治疗颈椎增生，去宣木瓜，加威灵仙10克；若病久夹瘀，加三棱、莪术各10克。

（2）方法　每天1剂，水煎取汁，分早、晚温服。服药期间患者勿食生豆腐、白菜、白萝卜以及生冷之物。

益肾化结汤

（1）处方　水蛭6克，牛膝、狗脊各15克，片姜黄、桃仁、鹿角霜、乳香、没药、独活、威灵仙、白附子各10克，甲珠、骨碎补各20克，菟丝子、杜仲各12克。

（2）方法　每天1剂，水煎取汁，分次温服。

补肾消刺汤

（1）处方　熟地黄、肉苁蓉、豨莶草各30克，威灵仙、鸡血藤、枸杞子各20克，骨碎补12克，透骨草15克。颈椎骨质增生综合征属虚寒者，加制川乌3克（先煎）、桂枝6克；兼有热者，加水牛角15克（先煎3小时以上）、桑枝10克；兼脾虚气弱者，加党参、黄芪各15克，白术6克；兼失眠多梦者，加酸枣仁12克、珍珠母15克（先煎）。腰椎骨质增生综合征属肾精亏虚者，加怀牛膝、菟丝子各9克，鹿角片2克（研粉冲服），补骨脂、杜仲各9克；属阴寒者，加制川乌3克（先煎）、小茴香4克。

（2）方法　每天1剂，水煎取汁，分次温服。

桃红补肾汤

（1）处方　全当归20克，生白芍20～30克，炙甘草、红花、桃仁各10克，丹参15～30克，山茱萸、补骨脂、杜仲、延胡索、乌药各15克，全蝎、制川乌（先煎）各6克，蜈蚣2条（大）。颈椎病变，加威灵仙9克、葛根12克、白芷6克；头晕目眩，加天麻9克、钩藤10克、地龙6克、蝉蜕3克。

（2）方法　每天1剂，水煎取汁，分次温服。

益肾坚骨汤

（1）处方　补骨脂、骨碎补、菟丝子、干地黄、白芍各15克，黄芪20克，当归、陈皮各10克，甘草6克。颈椎病变，加枸杞子9克；腰椎病变，加川续断10克，狗脊、肉苁蓉各9克，重用干地黄至20克。

（2）方法　每天1剂，水煎取汁，分次温服，1个月为1个疗程。

活络通痹汤

（1）处方　独活、川续断、制川乌（先煎）、制草乌（先煎）、熟地黄各15克，桑寄生、丹参、黄芪各30克，细辛5克，牛膝、地龙、乌药、炙甘草各10克，土鳖虫6克。腰部冷痛、得热则舒者，加肉桂10克；腰部热痛、遇热痛剧者，去细辛，将制川乌、制草乌用量减至各3克，加忍冬藤、薏苡仁、桑枝各30克；腰痛甚、转侧不利者，加狗脊15克、乌梢蛇10克；腿痛而行走困难者，加木瓜10克、伸筋草15克；疼痛与气候变化有关者，加威灵仙、过江龙各10克。

（2）方法　每天1剂，水煎取汁，分次温服。

益精壮骨汤

（1）处方　熟地黄15克，白术10克，龟甲30克（先煎），大枣10枚。阳虚者，加淫羊藿15克、川续断10克；阴虚者，加枸杞子10克；臀部及下肢痛甚者，加木瓜、怀牛膝各10克；屈伸不利者，加鸡血藤20克、白芍10克；外伤而有血瘀者，加广三七6克（研末冲服）；寒邪诱发者，加独活6克；服药后胃脘胀满者，加砂仁4克。

（2）方法　文火浓煎4次，每天服2次，每剂服2天；痛甚者，每天1剂，分3次温服。

补肾强筋汤

（1）处方　黄芪、葛根各30克，桑寄生、牛膝、川续断各15克，独活、杜仲、秦艽、白花蛇各10克，当归12克。风寒湿痹者，加桂枝6克，熟附子10克（先煎），制川乌、制草乌、细辛各3克（前2味先煎）；风湿热痹者，加黄柏9克，苍术、防己各6克，桑枝12克，忍冬藤、薏苡仁各15克；气滞血瘀者，加鸡血藤、丹参各12克，乳香、没药各5克；肝肾亏虚者，加熟附子9克（先煎），肉桂、鹿角胶（烊化）各3克、淫羊藿6克；阴虚者，加生地黄10克，熟地黄、枸杞子各9克。

（2）方法　每天1剂，水煎取汁，分次温服，10天为1个疗程。

杜仲益肾汤

（1）处方　杜仲、川续断、秦艽各20克，木瓜、川芎、乳香各10克，制川乌（先煎）、苏木、甘草各6克。放射至双下肢疼痛者，加独活10克、伸筋草12克。

（2）方法　每天1剂，水煎取汁，分次温服，12天为1个疗程。

益肾消刺汤

（1）处方　薏苡仁30克，狗脊、黄芪、川续断各20克，淫羊藿、杜仲、独活、木瓜各15克，当归、骨碎补各12克，巴戟天、川芎、鹿角胶（兑服）各10克，甘草3克。另用炮猪蹄甲、地龙、全蝎各3克，蜈蚣4条，共研成细末兑服。寒湿盛者，加制川乌（先煎）、晚蚕沙各10克；夹热者，重用地龙至15克；夹痰者，加白芥子10克；夹瘀者，加红花6克、土鳖虫10克；疼痛难忍者，加葛根20克、秦艽9克、延胡索10克；身体虚弱者，加紫河车10克、枸杞子15克、黄精6克；下肢胀痛者，加丹参25克、土鳖虫10克。

（2）方法　每天1剂，酒、水各半煎服，分2～3次温服。

加味阳和汤

（1）处方　桑寄生、熟地黄各30克，独活、牛膝各15克，杜仲、鹿角胶（烊化）各10克，白芥子、生麻黄、肉桂各6克，姜炭、生甘草各3克。

（2）方法　每天1剂，水煎取汁，分3次温服，1个月为1个疗程。

活血祛瘀汤

（1）处方　白芍、丹参各30克，川牛膝、延胡索各15克，乳香、没药各10克，三七（研末冲服）、甘草各5克。气血亏虚者，酌加黄芪20克，熟地黄、当归各15克，川芎10克；肾虚者，酌加川续断15克，杜仲、山茱萸各10克，枸杞子20克。

（2）方法　每天1剂，文火久煎取汁，分2次温服，10天为1个疗程。

骨痛宁合剂

（1）处方　熟地黄、骨碎补各15克，鹿角胶（烊化）、白芥子、乳香、没药、土鳖虫、补骨脂、杜仲各10克，制草乌、制川乌各5克（均先煎），蜈蚣1条，广木香7克。气血不足者，加黄芪15克、当归10克；湿热者，加黄柏、苍术各10克；因伤或负重诱发者，加三七5克（研末冲服）、红花6克；病位在颈椎者，加葛根、木瓜各15克；病位在胸椎者，加姜黄10克；病位在腰椎者，加牛膝10克。

（2）方法　每天1剂，水煎取汁，分次温服。

骨质增生方

（1）处方　骨碎补、杜仲、狗脊、川续断、黄芪、鹿衔草、半枫荷、石楠藤各15克，威灵仙10～15克，炙甘草5克。阳虚者，加鹿角胶10克（烊化）；阴虚者，加女贞子、玉竹各15克；胃寒者，加乌药、木香各10克。

（2）方法　每天1剂，水煎取汁，分次服用，9天为1个疗程。

独活秦艽方

（1）处方　独活、秦艽、防风、当归、白芍、川芎、熟地黄、威灵仙、防己、杜仲、怀牛膝、党参、茯苓、肉桂各10克，细辛、全蝎各3克，甘草6克。

（2）方法　以上方药按常规制成颗粒剂冲服，每天1剂。

腰脊浸酒方

（1）处方　杜仲、山药、毛姜、当归、川续断、黄芪、熟地黄各60克，千年健、补骨脂、五加皮、大伸筋草、白鲜皮、石楠藤、石菖蒲、前胡、牛膝、寻骨风、威灵仙各30克，肉桂、附片、制川乌、石膏、土鳖虫、甘草各15克。

（2）方法　将上方诸药浸泡在白酒25升中7天即可。每天服3次，每次服15毫升，连服1个月为1个疗程。

骨质增生丸

（1）处方　熟地黄60克（干燥后，研取净末），肉苁蓉30克（干燥后，研取净末），鹿衔草30克，骨碎补45克（去净毛，锉碎），淫羊藿30克，鸡血藤45克（锉碎），莱菔子15克（锉碎）。

（2）方法　取鹿衔草、骨碎补、淫羊藿、鸡血藤、莱菔子放入浓缩缸或搪瓷筒内（忌用铁锅），加水适量，慢火煮沸后，再煮1.5小时；将药液滤出，然后再加水适量，如前法再煮滤出药液；将两次药液混合在一起，滤净药渣，放入缸内浓缩成流浸膏；取出加炼蜜适量，并加熟地黄、肉苁蓉细末和膏调匀，做成丸，每丸重9克。每次服1～2丸，每天2～3次。感冒发热或其他原因引起的高热者忌服；若兼有其他慢性病，可与他药合用。

壮筋束骨丸

（1）处方　熟地黄35克，鸡血藤、淫羊藿各60克，制乳香、炮猪蹄甲、杜仲炭、桂枝、麻黄各30克，鹿角胶20克，制马钱子10克，鹿衔草、骨碎补各50克。

（2）方法　上方诸药共研为细末，加蜜为丸，每丸重3克。每次9克，每天2次，连服3天，停药3天。

平刺丸

（1）处方　山茱萸、当归各50克，三七、血竭各30克，土鳖虫、没药、乳香各45克，红参、天南星各35克，红花40克。

（2）方法　上方诸药烘干，共研为细末，炼蜜为丸，每丸重1.5克。每次1丸，每天2～3次，半个月为1个疗程；病程长、疼痛剧者可连服2～3个疗程。

化刺丸

（1）处方　天麻25克，川牛膝10克，薏苡仁50克，川续断、肉桂、赤芍、防风、制川乌、制草乌、酒当归各15克，制没药、制木香、沉香各1克，白芷30克。

（2）方法　以上方药研为末，炼蜜为丸如山楂大。饭后半小时口服1丸，每天3次，30天为1个疗程。服药期间禁饮酒、茶。

舒筋丸

（1）处方　麻黄、制马钱子各2份，制乳香、制没药、血竭、红花、自然铜、羌活、独活、防风、钻地风、杜仲、木瓜、桂枝、怀牛膝、贝母、生甘草各1份。

（2）方法　以上方药共研成细末，炼蜜为丸，每丸重5克。每次1丸，每天2～3次，15天为1个疗程。

伸筋丹

（1）处方　炒地龙50克，制马钱子、红花各35克，汉防己、醋炒乳香、醋炒没药、制骨碎补、五加皮各15克。

（2）方法　先将马钱子用砂烫至外表呈棕黄色并鼓起，去毛屑；骨碎补用砂烫去毛。将所有药共研成粉末，混匀，装入胶囊，每丸含生药0.15克。每次5丸，温开水送服，每天3次，15天为1个疗程。

牛膝叶粥

（1）原料　牛膝叶250克，粳米80克，食盐、香油、豆豉各适量。

（2）做法　将牛膝叶洗净，切碎，放入锅中，加适量清水，放入豆豉和淘洗干净的粳米，武火煮沸后，转文火煮至米烂粥稠，加入少许食盐、香油调味后，再煮5分钟即可。趁热服用，每天1剂，早、晚分次食用，7天为1个疗程。

（3）功效　逐瘀通经，补肝益肾，强壮筋骨。适用于气滞血瘀型、肝肾亏虚型增生性脊柱炎。

羊骨粥

（1）原料　羊骨250克，粳米100克，生姜末、食盐各适量。

（2）做法　将羊骨洗净，敲碎，放入锅中，加适量清水，武火煮约20分钟。将淘洗干净的粳米放入锅中煮粥，待粥将熟时，加入生姜末、食盐，再煮5分钟即可。趁热服用，每天1剂，早、晚温热食用，7天为1个疗程。

（3）功效　补肾强筋，强壮身体。适用于肝肾亏虚型、久病劳损型增生性脊柱炎。

羊肾杞叶粥

（1）原料　羊肾1个，枸杞叶200克，粳米100克，葱白、食盐各适量。

（2）做法　将羊肾洗净，剔去筋膜，切成细丁；将枸杞叶洗净，用纱布袋包好，扎紧袋口。将羊肾、枸杞叶、葱白和淘洗干净的粳米一起放入锅中，加入适量清水，先用武火烧沸，再用文火煮至米烂肉熟，加入少许食盐调味即可。每天1剂，分次温热服用，5～7天为1个疗程。

（3）功效　补肾助阳，补血养肝。适用于肝肾亏虚型增生性脊柱炎。

牛膝桃仁粥

（1）原料　川牛膝10克，桃仁25克，粳米50克，冰糖适量。

（2）做法　将川牛膝洗净；桃仁用温水泡制5分钟，然后去皮。锅中加适量清水，放入牛膝、桃仁和洗好的粳米，用慢火煮制30分钟后，加入少许冰糖再煮5分钟即可。牛膝与桃仁、粳米一同食用，每天1剂，早、晚分次服用。

（3）功效　活血去痰，祛风消肿。适用于气滞血瘀型增生性脊柱炎。

鸡血藤猪蹄筋汤

（1）原料　鸡血藤30克，猪蹄筋100克，食盐、葱花、生姜末各适量。

（2）做法　将鸡血藤用纱布包裹好；猪蹄筋用清水浸泡至软，洗净后切段。将鸡血藤包和蹄筋放入锅中，加入足量清水，加入葱花、生姜末，用武火煮沸后，改用文火炖煮至蹄筋熟烂，取出鸡血藤包，加入适量食盐调味即可。每周2～3次，1～2个月为1个疗程。

（3）功效　养肝益肾，通络止痛。适用于肝肾亏虚型增生性脊柱炎。

三、外用

骨刺散

（1）处方　独活、桃仁、土鳖虫、生乳香、生没药、生大黄各15克，当归、牛膝、巴戟天、骨碎补、透骨草、生川乌、生草乌、生半夏各20克，细辛、三七、红花各12克，冰片、樟脑各6克。

（2）方法　以上方药（冰片、樟脑除外）烘干后共碾成细粉末，再拌入冰片、樟脑，密封备用。治疗时取本散30克，置入锅内，文火加热，加适量白酒调成糊状，边加热边搅拌，待药散炒成膏状后装入单层纱布袋内，趁热敷于患处（热度以患者能忍受为宜），外以胶布固定。每天1次，每次敷4～6小时，10天为1个疗程，疗程间停药3天。

托敷散

（1）处方　透骨草、当归、赤芍、生地黄各12克，五加皮、五味子、山楂各15克，红花、羌活、独活、防风、花椒各10克，炮附子6克。

（2）方法　以上方药共装入布袋内，扎紧袋口放盒内，加水煎煮15分钟，稍降温，托敷患部。每次30分钟，每天托敷2次，每剂药连用4次。

化痛散

（1）处方　血竭、乳香、没药、当归、姜黄、制川乌、制草乌、白芷、红花、土鳖虫、川牛膝、川椒、地骨皮、五加皮、羌活、独活、骨碎补、延胡索、枳实、香附、木瓜各30克。

（2）方法　以上方药共研成粗末，用60%白酒100克、食盐100克拌匀，装入布袋内，放锅内蒸15分钟，稍凉后敷患处。每天1次，1剂连用7～10天。

痹痛散

（1）处方　透骨草50克，川续断、补骨脂、川牛膝、狗脊、威灵仙各30克，独活、木瓜、苍术、细辛、麻黄、三棱、白芷、水蛭各20克，川乌、草乌、没药、冰片各10克，蜈蚣4条。

（2）方法　以上方药研成细末，装入2个用3层纱布制成的布袋中，用适量高度白酒浸泡24小时以备用。用时置于食醋与水的比例为1∶5的醋水溶液上蒸沸20分钟后取出，待温度适宜时敷于患处，用绷带固定。每天睡前更换1次，2袋交替使用。

骨消散

（1）处方　大黄、雷公藤各40克，桃仁、红花、乳香、没药、羌活、独活、川续断、赤芍、川芎、杜仲、牛膝、姜黄各30克，血竭、制川乌、细辛、当归尾、防风各20克，蜈蚣5条，鸡血藤100克，制马钱子15克，熟地黄60克。

（2）方法　以上方药共研成细末，分装10包。每次1包，用普通白酒20毫升加适量冷开水调成稠糊状，置于纱布上贴敷患处，用胶布或绷带固定。每天换药1次，每次贴敷前用生理盐水清洗局部皮肤。

药盐散

（1）处方　猪蹄甲、食盐各30克，土鳖虫、远志、甘松、白蔹各20克，生半夏、生南星、川续断、细辛各15克，生川乌、生草乌、白芥子、阿魏各10克。

（2）方法　以上方药用酒炒后研成末，加入陈醋及童便各半拌湿，再炒热装入布袋热熨患处。每次10分钟，每天1次；同时配合捏脊疗法。

温馨提示　　　增生性脊柱炎按摩法

〔腰部捺揉法〕术者站在患者的侧方，双手握成空拳状，以手指指腹及掌根部为着力点，紧贴患者腰部皮肤。通过前臂的旋转运动，带动手部在腰部进行捺动揉捏。动作应均匀、连贯，力度适中，以患者感到舒适为宜。每次持续3～5分钟。能够放松腰部肌肉和韧带，促进局部血液循环，缓解肌肉紧张和痉挛，有助于减轻增生性脊柱炎引起的腰部疼痛和僵硬感。

〔拇指点按法〕术者站在患者的侧方，用拇指指腹或指端，点按患者腰腿部穴位（如肾俞、腰阳关、委中等）或痛点。点按时，拇指应垂直用力，逐渐加深力度，以患者能忍受为度。每个穴位或痛点点按数秒至1分钟，可根据患者反应调整时间。能够疏通经络，调和气血，缓解腰部疼痛，改善腰部功能。对于增生性脊柱炎引起的局部疼痛和功能障碍有较好的缓解作用。

〔拳背叩击法〕术者站在患者的侧方，双手握成空拳状，拳背朝向患者腰部。通过手腕的灵活抖动，使拳背轻轻叩击腰部肌肉或穴位。叩击时，力度应适中，以患者感到轻微震动而不痛为宜。每次持续1～2分钟。能够刺激腰部肌肉和穴位，促进气血运行，缓解肌肉紧张，增强腰部肌肉的弹性和韧性。对于增生性脊柱炎引起的腰部肌肉僵硬和疼痛有较好的缓解作用。

〔掌揉竖脊肌法〕术者站在患者的侧方或后方，双手掌根或指腹紧贴患者竖脊肌。通过手掌的旋转运动，在竖脊肌上进行环状揉捏。揉捏时，力度应均匀、渗透，每次持续3～5分钟，以患者感到肌肉放松为宜。能够缓解肌肉紧张和痉挛，促进局部血液循环，有助于减轻腰部疼痛和肿胀。

增生性脊柱炎艾灸法

艾灸取穴肾俞、委中、承山、腰阳关、大肠俞。

可对所选穴位温和灸。每次灸治10～15分钟，每天1次，10次为1个疗程。具有舒筋通络、散瘀活血、理气止痛等作用。有助于缓解增生性脊柱炎引起的腰部疼痛、下肢麻木等症状。

强直性脊柱炎

强直性脊柱炎属于中医"肾痹""痿痹""骨痹""督脉病"范畴，是由于寒湿外袭、湿热浸淫、跌打损伤、瘀血阻络、气血运行不畅，或先天禀赋不足、肾精亏虚、骨脉失养所致。其症状为腰痛、腰僵，单侧或双侧坐骨神经痛，反复发作的膝关节或踝关节肿痛、关节积液，双侧臀部及髋关节疼痛，逐渐发生的脊柱及四肢大关节疼痛、肿胀、活动功能障碍等。

一、辨证论治

1.寒湿痹阻

（1）主症 腰骶、脊背酸楚疼痛，痛连颈项，伴僵硬和沉重感，转侧不利，阴雨潮冷天加重，得温痛减，或伴双膝冷痛，或恶寒怕冷，舌质淡，苔薄白腻，脉沉迟。

（2）处方 羌活、当归、海风藤各15克，桂枝、秦艽、川芎、桑枝各12克，乳香、木香各9克，赤芍、白芍、干姜、甘草各10克。寒邪偏重者，加细辛3克、制川乌6克（先煎）；湿邪明显、有关节肿胀者，加茯苓、泽泻各15克，薏苡仁20克；血瘀明显、疼痛日轻夜重、舌质紫黯或有瘀斑者，加桃仁、红花各10克，丹参30克。

（3）方法 每天1剂，水煎取汁，分次服用。

2.湿热阻络

（1）主症 腰骶、脊背、髋部酸痛、僵硬、重着、活动不利，或伴膝、踝等关节红肿疼痛，或见烦热、口苦、胸脘痞闷、小便黄赤，舌质红，苔黄腻，脉濡数。

（2）处方 黄柏、防己、连翘、栀子、法半夏各12克，苍术、白术各10克，牛膝15克，滑石（包煎）、老鹳草各20克。关节肿胀明显者，加茯苓、泽泻各15克；热象明显、伴发热者，加金银花20克，蒲公英、土茯苓各15克，青风藤、白花蛇舌草各30克。

（3）方法　每天1剂，水煎取汁，分次服用。

3. 肾虚督空

（1）主症　腰骶、脊背、髋部、颈部酸痛及冷痛，痛势隐隐、喜暖喜按、劳累或遇寒加重，或见关节强直、屈伸不利，或伴腿膝酸软乏力，或肌肉萎缩，或畏寒肢冷，或大便稀溏、小便清长，舌质淡，苔薄白，脉沉弱。

（2）处方　杜仲、白芍各15克，桑寄生20克，牛膝24克，肉桂、熟地黄、独活、秦艽、防风、川芎、茯苓各12克，补骨脂9克，核桃仁18克，细辛3克。阳虚畏寒肢冷、腿膝酸软明显者，加桂枝10克、巴戟天15克；督脉空虚、腰背酸软乏力者，加鹿角胶（烊化）、川续断各10克，狗脊15克；瘀血较重、疼痛明显者，加桃仁、红花各10克，鸡血藤15克，水蛭6克。

（3）方法　每天1剂，水煎取汁，分次服用。

4. 肝肾阴虚

（1）主症　腰骶、脊背、颈部、髋部酸胀或疼痛势缓、喜按喜揉，或见关节强直变形、屈伸不利，或有四肢酸软乏力、肌肉萎缩，或有双目干涩疼痛，可伴消瘦、咽干口渴、头晕心悸、耳聋耳鸣、心烦失眠、面色潮红、手足心热、盗汗遗精，舌质红，苔少或薄黄，脉弦细数。

（2）处方　熟地黄、牛膝各24克，山药20克，龟甲（先煎）、知母、白芍各12克，杜仲、山茱萸、当归各15克。关节疼痛明显、日轻夜重、舌质紫黯或有瘀斑者，加鸡血藤15克，王不留行、桃仁各10克；阴虚火旺者，加青蒿20克、牡丹皮10克、天花粉15克；伴有阳虚者，加狗脊10克、桑寄生15克、肉桂5克。

（3）方法　每天1剂，水煎取汁，分次服用。

5. 瘀血阻络

（1）主症　腰背疼痛剧烈、固定不移、转侧不能、夜间尤甚，有时须下床活动后才能重新入睡，晨起肢体僵硬明显，或有关节屈曲变形，舌质黯或有瘀点或瘀斑，苔薄白或薄黄，脉弦涩。

（2）处方　土鳖虫、川芎、生地黄、甘草各10克，丹参30克，桃仁、红花、香附、地龙各12克，牛膝24克，乳香、没药各9克，羌活、秦艽各15克。寒邪偏重者，加制川乌10克（先煎）、细辛3克、干姜6克；如虚损明显者，当补肾与祛邪之剂并用，加用熟地黄20克、龟甲10克（先煎），去秦艽。

（3）方法　每天1剂，水煎取汁，分次服用。

二、内服

强直舒

（1）处方　全蝎、蜈蚣、甘草各9克，桂枝、细辛各10克，当归、杜仲、仙茅、骨碎补、枸杞子、红花、防己、生川乌（先煎、久煎）各12克，海风藤、秦艽、丹参各15克，青风藤20克，黄芪60克。

（2）方法　每天1剂，水煎取汁，分2～3次温服，10天为1个疗程。

肾痹汤

（1）处方　熟地黄、何首乌、淫羊藿、桑寄生、川续断、丹参各20克，杜仲、地龙各15克，川芎、红花各12克，菝葜、金毛狗脊各30克。舌质红、少苔、脉数者，加生地黄、玄参各20克；遇冷加重、得温则减者，加制附片5克（先煎）、桂枝15克；髋、膝、踝关节肿痛者，加川牛膝、木瓜各15克；肩及颈项部疼痛者，加威灵仙、羌活各12克，葛根20克。

（2）方法　每天1剂，水煎取汁，分2次温服，3周为1个疗程。

散痹汤

（1）处方　青风藤40克，生麻黄、桂枝、生姜各10克，制附子20克（先煎），生石膏18克，木通、甘草各6克。若寒盛，重用制附子至30克（先煎），加细辛3克；若热盛，将制附子用量减至10克、桂枝减至6克，加知母、黄柏各9克；若风盛，加蜈蚣5克、葛根12克；若湿盛，加薏苡仁15克、土茯苓30克；若夹瘀血，加土鳖虫6克、水蛭2克；若痛甚，加刘寄奴6克。

（2）方法　每天1剂，水煎取汁，分2～3次温服，30剂为1个疗程。

骨痹汤

（1）处方　狗脊、杜仲、怀牛膝、骨碎补、独活、陈皮各15克，淫羊藿、威灵仙、生地黄、枸杞子各15～30克，僵蚕、熟地黄、当归各12克，桂枝9～15克，蜈蚣2条。阳虚明显者，加鹿角胶9克（烊化）；阴虚明显者，加女贞子15克；寒盛者，加制附子9克（先煎）；湿盛者，加薏苡仁12克；热盛者，加忍冬藤15克。

（2）方法　每天1剂，水煎取汁，分次温服，30天为1个疗程。

强柔汤

（1）处方　制附子（先煎）、干姜各15克，桂枝、白芍各20克，麻黄、甘草各6克，土鳖虫10克，细辛3克。

（2）方法　每天1剂，水煎取汁，分早、晚2次温服。服药后多饮热开水，令微汗出。

青娥益损汤

（1）处方　补骨脂、炒杜仲、党参、生黄芪、全当归、海桐皮、怀牛膝各30克，狗脊100克，片姜黄、炒苍术各20克，生南星15克。虚寒者，加制附子10克（先煎）、桂枝6克；湿热者，加川黄柏9克。

（2）方法　每天1剂，水煎分次温服。煎前用水泡2小时，慢火煎，每次20分钟。30天为1个疗程。

清利通络汤

（1）处方　忍冬藤、白花蛇舌草、重楼、鸡血藤、桑枝、地龙各30克，薏苡仁15克，防己、秦艽、赤芍、牡丹皮、川芎各10克。若疼痛较剧者，加制川乌（先煎）、红花各10克；若烦渴、便干者，加石膏20克、知母10克；若兼脘腹胀满、倦怠乏力者，加苍术15克，云苓、豆蔻仁各10克。

（2）方法　每天1剂，水煎取汁，分次温服。

温肾通痹汤

（1）处方　狗脊、鹿角霜、淫羊藿各25克，威灵仙、牛膝、没药、土鳖虫各15克。偏寒盛者，加制川乌、制草乌各3克，炮附子10克（均先煎）；偏湿盛者，加苍术、木瓜各6克，薏苡仁15克，防己9克；偏风盛者，加羌活9克，防风、透骨草各10克，乌梢蛇6克；偏热盛者，加黄柏10克、忍冬藤15克、僵蚕6克；虚者，加川续断10克、杜仲9克、黄芪15克、当归8克；痛久不愈者，加制马钱子0.4克。

（2）方法　每天1剂，水煎取汁200毫升，分早、晚2次温服，4周为1个疗程。

补肾强督汤

（1）处方　骨碎补、金毛狗脊、鹿角胶（烊化）、当归、怀牛膝各15克，补骨脂、桂枝、白芍、独活各12克，熟地黄、淫羊藿、黄芪各30克，全蝎、土鳖虫、甲珠各10克，蜈蚣2条，干姜5克。寒甚痛剧者，加制川乌、制草乌各15克（先煎2小时）；湿重者，去鹿角胶，加鹿角霜30克；腰痛剧者，加苍术20克、泽泻15克；久病关节强直、不能行走者，加乌梢蛇、透骨草各30克，自然铜15克（先煎）。

（2）方法　每天1剂，水煎取汁，分次服用，30天为1个疗程。

强脊清解汤

（1）处方　黄柏10克，苦参、半枝莲、萆薢、山茱萸、杜仲、穿山龙、青风藤各15克，狗脊20克，忍冬藤、白芍各30克。

（2）方法　每天1剂，每剂煎2次，混匀后分早、晚2次服用。

补肾治尪汤

（1）处方　骨碎补、补骨脂、熟地黄、川续断、杜仲各15克，狗脊30克，赤芍、白芍、羌活、独活、怀牛膝、制附片（先煎）各12克，干姜6克，防风10克。腰脊疼痛、脊柱僵硬严重者，酌加川续断、杜仲可分别达30克，狗脊可增至40克，甚至50克；项背疼痛甚者，加葛根20克，另可将羌活的用量增至20克；若以寒盛为主而致畏寒肢冷者，可加大制附片的用量至20克；若脾胃失司、脘腹胀满者，则去熟地黄，加陈皮、焦三仙各12克；若病程日久、迁延较重者，加白芥子、苍耳子各9克。

（2）方法　每天1剂，水煎取汁，分早、晚2次空腹服用，30天为1个疗程。

加减寄生汤

（1）处方　独活、当归、秦艽各15克，桑寄生、党参、杜仲、云苓各30克，生地黄、防风、三七（研末冲服）、甘草各10克，怀牛膝18克，桂枝12克。伴湿热者，加生薏苡仁30克、黄柏15克；脊柱变形者，加白僵蚕10克，狗脊、鹿角霜各15克；肢冷脉沉者，加制附子10克（先煎）；虚羸少气、面色不华、纳减者，加黄芪30克、白术15克、甘草10克；肩背僵痛者，加姜黄15克。

（2）方法　每天1剂，水煎取汁，分次服用，30天为1个疗程。

益肾活血汤

（1）处方　熟地黄、淫羊藿、羌活、独活、乌梢蛇、川牛膝各10克，桑寄生、炒杜仲、穿山龙、当归、鸡血藤各20克，威灵仙、狗脊、补骨脂、桂枝各15克，蜈蚣3条，黄芪50克。痛重者，加延胡索6克，乳香、没药各5克；畏寒怕冷者，加肉桂3克、干姜6克、鹿角霜10克；湿重者，加薏苡仁15克、苍术6克；热重者，加知母、黄柏各9克。

（2）方法　每天1剂，水煎取汁，分次温服。

补肾活血汤

（1）处方　熟地黄、枸杞子、狗脊、独活各15克，杜仲、骨碎补、牛膝、当归、川芎、赤芍各20克，黄柏12克，水蛭6克，全蝎9克，甘草10克。病变早期以湿热为主者，加金银花30克、土茯苓20克、苍术12克；疼痛较甚者，加制乳香、制没药各10克。

（2）方法　每天1剂，水煎取汁，分次服用。

补肾祛邪汤

（1）处方　杜仲、菟丝子、怀牛膝各9克，川续断10克，桑寄生12克，雷公藤5克（先煎），三七3克（研粉冲服），五加皮、桃仁、红花各6克。兼湿热者，加威灵仙、黄柏各9克，生地黄、薏苡仁各12克，白花蛇舌草15克；兼寒湿阳虚者，加桂枝、淫羊藿各6克，制附子10克（先煎），鹿角胶5克（烊化）；久病或痛甚者，加川芎、姜黄各6克，泽兰9克；腰背强直或僵硬或屈伸不利者，加乌梢蛇9克，全蝎5克，蜈蚣3克；肢体麻木者，加白芥子、白芷各9克；筋脉拘急者，加淮山药15克；气血虚者，加黄芪、党参各15克，当归9克。

（2）方法　每天1剂，水煎取汁，早、晚分服，2个月为1个疗程。

补肾祛风汤

（1）处方　狗脊30克，熟地黄、秦艽、牛膝、淫羊藿、炙猪蹄甲、白花蛇、乌梢蛇各15克，防风、熟附子（先煎）、川续断、羌活、独活、千年健、千斤拔、黑蚂蚁各10克。湿热明显者，加桑枝、葛根各12克，忍冬藤18克，茯苓10克；寒湿明显者，另加熟附子、羌活、独活各10克，并加桂枝6克、炙麻黄5克；气血亏虚者，加制何首乌、当归各9克，鸡血藤10克，黄芪、党参各15克；关节疼痛僵硬明显者，加僵蚕6克，全蝎、蜈蚣各3克，土鳖虫5克，自然铜6克（醉淬先煎）。

（2）方法　每天1剂，水煎取汁，分次服用，3个月为1个疗程。

通督散痹汤

（1）处方　炮猪蹄甲片、制附子（先煎）、川续断、当归、羌活、独活各10克，狗脊15克，熟地黄20克，生黄芪30克。疼痛剧烈者，加全蝎、细辛各3克；关节僵硬活动受限者，加伸筋草15克、青风藤30克、威灵仙10克；关节肿胀者，加茯苓皮、薏苡仁各30克；痰湿盛者，加白芥子6克，炒牛蒡子、姜半夏各10克；热盛者，加生石膏15克、黄柏6克。

（2）方法　每天1剂，水煎取汁，分早、晚2次温服，30天为1个疗程。

舒督通痹汤

（1）处方　麻黄、桂枝、独活、甘草各10克，当归、赤芍、木瓜、伸筋草、杜仲、青风藤、乌梢蛇、五加皮各15克。若患者寒盛、遇冷痛甚者，加制川乌、制草乌各6克（均先煎）；内有热象、苔黄脉数者，加连翘30克、栀子10克。

（2）方法　每天1剂，水煎取汁，分次温服，3个月为1个疗程。

独寄止痛汤

（1）处方　独活、桑寄生、当归、赤芍、白芍、川芎、红花、防风、生地黄、熟地黄各10克，杜仲、川续断、牛膝、秦艽各12克，细辛3克，肉桂心6克。颈项疼痛、僵直者，加羌活、片姜黄各10克，葛根12克，僵蚕9克；腰骶疼痛明显者，加狗脊、菟丝子各10克，另加桑寄生、杜仲、川续断各10克；阳虚明显者，加制附片6克（先煎）、鹿角胶10克（烊化）；病久不愈、痰瘀交阻者，加白芥子6克，三棱、莪术各10克。

（2）方法　每天1剂，水煎取汁，分次服用。

寄生青藤汤

（1）处方　桑寄生15～30克，青风藤30克，独活、川续断、狗脊、杜仲、桂枝、秦艽、生薏苡仁各9克。肾虚寒湿证者，加牛膝、制附子（先煎）各9克，细辛3克；肾虚湿热证者，加威灵仙9克，生地黄、知母各9～12克；关节痛甚者，加桑枝12克、荜茇3克、牛膝10克；寒湿盛者，加干姜6克、制草乌3克（先煎）、苍术6克；湿热盛者，加生石膏30克、银花藤15克、防己6克；病久者，加活血药及虫类药，如川芎、桃仁、红花各6克，全蝎5克，蜈蚣3克。

（2）方法　每天1剂，水煎取汁，分次温服，4周为1个疗程。

加减三痹汤

（1）处方　黄芪40克，川芎、当归、寻骨风各30克，独活、生地黄、川续断、鹿衔草、老鹳草各15克，秦艽、杜仲、牛膝、威灵仙各10克，细辛、甘草各6克。疼痛较著者，加青风藤9克、僵蚕6克；阴虚低热盗汗者，加青蒿（后下）、乌梅各9克，石斛10克；湿邪偏重者，加生薏苡仁18克、土茯苓30克；二便带血者，加三七3克（研粉冲服），茜草、侧柏叶各9克。

（2）方法　每天1剂，水煎取汁，分次服用。

生葛银花汤

（1）处方　生地黄30～60克，金银花、土茯苓各30克，葛根20～30克，蒲公英20克，狗脊、赤芍、白芍、王不留行各15克，红花10克。痛甚者，加紫花地丁15克、板蓝根9克；寒热错杂者，加川椒8克、桂枝12克；发热者，加生石膏30克、牡丹皮10克；下肢浮肿或关节积液者，加薏苡仁10克、车前草（干）15克；畏风、汗多易感者，加生黄芪30克；病情较重者，加香附10克、川芎3克、黄柏6克、延胡索15克、全蝎5克。

（2）方法　每天1剂，水煎取汁内服，早、晚各1次，1个月为1个疗程。

扶正化痰汤

（1）处方　露蜂房10克，白芥子、猪蹄甲片、桂枝各6克，海藻、昆布、

颈肩腰腿痛妙法良方（第三版）

炒牛蒡子各9克，血竭3克，生黄芪60克，当归、葛根各12克，枸杞子30克。

（2）方法　每天1剂，水煎取汁内服，早、晚各1次，30天为1个疗程。

麻藤石甘汤

（1）处方　炙麻黄5克，雷公藤5～9克（先煎），忍冬藤30克，海风藤15克，生石膏30～60克，蜈蚣3条，全蝎3克，淫羊藿20克，白芥子、生甘草各10克。阴虚者，加生地黄12克、鹿衔草10克；阳虚者，加桂枝9克、鹿角片2克（研粉冲服）；另根据相应症状对症加减。

（2）方法　每天1剂，水煎取汁，分次服用，1个月为1个疗程。

鹿筋汤

（1）原料　鹿筋40克，鸡血藤50克，大枣6枚，食盐适量。

（2）做法　将鹿筋用适量清水浸泡一夜，第2天再用开水浸泡4小时后，洗净，与鸡血藤、大枣一起放入砂锅，加适量清水煎煮，武火煮沸后，改文火煮3个小时，调入少许食盐即可。食鹿筋喝汤，每天1剂，5天为1个疗程。

（3）功效　补肾壮骨，舒筋活血。适用于肾虚督空型、瘀血阻络型强直性脊柱炎。

苡仁木瓜炖猪蹄

（1）原料　薏苡仁、木瓜、伸筋草、千年健各60克，猪蹄2只，食盐少许。

（2）做法　将猪蹄去毛，洗净，剁成块。诸药用布包好，与猪蹄一同放入锅中，加入清水适量，武火煮沸后，改用文火慢炖，至猪蹄熟烂，去药包，加入食盐调味。食肉饮汤，每天1剂，分次服用，5～7天为1个疗程。

（3）功效　补肝肾，强筋骨，祛风湿，通经络，止痹痛。适用于肝肾阴虚型强直性脊柱炎。

杞子狗脊炖狗肉

（1）原料　枸杞子、狗脊、金樱子各15克，狗肉500克，食盐、十三香各适量。

（2）做法　将狗肉洗净，切块。枸杞子、狗脊、金樱子用纱布包好，与狗肉、十三香一同放入锅中，加入清水适量，武火炖至狗肉熟烂，去药包，用食盐调味即成。食肉饮汤，每天1剂，分次服用，5～7天为1个疗程。

（3）功效　补肝肾，强筋骨，壮腰膝。适用于肾虚督空型强直性脊柱炎所致腰脊僵硬疼痛。

白芷羊肉汤

（1）原料　白芷20克，羊肉100克，黄酒、生姜片、葱段、食盐各适量。

（2）做法　将白芷洗净备用。将羊肉洗净，切小块，用开水浸泡2小时，捞起再洗净，加黄酒、生姜片、葱段、食盐、清水，武火煮开，去浮沫，再加白芷，武火煮开5分钟，改文火煮30分钟。每天或隔天1剂，分次食用，7～10天为1个疗程。

（3）功效　温阳补血，祛寒通络。适用于寒湿痹阻型强直性脊柱炎。

枸杞杜仲炖羊肉

（1）原料　枸杞子15克，杜仲15克，羊肉200克，食盐、味精各适量。

（2）做法　将羊肉洗净切块，与枸杞子、杜仲一起放入炖盅内，加适量清水，隔水炖煮2小时，加食盐、味精调味即可。每天2～3次，1个月为1个疗程。

（3）功效　补肾壮骨，强筋健腰。适用于肾虚督空型强直性脊柱炎。

桑椹枸杞粥

（1）原料　桑椹30克，枸杞子15克，粳米50克。

（2）做法　将桑椹、枸杞子洗净，与粳米一起放入锅中，加适量清水煮粥。每天1剂，长期食用。

（3）功效　滋补肝肾，养阴生津。适用于肝肾阴虚型强直性脊柱炎。

肉桂红糖粥

（1）原料　肉桂2克，粳米50克，红糖适量。

（2）做法　将肉桂加适量清水，煎取浓汁去渣。将粳米加适量清水煮粥，待粥煮沸后，调入肉桂汁及红糖，同煮为粥。每天1剂，持续1～2个月为1个疗程，根据病情调整。

（3）功效　温阳散寒，通络止痛。适用于寒湿痹阻型强直性脊柱炎。

山珍鹿筋汤

（1）原料　干鹿筋200克，鸡脚200克，蘑菇片50克，火腿片25克，雪莲花3克，味精、绍酒、生姜片、葱丝、食盐、高汤各适量。

（2）做法　将干鹿筋用开水浸泡2天，切成条状，放入锅内，加入生姜片、葱丝、绍酒和适量清水，将鹿筋煨透备用。将鸡脚用开水烫透，处理干净，放入罐内；将雪莲花洗净，装入干净的纱布袋，放入罐子内，上面均匀摆放鹿筋、火腿片、蘑菇片，加入高汤、绍酒、生姜片、葱丝，上笼蒸至鹿筋熟软时取出，滤出原汤，汤中加适量味精、食盐，搅匀后倒入罐子内再蒸半小时即可。每周2～3次，持续1～2个月为1个疗程，根据病情调整。

（3）功效　补益肝肾，散寒通络。适用于肝肾阴虚型强直性脊柱炎。

三、外用

通痹灵洗剂

（1）处方　川椒目、海藻、鸡血藤各30克，桂枝、昆布、羌活、独活、制半夏、木瓜各15克，制川乌、制草乌各5克。

（2）方法　以上方药用干净的纱布包好，煎煮20分钟后，取出药包，将药液倒入浴缸，加入适量温水，以刚好浸泡人体为度。每天1次，每次30分钟，每周2次。

清热通络汤

（1）处方　桑枝50克，海风藤、络石藤各20克，豨莶草10克，海桐皮、忍冬藤、鸡血藤各6克。

（2）方法　以上方药共研成细末，以干净的纱布包好，煎煮30分钟后，取出药包，将药液倒入入盆中，趁热浸浴痛处。每天1次，每次1小时，7～10天为1个疗程。

散寒除痹散

（1）处方　荆芥、防风、秦艽、丁香、肉桂、草乌、没药、胡椒、细辛各20克。

（2）方法　以上方药共研成细末。用时先用凡士林在患处均匀涂抹作为基质，再将药末撒于患处，并用食醋浸过的纱布盖在患处。之后可在纱布上酒95%乙醇或65度白酒少许，用火点燃（注意避免烫伤），感觉腰背部热烫时立即熄灭，外加温水袋保温。

椒藤除湿汤

（1）处方　川椒目、鸡血藤、海藻各30克，羌活、独活、昆布、木瓜、桂枝、制半夏各15克，胆南星9克，制川乌、制草乌各6克。

（2）方法　将以上方药研为粗末，包裹在干净纱布中，加足量清水，煎煮20分钟；取出药包，将药汤倒入浴缸温水中，水量以浸泡整个人体为度。每次浸泡半小时，每周2次。每剂方药可用3次，无不良反应者可连续药浴16次。

祛痛热敷袋

（1）处方　山柰、羌活、独活、川芎、白芷、徐长卿、青木香、苏木、桂枝、当归、制乳香、制没药、细辛各等份，细砂、冰片各适量。

（2）方法　将以上方药共研为细末，与淘洗干净的细砂2份拌匀。将拌好的药粉装入布袋内，放锅内隔水蒸半小时取出，将蒸好的药袋叠在另一个未蒸的药袋上，放于疼痛处，注意避免烫伤。每天1次，10次为1个疗程。

温馨提示　　　　　　**强直性脊柱炎按摩法**

〔指推背部〕术者站在患者的左侧，四指微握拳，双手拇指相对，以拇指指腹由尾骨两侧沿脊椎骨两侧用力慢推至颈部；然后用四指勾住肩胛提肌，用爆发力向下拉一下；然后全掌着力，手竖位，沿脊椎骨两侧拉抹至背部两侧。每次可推3～5分钟。有助于缓解椎间关节和肋椎关节软组织痉挛，促进血液循环，减轻疼痛。

〔捏脊背〕术者站在患者的左侧，双手拇指和食指同时夹住脊柱正中的皮肤，从命门开始往下捏，将皮肤肌肉提起更好，捏一下，松一下，直至尾椎。如此捏脊4次，每天3～5次。能够刺激背部的经络和穴位，促进气血流通，有助于改善脊柱的生理曲度，缓解脊柱僵硬。

〔推搓背部〕术者站在患者的左侧，双手微握拳，用四指的第1指间关节的背侧部位着力于背部，以前臂带动手部，在背部交替推搓。每次推搓背部3～5分钟。能够放松背部肌肉，改善局部血液循环，缓解肌肉紧张和疼痛。

〔叩击背部〕术者站在患者的左侧，双手自然弯曲虚握拳，腕部放松，分别以双手四指的第1指间关节着力，迅速抖腕，双手交替用爆发力叩击背部。每次叩击背部3～5分钟。能够刺激背部的经络和穴位，促进气血流通，有助于缓解肌肉紧张和疼痛，同时提高肌肉的弹性和活力。

强直性脊柱炎艾灸法

艾灸取穴夹脊（在背腰部，当第1胸椎至第5腰椎棘突下两侧，后正中线旁开0.5寸，一侧17穴）及督脉上阿是穴（通常位于脊柱正中线或旁开一定距离处，具体位置因人而异，需要根据患者的具体病情和压痛反应来确定）。

可对所选穴位隔姜灸。每穴灸7～10壮，每天1次，10次为1疗程。具有温通经脉、散寒止痛的作用，对于强直性脊柱炎引起的腰背部疼痛有缓解作用。

臀上皮神经炎

臀上皮神经炎又称"臀上皮神经痛""臀上皮神经损伤",是由于腰臀部软组织外伤、筋膜卡压等使臀上皮神经发生无菌性炎症,并在髂嵴周围部位发生解剖位置变化,形成筋出槽。臀上皮神经炎是临床腰臀部软组织损伤中的常见病、多发病,占腰腿痛的30%～40%,寒冷季节发病率较高。多发于中年人,常有急性扭伤或慢性劳损病史。本病一般属中医学"筋痹""筋出槽"等范畴。

一、辨证论治

1. 肾精亏虚

(1)主症 腰背酸痛,腰膝酸软,耳鸣耳聋,足跟疼痛,神疲乏力,头晕目眩,失眠多梦,五心烦热,健忘,舌质淡白,脉沉细。

(2)处方 熟地黄、川牛膝各24克,山药、枸杞子、山茱萸、菟丝子、鹿角胶、龟甲胶各12克(后2味均烊化),杜仲9克。若见虚火上炎、五心烦热者,去鹿角胶、枸杞子,加女贞子、麦冬各9克。

（3）方法　每天1剂，水煎取汁，分次服用。

2.脾气虚弱

（1）主症　腰背疼痛或有或无，四肢酸困乏力，久行则足胫疼痛，身疲乏力，食欲缺乏，胸脘痞塞，面色萎黄，舌体胖大有齿痕，苔白腻，脉虚缓。

（2）处方　人参、白术、白茯苓、山药、炙甘草各12克，白扁豆10克，莲子肉、薏苡仁、砂仁、桔梗各9克。

（3）方法　每天1剂，水煎取汁，分次服用。

3.脾肾阳虚

（1）主症　腰背冷痛，形寒肢冷，形体拘挛，面色㿠白，面浮肢肿，胸闷气短，精神萎靡，舌质淡嫩，苔白滑，脉沉弱。

（2）处方　人参、白术、当归各12克，熟地黄20克，干姜、山药、枸杞子、杜仲、菟丝子、鹿角胶（烊化）各9克，炙甘草、制附子（先煎）、肉桂、山茱萸各6克。

（3）方法　每天1剂，水煎取汁，分次服用。

4.瘀血阻滞

（1）主症　腰痛如刺，痛有定处，轻则俯仰不便，重则因疼痛而不能转侧，痛处拒按，舌质紫黯或有瘀斑，脉涩。

（2）处方　桃仁、川芎、没药、五灵脂、香附、牛膝、地龙、当归各12克，红花、羌活、秦艽各9克，炙甘草6克。

（3）方法　每天1剂，水煎取汁，分次服用。

5.风寒湿痹

（1）主症　腰部冷痛重着、转侧不利、逐渐加重，形寒肢冷，形体拘挛，舌质淡，舌体胖大，苔白滑。

（2）处方　桑寄生18克，独活、杜仲、牛膝、秦艽、防风、芍药各9克，细辛3克，茯苓、人参、当归各12克，肉桂心、生地黄各15克，川芎、炙甘草各6克。

（3）方法　每天1剂，水煎取汁，分次服用。

二、内服

六皮汤

（1）处方　五加皮、合欢皮、地骨皮、海桐皮、青皮、牡丹皮、威灵仙、浙贝母、炮猪蹄甲各10克，落得打15克，薏苡仁30克，生甘草5克，生黄芪、川续断、山茱萸、生牡蛎（先煎）各20克，生麻黄2克。

（2）方法　每天1剂，每剂煎2次，混合后分早、晚2次饭后服用。

骨痿汤

（1）处方　熟地黄25克，山药、鹿衔草各20克，淫羊藿、山茱萸各15克，当归、自然铜（先煎）、菟丝子、炒白术、党参各12克，川芎、茯苓各10克，地龙8克，甘草6克。肾阳虚者，加肉桂3克、杜仲6克；肾阴虚者，加龟甲12克（先煎）、枸杞子9克；气血两虚者，加制何首乌9克、黄芪15克；有外伤史、痛剧者，加赤芍10克、鸡血藤12克。

（2）方法　每天1剂，水煎取汁，分次服用。

仙骨汤

（1）处方　仙茅、淫羊藿各12克，当归15克，知母、巴戟天、炙鸡内金各9克，川黄柏6克，生黄芪30克，熟地黄、炙自然铜、生龙骨、生牡蛎各24克（后3味先煎）。阴虚者，加龟甲12克（先煎）、枸杞子9克；阳虚者，加鹿角胶5克（烊化）、肉苁蓉6克；气血两虚者，加党参15克、茯苓12克、阿胶6克（烊化兑服）、紫河车2克（研末吞服）；血瘀者，加土鳖虫6克、参三七3克（研粉冲服）。

（2）方法　每天1剂，水煎取汁，分次服用，7天为1个疗程。

独活强筋汤

（1）处方　独活、当归、川芎、杜仲、牛膝、补骨脂、骨碎补、淫羊藿、没药、人参各10克，桑寄生、熟地黄、白芍各20克，鹿角霜30克，茯苓12克，甘草3克。

（2）方法　每天1剂，水煎取汁，分次服用。

滋补肝肾汤

（1）处方　煅自然铜（先煎）、白及各30克，熟地黄、牛膝各15克，生地黄、川续断、土鳖虫各14克，红花6克，当归12克，黄芪25克。

（2）方法　每天1剂，水煎取汁，分次服用，1个月为1个疗程。

补肾强骨汤

（1）处方　熟地黄24克，山药、山茱萸、杜仲、制何首乌、川续断各12克，龟甲胶、鹿角胶各9克（均烊化），枸杞子、菟丝子、骨碎补各15克。气短乏力、易汗者，加人参6克、麦冬12克、五味子9克；潮热盗汗者，加知母、黄柏各9克；急躁易怒者，加柴胡10克、白芍15克；形寒肢冷者，加炮附子

（先煎）、肉桂各6克；瘀血疼痛者，加川牛膝12克，制乳香、制没药各6克；脾胃虚弱者，加白术、茯苓各12克，陈皮9克，砂仁6克。

（2）方法　每天1剂，水煎取汁，分次服用，30天为1个疗程。

补肾壮筋汤

（1）处方　熟地黄、当归、山茱萸、茯苓、川续断各12克，牛膝、杜仲、白芍、五加皮各10克，青皮5克，炮猪蹄甲、鹿角片、煅自然铜（先煎）各6克。肾阴虚甚者，加龟甲12克（先煎）、枸杞子9克；脾虚甚者，加黄芪15克、白术9克。

（2）方法　每天1剂，水煎取汁，早、晚分2次服用，连服3个月。

补肾宁骨汤

（1）处方　制何首乌15克，枸杞子、川续断各12克，杜仲、骨碎补、川芎、当归、川牛膝、桑寄生各10克，甘草5克。

（2）方法　每天1剂，水煎取汁，早、晚2次分服。

加减骨痿汤

（1）处方　龟甲（先煎）、丹参、当归各30克，鹿角霜、狗脊、补骨脂各15克，黄芪、淮山药各20克。肝肾阴虚者，加左归丸或虎潜丸；肾阳衰微者，加右归丸；肾精不足者，加河车大造丸；气血不足者，加归脾丸；气滞血瘀者，加身痛逐瘀汤；风邪偏盛者，加防风汤。

（2）方法　每天1剂，水煎取汁400毫升，分2次服，30天为1个疗程。

固精养血汤

（1）处方　熟地黄、牛膝各15克，制何首乌、当归、白芍、木瓜、桑寄生各10克，川续断、珍珠母、生龙骨、生牡蛎各30克（后2味先煎）。

（2）方法　每天1剂，水煎取汁，分次服用，20天为1个疗程。

补肾健骨汤

（1）处方　熟地黄20克，山药、丹参各15克，山茱萸、菟丝子、牛膝、鹿角胶（烊化）、龟甲胶（烊化）、淫羊藿、肉苁蓉各10克，三七3克（研末冲服），枸杞子8克。偏阴虚者，加知母9克、黄柏6克；偏阳虚者，加制附子9克（先煎）、肉桂3克；气血两虚者，加黄芪15克、当归9克；腰膝酸软无力或伴压缩性骨折者，加川续断10克、杜仲9克、骨碎补6克；骨痛症明显者，加重活血祛瘀药的用量，或加用土鳖虫9克，乳香、没药各5克；脊柱骨折合并腹胀、便结不通、形体壮实者，加用桃仁承气汤。

（2）方法　每天1剂，水煎取汁，分次服用。

补肾活血汤

（1）处方　熟地黄、丹参各25克，龟甲30克（先煎），生地黄、枸杞子、山茱萸、淫羊藿、黄芪各15克，骨碎补、当归各20克，牡丹皮、川芎各10克，木香3克，甘草5克。上肢骨折者，加桂枝15克；下肢骨折者，加牛膝15克；足跟骨折者，加木瓜15克；腹泻者，加白扁豆、云苓、白术各10克。

（2）方法　每天1剂，水煎取汁，分次服用。

补肾通络汤

（1）处方　熟地黄、山药、泽泻各20克，山茱萸、杜仲、牛膝各15克，鸡血藤、桃仁、三七（研末冲服）、附子各10克，茯苓25克，黄芪30克，延胡索5克。痛剧者，加大三七用量至15克。

（2）方法　每天1剂，水煎取汁，分2～3次温服。

三补杞胶汤

（1）处方　熟地黄、山药、枸杞子、鹿角胶（烊化）各20克，山茱萸15克。肾阳虚型，加杜仲、当归、菟丝子、肉桂各20克，补骨脂15克；肾阴虚型，加龟甲胶（烊化）20克，牛膝15克；阴阳两虚型，以左归饮加肉桂、补骨脂各10克，鹿角胶（烊化）20克；虚热明显者，加知母9克、黄柏6克、天花粉12克。

（2）方法　每天1剂，水煎取汁，分2次温服，2个月为1个疗程。

二仙肾气汤

（1）处方　仙茅、淫羊藿、山药、山茱萸、泽泻、茯苓、牡丹皮、当归、川芎各10克，熟地黄15克，肉桂3克，附片（先煎）、青皮、陈皮各5克。阴虚火旺引起的骨蒸潮热、盗汗、舌质红少津、口干、脉细数者，加黄柏6克、知母9克；气短乏力，舌质淡胖、边缘有齿印，脉细数者，加黄芪、党参各15克；头晕、舌质淡脉细无力者，加鸡血藤10克、鹿角胶5克（烊化）；疼痛如锥刺或抽掣样者，加蜈蚣、全蝎各3克；疼痛随天气变化、阴雨寒冷加剧、得暖减轻者，加制川乌、制草乌各3克（均先煎），细辛2克。

（2）方法　每天1剂，水煎取汁，分次温服，20天为1个疗程。

益肾填髓汤

（1）处方　鹿角片（先煎）10克，生牡蛎（先煎）、生黄芪各50克，当归身、熟地黄、龟甲各12克，淫羊藿、枸杞子、补骨脂各15克，杜仲20克。肾阴偏虚者，加女贞子9克、阿胶6克（烊化兑服）、鳖甲12克（先煎）；肾阳偏虚者，加仙茅、巴戟天各6克，锁阳8克，紫河车2克（研末吞服）；胸腰部痛甚者，加制乳香、制没药、延胡索各5克，细辛2克。

（2）方法　每天1剂，水煎400毫升，分2次服用，30天为1个疗程。

补肾化瘀汤

（1）处方　熟地黄20克，山药、杜仲、当归各15克，山茱萸、枸杞子、女贞子、菟丝子各12克，狗脊、川续断各30克，桃仁、红花、土鳖虫、陈皮各10克。偏肾阳虚者，去枸杞子、女贞子，加鹿角胶（烊化）、肉桂各10克；偏肾阴虚者，去菟丝子，加生龟甲5克（先煎）；牵及下肢疼痛者，加牛膝9克、独活6克。

（2）方法　每天1剂，水煎取汁，分早、晚2次温服。

温阳止痛汤

（1）处方　制川乌、制草乌各5克（均先煎），肉桂、川椒各3克，制附子、川续断、巴戟天、狗脊、地龙、白芥子（包煎）、枳壳、牛膝各10克。

（2）方法　每天1剂，水煎取汁，分2次温服，每服5天为1个疗程。待急性疼痛缓解后，施以滋阴养血、通络补髓之剂（生地黄、熟地黄、桑寄生、鸡血藤、当归尾、白芍、丹参、木香各10克，山茱萸、杜仲、五味子各3克），服法同上。续用1个月后，改六味地黄丸口服，每天服2次，每次6克。

益肾壮骨汤

（1）处方　生地黄30克，制何首乌、龟甲（先煎）、骨碎补、川牛膝、杜仲、白术各10克，鹿衔草、狗脊、当归各15克，生甘草5克。偏于肾阳虚者，加熟附片9克（先煎）、鹿角霜10克；外伤骨折或疼痛较重时，加三七3克（研末吞服）、土鳖虫9克、鸡血藤12克；合并脾虚者，加山药20克、党参15克、云苓10克。

（2）方法　每天1剂，水煎服。

凤衣益肾汤

（1）处方　凤凰衣30克，熟地黄、山药、茯苓、黄芪各15克，山茱萸、牡丹皮、狗脊、杜仲、牛膝、补骨脂各10克，泽泻、肉桂、炙甘草各6克。肾虚血瘀型，加土鳖虫6克、三七3克（研末吞服）、大黄9克（后下）。

（2）方法　每天1剂，水煎取汁，分次温服，10天为1个疗程。

壮药生骨汤

（1）处方　扶芳藤、鸡血藤各20克，松节、红杜仲、伸筋草各15克，四方藤、水田七、透骨消、丢了棒、大叶千斤拔各10克。

（2）方法　每天1剂，水煎取汁，分次服用。

调补三焦方

（1）处方　1号方（滋补肝肾，健脾行气）药用熟地黄、黄精、党参、茯苓各20克，龟甲胶（烊化）、枸杞子、何首乌、白芍、当归、佛手、蒺藜各15克；2号方（疏肝活血，行气止痛）药用熟地黄、白芍、丹参各20克，当归、木瓜、香附、川楝子、乳香、没药各15克，三七粉（冲服）、青皮各5克。偏阴虚火旺者，酌加黄柏、栀子各6克，牡丹皮9克，知母10克；偏阳虚者，酌加桂枝、淫羊藿、巴戟天、肉苁蓉各6克，杜仲9克；偏气虚者，重用党参至30克，加黄芪15克、白术9克。

（2）方法　每天1剂，水煎取汁，分次温服。

枸杞淮山汤

（1）处方　熟地黄、山茱萸、鹿角胶（烊化）、龟甲胶（烊化）各10克，淮山药12克，枸杞子、菟丝子各15克，川牛膝9克。瘀血未尽者，加苏木6克、丹参12克；兼肾阳虚者，加杜仲9克、川续断10克、巴戟天6克；兼气虚者，加黄芪、党参各15克；血虚者，加当归9克、阿胶6克（烊化）；寒湿甚者，加制川乌3克（先煎）、薏苡仁18克。

（2）方法　每天1剂，水煎取汁，分2次温服。

补肾生髓丸

（1）处方　川续断、巴戟天、桑寄生各2份，熟地黄、紫河车、龟甲胶、山茱萸各3份，骨碎补、五味子各1份。肾阴虚者，加用山药18克、黄精10克、枸杞子9克；肾阳虚者，加用仙茅6克、杜仲9克、炮附子10克；肾阴阳两虚者，加用炮附子6克、鹿角胶3克、黄精10克、山药15克。

（2）方法　上方诸药按比例研制成丸剂，每次服用9克，每天3次，连续服用10～12周。

补肾壮骨丸

（1）处方　熟地黄、山药、山茱萸、枸杞子、鹿角胶、菟丝子、杜仲、肉桂、牛膝各50克，当归40克，附子、红花、猪蹄甲各15克，桃仁30克。

（2）方法　上方诸药共研成细末，炼蜜为丸，每丸重6克。每次1丸，每天3次。

健骨止痛丹

（1）处方　北黄芪、人参、杜仲、淫羊藿叶、仙茅、骨碎补各3份，当归、川芎、白芍、桃仁、红花、丹参、全蝎、土鳖虫、制川乌、制草乌、白芷、川牛膝、白术、茯苓各2份，三七、自然铜、甘草各1份。阳虚怕冷者，加炮附子 10 克；手足麻木者，加独活 6 克、桂枝 9 克；口干苦、苔黄者，加蒲公英 12 克、神曲 6 克；痰湿盛者，加法半夏、陈皮各 6 克；痛剧者，加五味麝香丸；血压偏低者，去杜仲。

（2）方法　上方诸药炼蜜为丸，丸如梧桐子大小。每服 10 克，每天 3 次，1 个月为 1 个疗程。

强骨壮骨散

（1）处方　当归、丹参、生乳香、生没药各 20 克，红花 10 克，甲珠 15 克，鹿角胶 18 克。

（2）方法　上方诸药共研成细末，每次 3 克，每天 2 次，以黄酒为引。

无名异冲剂

（1）处方　无名异、陈皮各 10 克，麦饭石、川续断各 15 克，淫羊藿 8 克，黄芪 25 克，当归 5 克，骨碎补、补骨脂各 12 克，炙甘草 6 克。

（2）方法　诸药共研成细末，每包 15 克。每次服用 1 包，每天 3 次，12 天为 1 个疗程。

护骨合剂

（1）处方　熟地黄、山茱萸、何首乌、枸杞子、龟甲、山药各 3 份，杜仲、巴戟天、淫羊藿、茯苓各 2 份，覆盆子、紫河车各 1 份。

（2）方法　以上方药按比例制成合剂，每天 50 毫升，分 1～2 次口服，1 个月为 1 个疗程。

补肾胶囊

（1）处方　女贞子、菟丝子、杜仲、淫羊藿各 15 克，熟地黄 20 克，骨碎补 12 克，黄精 10 克。

（2）方法　上方诸药共研成细末装胶囊，每天 3 次，每次 6 克，以白开水冲服。

大枣核桃仁粥

（1）原料　核桃仁 30 克，大枣 6 枚，糯米 100 克。

（2）做法　将核桃仁洗净、捣碎；将大枣洗净、去核。将核桃仁、大枣和淘洗干净的糯米一起放入锅中，加适量清水，武火烧沸后，转小火熬至米烂粥稠即可。温热服用，每天 1 剂，可分次服用，7 天为 1 个疗程。

（3）功效　补中益气，养血安神，补肾填精。适用于肾精亏虚型臀上皮神经炎。

当归牛尾汤

（1）原料　牛尾 1 条，当归 30 克，大枣 8 枚，食盐适量。

（2）做法　将牛尾去毛、刮洗干净，切成小段。将当归、大枣洗净，和牛尾一起放入砂锅，加适量清水，武火煮沸后，改文火煮3个小时，调入少许食盐即可。食牛尾喝汤，每天1剂，分次服用，5天为1个疗程。

（3）功效　补中益气，健脾益胃，活血化瘀。适用于脾气虚弱型、瘀血阻滞型臀上皮神经炎。

黄花炒猪腰

（1）原料　猪腰1只，黄花菜50克，生姜片、葱段、蒜片、食盐、白糖、植物油、淀粉各适量。

（2）做法　将猪腰从中间切开，剔去筋膜后洗净，切成小块；将黄花菜用水泡发，撕成小条。炒锅放入少量植物油烧热，放入葱段、姜片、蒜片煸炒，再放入猪腰爆炒，炒至猪腰变色后加入黄花菜、食盐、白糖略炒片刻，用淀粉勾芡即可。佐餐食用，每天1剂，5～7天为1个疗程。

（3）功效　清热利湿，补肾强腰。适用于肾精亏虚型臀上皮神经炎。

大麦仁薏苡仁粥

（1）原料　大麦仁100克，薏苡仁50克。

（2）做法　将大麦仁、薏苡仁分别洗净，放入锅中，加入适量清水，煮成粥即可。每天1剂，早、晚分次食用，1周为1个疗程，可根据个人情况调整。

（3）功效　健脾渗湿，抗疲劳。适用于脾气虚弱型臀上皮神经炎。

胡萝卜烧鹅肉

（1）原料　鹅肉400克，胡萝卜150克，薏苡仁30克，桃仁10克，绍酒、酱油、生姜片、葱段、食盐、植物油各适量。

（2）做法　将薏苡仁、桃仁洗净，除去杂质；将鹅肉洗净，用沸水焯去血水，切块；将胡萝卜洗净，切块。将薏苡仁放入碗内，加水蒸熟待用；锅烧热，加入植物油，六成热时下入生姜片、葱段爆香，加入鹅肉、胡萝卜、桃仁、薏苡仁，调入食盐、酱油、绍酒，烧至鹅肉熟烂即可。佐餐食用，每周2～3次，2周为1个疗程。

（3）功效　健脾利湿，除痹缓急。适用于风寒湿痹型臀上皮神经炎。

党参麦芽茶

（1）原料　党参、白术各10克，炒麦芽15克，陈皮5克。

（2）做法　将所有原料清洗干净，包在干净的纱布袋中，放入锅中，加入适量清水，武火煮沸后改用文火煮20分钟即可。代茶饮用，不拘时，每天多次，1周为1个疗程，可根据个人情况调整。

（3）功效　健脾去湿，调理肠胃。适用于脾气虚弱型臀上皮神经炎。

木瓜桃仁蒸石斑鱼

（1）原料　石斑鱼1条，木瓜15克，桃仁6克，料酒、生姜片、葱段、食盐、白糖各适量。

（2）做法　将木瓜洗净，切成薄片；将桃仁洗净，去杂质；将石斑鱼处理干净，放在蒸盆内，加入料酒、食盐、白糖后抹匀，再放入生姜片、葱段、木瓜片、桃仁，加入适量清水。将蒸盆放入蒸笼，蒸30分钟即可。每周2次，2周为1个疗程。

（3）功效　活血化瘀，抗炎。适用于瘀血阻滞型臀上皮神经炎。

茯苓鹅肉汤

（1）原料　白鹅肉500克，黄芪30克，熟地黄20克，茯苓15克，当归、菟丝子、川牛膝、杜仲、木瓜、白术各10克，料酒、生姜片、葱段、食盐各适量。

（2）做法　将上述药材洗净，装入干净的纱布袋内，扎紧袋口；将白鹅肉处理干净，切成块。将白鹅肉、药包、生姜片、葱段放入炖锅内，加适量清水、料酒，武火烧沸后，改文火炖煮1小时，加食盐调味即可。食用前捡出药包，吃肉饮汤，每周1～2次，2～3周为1个疗程。

（3）功效　滋补肝肾，益气补虚。适用于肾精亏虚型臀上皮神经炎。

三、外用

骨灵膏

（1）处方　杜仲、全当归、川芎、山慈菇、重楼、羌活、独活、白药子各50克，苍术、生半夏、生南星各30克，威灵仙60克，麝香0.9克，麻油400克，醋精粉、广丹各适量。

（2）方法　以上方药除麝香、广丹、醋精粉外均放麻油中浸3～5天；先用武火熬30～40分钟，待药渣至枯黄色后去渣，再用文火熬干滴油成珠，加入广丹充分拌匀，待稍冷加入醋精粉及麝香，充分搅拌后收膏，然后摊于牛皮纸上。用时取骨灵膏置火上烤熔后趁热敷患处，2～3天更换1次，连敷1个月为1个疗程，如无不良反应可连敷40～60天。

温经热敷方

（1）处方　川乌、草乌、透骨草、骨碎补、狗脊各30克，红花、威灵仙、伸筋草各20克。

（2）方法　以上方药共碾成细末，装入纱布袋中，放笼中蒸30分钟取出，温度适宜时热敷患处。每天1～2次。

活络熏洗方

（1）处方　狗脊、五加皮、木瓜各30克，透骨草、杜仲、川续断、鸡血藤各20克，延胡索、红花、白芷各25克。

（2）方法　以上方药水煎取药汁，趁热熏患处；待药液温度适宜时，用毛巾浸药液洗患处。每天1～2次。

两乌外敷方

（1）处方　防风、威灵仙、川乌、草乌、透骨草、川续断、狗脊各100克，红花、川椒各60克。

（2）方法　以上方药均粉碎成细面，每次用50～100克，以食醋调成稀面糊状放入纱布袋中，将纱布袋放于患处皮肤上，再将热水袋放在药袋上热敷半小时。每天1～2次。

荷桂外洗方

（1）处方　半枫荷60克，桂枝18克，大黄20克，生草乌、生川乌、宽筋藤、海桐皮、王不留行、入地金牛、透骨草各30克。

（2）方法　以上方药加水2000毫升，煎取汁1000毫升，待药液温度适宜时，用小毛巾浸泡药液后稍拧干，置于腰背部湿热敷，反复多次，直至药液变凉。每天2次，10天为1个疗程。

川乌涂搽方

（1）处方　川乌、草乌、透骨草、骨碎补各30克，白芷、红花各20克，细辛、薄荷各10克。

（2）方法　以上方药水煎取汁，外搽骨痛部。每天3～5次。

乳没敷贴方

（1）处方　乳香、没药、红花、透骨草各12克，桃仁、黄柏、白芷各10克，当归、川续断、威灵仙、骨碎补、狗脊各20克，自然铜、赤芍、土鳖虫各9克。

（2）方法　以上诸药共研成细末，经熬制成膏药备用。用时先消毒患部，再敷贴于患处。每天换药1次，10～15天为1个疗程。

补蚀散

（1）处方　桃仁、莪术、水蛭、牛膝、鸡血藤、大黄各等份。

（2）方法　将以上方药共研成细末，混合均匀后分装入干净的纱布袋备用，每袋装药粉40克。用时每次取1袋药粉，用黄酒或醋调匀至糊状，均匀涂敷在患髋周围。每3天换药1次，3个月为1个疗程。

温馨提示　　　**臀上皮神经炎按摩法**

〔放松手法〕患者取俯卧位，全身放松。术者位于患者患侧，用掌根或大鱼际，从患侧第2腰椎棘突，向下推按至患肢膝部。每次10分钟。能够放松臀部及腰部肌肉，缓解肌肉紧张与痉挛。有助于改善局部血液循环，促进炎症消散。

〔按揉穴位〕术者重点按揉患者疼痛明显或压痛明显的部位（阿是穴），以及患侧腰眼（在腰部，第4腰椎棘突下，旁开约3.5寸的凹陷中）、环跳、秩边（在臀部，平第4骶后孔，骶正中嵴旁开3寸）、委中等穴位。每穴3～5分钟。能够疏通经络，行气活血。有助于缓解臀上皮神经炎引起的疼痛。

〔推揉手法〕术者站在患者患侧，沿患者臀上皮神经分布的部位反复推揉，每次3～5分钟，以患者皮肤透热为度。能够疏通经络，缓解神经受压引起的疼痛，并可促进局部血液循环，加速炎症消退。

臀上皮神经炎艾灸法

艾灸取穴环跳、秩边、委中、阳陵泉（在小腿外侧，当腓骨头前下方凹陷处）、阿是穴。

可对所选穴位温和灸。每次灸治10～15分钟，每天1次，10次为1个疗程。具有温经散寒、疏通经络、行气活血的作用。有助于缓解臀上皮神经炎引起的疼痛、麻木等症状。

股骨头坏死

股骨头坏死，又称为"股骨头无菌性坏死"或"股骨头缺血性坏死"，早期表现为左胯下疼痛，疼痛会逐渐加重，站立、行走时间都不能太长，活动不灵便，走路时跛行。此病是由于多种原因导致的股骨头局部血液运行不良，从而引起骨细胞进一步缺血、坏死，骨小梁断裂，股骨头塌陷的一种病变。

一、辨证论治

1. 气滞血瘀

（1）主症　多有髋部外伤史。症见髋部疼痛，夜间痛剧，刺痛不移，关节屈伸不利，舌质黯红或有瘀斑，脉弦或沉细。

（2）处方　海桐皮、骨碎补各30克，当归、川续断、羌活、独活各15克，赤芍、姜黄各12克，川芎、土鳖虫、三七（研末冲服）各10克。

（3）方法　每天1剂，水煎取汁，分次服用。

2. 风寒湿痹

（1）主症　风寒湿邪阻于髋部经脉，症见髋部疼痛、遇天气变化加剧，关节屈伸不利，肌肤时有麻木，喜热畏寒。

（2）处方　独活、防风各12克，秦艽、当归、白芍、生地黄、川续断各15克，细辛3克，川芎6克，川牛膝、三七（研末冲服）各10克，补骨脂30克。

（3）方法　每天1剂，水煎取汁，分次服用。

3. 痰湿瘀阻

（1）主症　髋部沉重疼痛，痛处不移，关节漫肿、屈伸不利，肌肤麻木，形体肥胖，舌质淡、边缘有齿痕，苔白腻，脉沉或濡缓。

（2）处方　羌活、当归、川续断、杜仲、红花各15克，防风9克，独活、牛膝、陈皮、茯苓各12克，半夏、三七（研末冲服）、土鳖虫10克。

（3）方法　每天1剂，水煎取汁，分次服用。

4. 气血虚弱

（1）主症　髋部疼痛、喜揉喜按，筋脉拘急，关节不利、活动受限，肌肉萎缩，伴有心悸、气短、面色无华、体倦乏力，舌质淡，苔薄白，脉细弱。

（2）处方　黄芪30克，人参、当归、川芎、牛膝、煅自然铜（先煎）各10克，白术、白芍、川续断、杜仲、红花各15克，羌活12克。

（3）方法　每天1剂，水煎取汁，分次服用。

5. 肝肾不足

（1）主症　髋部隐隐作痛、缠绵不休、站立加重、休息后减轻，关节僵硬，伴心烦失眠、口渴咽干、面色潮红、时有盗汗，舌质红，苔少或无苔，脉细数。

（2）处方　熟地黄、菟丝子各15克，杜仲、当归、独活各12克，桑寄生18克，枸杞子、制没药、红花、黄柏、三七（研末冲服）各10克，肉苁蓉9克。

（3）方法　每天1剂，水煎取汁，分次服用。

二、内服

复骨汤

（1）处方　炙黄芪、川牛膝、全当归、桃仁各10克，防风、水蛭、红花、肉桂、炮姜各5克，炮猪蹄甲、千年健各6克，独活、桑寄生各8克，血竭1克（研为细末后，装入小号空心胶囊内，分早、晚2次吞服）。气滞血瘀型，加制香附、酒延胡索各8克，制乳香、制没药各5克；肝肾不足型，加制何首乌、生地黄、地骨皮各10克，秦艽、茯苓、枸杞子各8克；气血虚弱型，加鹿角胶（烊化）、淫羊藿、补骨脂、山茱萸各8克，潞党参、紫丹参、熟地黄各10克。

（2）方法　每天1剂，水煎取汁，分早、晚2次饭后半小时温服，30天为1个疗程。

活骨汤

（1）处方　当归、山茱萸、山药、独活各12克，生地黄、熟地黄、赤芍、川芎、补骨脂、骨碎补、淫羊藿各9克，制附子（先煎）、肉桂各6克，仙茅4克。

（2）方法　每天1剂，水煎取汁，分次温服，1个月为1个疗程。

养骨汤

（1）处方　独活、狗脊各15克，当归、白芷、陈皮、郁金、肉桂、骨碎补、川续断、透骨草、延胡索各10克，怀牛膝6克。气血凝滞者，加土鳖虫5克、血竭3克；寒湿较重者，加苍术9克、威灵仙15克；病程日久、体质虚弱者，加黄芪30克、白术12克、紫河车10克。

（2）方法　每天1剂，水煎取汁，分2次温服，早、晚各服1次；也可将以上方药共研成细末，炼蜜为丸，每丸重10克，每天服用3次，1次1丸。另可取乳香、没药各1克，共研成细末，服药期间取适量，以白酒调和外敷患处。

健髋汤

（1）处方　熟地黄20克，鹿角胶（烊化）、川牛膝、地龙、黄芪各10克，骨碎补、川续断各15克，蜈蚣1条。阴虚局部欠温、下肢畏寒乏力、久卧久坐痛甚、适当活动疼痛略减者，加巴戟天10克、桂枝6克；阴虚五心烦热、盗汗、舌质红、少苔者，加龟甲、鳖甲各10克（均先煎）；气滞血瘀，患髋刺痛，痛处不移、拒按者，加赤芍、鸡血藤各10克；湿阻经络、下肢酸胀沉重、苔腻者，加薏苡仁20克、木瓜10克。

（2）方法　每天1剂，水煎取汁，分次温服。

还原汤

（1）处方　熟地黄、山茱萸、枸杞子、淮山药各20克，肉苁蓉、生地黄、骨碎补各15克，黄芪、当归、川芎各25克，白芍、猪蹄甲、牡丹皮、泽泻、淫羊藿、红花、杜仲、川续断、伸筋草各10克，丹参30克，甘草5克。气滞血瘀、髋部疼痛、关节屈伸不利者，加川续断、牛膝各15克，郁金10克；兼有便秘者，加麻仁5～10克；风寒湿痹、遇阴天而疼痛加剧者，加羌活、独活、五加皮各15克，伸筋草25克；痰湿型关节漫肿、痛处不移者，加法半夏、苍术、秦艽各15克，鸡血藤30克；气血两亏、肌肉萎缩、心悸气短者，加白参25克，白术、阿胶各15克，熟附子5～10克（先煎）；肝肾阴虚者，加龟甲（先煎）60克、生地黄25克、玄参20克；肾阳虚者，加巴戟天15克、补骨脂10克；下肢肌肉抽搐疼痛者，加天麻15克，钩藤、木瓜各10克。

（2）方法　每天1剂，水煎取汁，分次服用，3个月为1个疗程。

骨复活汤

（1）处方　熟地黄、鸡血藤、丹参各30克，山茱萸、仙茅、淫羊藿各12克，鹿角胶（烊化）、骨碎补、石菖蒲、怀牛膝、川续断、木瓜、川芎各15克，土鳖虫、独活、水蛭、全蝎各10克。

（2）方法　每天1剂，水煎取汁，分次服用，连服30天为1个疗程。

复骨健步汤

（1）处方　三七（研末冲服）、丹参、赤芍、蝼蛄、山茱萸各20克，生地黄、白及、枸杞子、黄芪各30克，桂枝10克。患处肿胀甚伴脘腹胀闷、纳差者，加苍术、生薏苡仁各20克，茯苓15克；患部疼痛剧烈者，加延胡索、乳香、没药各10克；气虚者，加党参20克、焦白术10克；畏寒怕冷者，加附片10克（先煎）；其他兼症，均可随症加减。

（2）方法　每天1剂，水煎取汁，分次服用。早期均采用复骨健步汤加减；待疼痛减轻，病情稳定后，改服复骨健步片（上方按比例常规制成片剂，每片含生药0.3克），每次10片，每天2次，饭后半小时以温开水送服。3～6个月为1个疗程。

加减阳和汤

（1）处方　熟地黄50克，鹿角胶（烊化）、木瓜各10克，白芥子6克，生麻黄、肉桂各5克，炮姜、细辛各3克，川牛膝15克。阳虚较甚者，重用肉桂至9克；疼痛较剧者，加制川乌3克（先煎）；有虚热者，加生地黄15克，去肉桂、炮姜；胃纳欠佳者，熟地黄减至30克，鹿角胶减至6克。

（2）方法　每天1剂，水煎取汁，分次服用，连服半个月为1个疗程。

补骨复原汤

（1）处方　制附子（先煎）、补骨脂、鹿角胶（烊化）各15克，川续断25克，骨碎补、黄芪各30克，赤芍20克，鸡血藤35克，当归、牛膝各12克，蜈蚣5条，全蝎10克。以气滞血瘀证为主、疼痛重者，加乳香、没药各5克，延胡索6克；患肢肿胀、重着者，加泽兰10克，苍术6克，益母草、薏苡仁各15克；伴风寒性疼痛者，加独活9克，制川乌、制草乌各3克（均先煎）。

（2）方法　每天1剂，水煎取汁，分次服用，3个月为1个疗程。

活血通络汤

（1）处方　柴胡、当归、桃仁、红花、牛膝、丹参各15克，瓜蒌根、路路通各20克，酒大黄、甘草各10克。

（2）方法　每天1剂，水煎取汁，分早、晚2次温服，连服3周。后用药物续筋接骨：土鳖虫、自然铜（醋淬7次后碾成细末）各25克，乳香、没药、骨碎补、血竭、大黄、硼砂、当归、红花各15克，黄瓜子30克，诸药共研为细末，以蜜调后早、晚2次，每次10克，以温开水送服，连服6周。

益气化瘀汤

（1）处方　黄芪40克，丹参、补骨脂各30克，泽泻、制何首乌各15克，血竭10克。早期患者加用制猪蹄甲片2克（研末吞服）、红花6克；中后期患者加用龟甲、鳖甲、煅牡蛎、熟地黄各12克（前3味先煎），煅龙骨10克（先煎），当归9克。

（2）方法　每天1剂，水煎取汁，分次温服。

生地归芍汤

（1）处方　当归、生地黄、桃仁、川牛膝、赤芍各10克，川芎4.5克，红花、炮猪蹄甲、无名异各6克，制乳香、青皮各5克，生甘草3克。

（2）方法　每天1剂，水煎取汁，分次温服。

加减二仙汤

（1）处方　仙茅、淫羊藿、巴戟天、木瓜各15克，黄芪、鸡血藤各30克，当归、川芎、盐炒黄柏、路路通各10克，牛膝12克。寒湿者，加萆薢30克、细辛3克；湿热者，将盐炒黄柏改为生黄柏，加苍术、木通各10克，生薏苡仁30克；痰瘀者，加白芥子10克、僵蚕15克。

（2）方法　每天1剂，水煎取汁600毫升，分3次温服。

骨痹复元汤

（1）处方　三七4克（研末冲服），鹿角胶（烊化）、当归、生地黄、红花、骨碎补、女贞子、木瓜各15克，川芎、桂枝各10克，丹参、黄芪各30克，牛膝、鹿角霜、五味子各12克。以气滞血瘀证为主、疼痛重者，加乳香、没药各5克，延胡索6克；患肢肿胀重着者，加防己、泽泻各9克，薏苡仁12克、苍术6克；伴风寒性疼痛者，加独活6克，制川乌、制草乌各3克（均先煎）。

（2）方法　每天1剂，水煎取汁，分次温服，3个月为1个疗程。

补阳还五汤

（1）处方　当归、川芎、天麻、钩藤、乳香、没药各15克，党参、黄芪、茯苓各25克，甘草20克，白花蛇1条。

（2）方法　每天1剂，水煎取汁，分次内服。缓解后改为散剂，每天5克，分2次冲服。

益元通络汤

（1）处方　党参、当归、白术、白芍、茯苓、川芎各15克，熟地黄、川续断各20克，制何首乌、补骨脂、土鳖虫各10克，丹参25克。疼痛者，加乳香、没药各5克；内收肌挛急者，白芍增量至30克，加甘草5克；腰膝酸软无力者，加山茱萸、枸杞子、狗脊、女贞子各9克；有寒象者，加制附子9克（先煎）、肉桂3克。

（2）方法　每天1剂，水煎取汁，分次温服。

活血通瘀汤

（1）处方　当归20克，丹参、鸡血藤、牛膝、川续断、骨碎补、补骨脂各15克，全蝎6克，僵蚕10克，蜈蚣4条。脾气虚弱者，加黄芪、党参各15克；肾阴亏虚者，加生地黄12克、山药20克；寒湿凝结者，加细辛3克、海桐皮15克。

（2）方法　每天1剂，水煎取汁，分次温服。

骨筋再造丹

（1）处方　当归、补骨脂、骨碎补、制大黄、血竭、狗骨、牛膝各50克，黄芪100克，鹿角胶、龟甲胶各70克，生螃蟹爪、炒黄瓜子、肉桂各40克，煅自然铜20克，儿茶30克。

（2）方法　上方诸药去杂质，灭菌，研成细粉，炼蜜为丸，每丸重3克。每次3丸，每天3次，以黄酒10毫升为引，用白开水送服。

温阳通络丸

（1）处方　熟地黄500克，黄芪1000克，鹿角胶250克，肉桂、白芥子各

80克，麻黄、炮姜、甘草各60克，白芍、当归、木瓜、地龙各100克。

（2）方法　以上方药烘干后研成细末，炼蜜为丸。每天3次，每次1丸，饭后服用，40天为1个疗程。

益肾活血丸

（1）处方　熟地黄5份，淮山药、丹参各4份，茯苓、泽泻、枣皮、牡丹皮、牛膝、川续断、补骨脂各3份，自然铜、苏木、龙骨、陈皮各2份，土鳖虫、红花、炙甘草各1份。

（2）方法　以上方药制成蜜丸，每丸重10克。每天2次，每次服1丸，连服6～12个月。

龙虎将军丸

（1）处方　熟地黄、阿胶各4克，黄柏、知母、鱼鳔各3克，地龙、壁虎、蜈蝣、牛膝各2克。病久阴损及阳、畏寒肢冷、阴阳俱虚者，去黄柏、知母，加鹿角胶、制附子各2克；气血两虚、肌肉萎缩较重者，加黄芪、当归各3克。

（2）方法　上方诸药共研成细末，炼蜜为丸。每天3次，每次1丸。

复原丸

（1）处方　熟地黄75克，骨碎补、血竭、鸡血藤、肉苁蓉、淫羊藿、川续断、枸杞子、乳香、没药、无名异、五加皮、自然铜各50克，牛膝、三七、红花各30克，刺猬骨1具。

（2）方法　以上方药共研成细末，炼蜜为丸，每丸10克。每天早、晚空腹，以温黄酒为引，各服2丸。

生骨散

（1）处方　丹参、川芎、鹿角胶、白芷、白芥子各10克，牛膝、骨碎补、淫羊藿各15克，黄芪20克，血竭5克，黄精30克。

（2）方法　以上方药共研成粉末，每次6克，每天2次，用温开水冲服。

骨痹舒

（1）处方　熟地黄、骨碎补、血竭、鸡血藤、黄芪、无名异各300克，自然铜、川续断、百草霜、红花、当归、肉苁蓉、牛膝各100克，乳香、没药各60克，刺猬骨、水蛭、川芎、三七各200克。

（2）方法　以上方药煎汁、提取、浓缩、粉碎后装入胶囊。每次1～6粒，每天3次，以黄酒送服，3个月为1个疗程。

金银花莲子粥

（1）原料　莲子30克，金银花15克，白糖适量。

（2）做法　将金银花洗净，放入锅中，加适量清水，武火煮沸，滤去药渣，取药汁加入莲子，文火熬煮到莲子酥烂，加入少许白糖调味即可。每天1剂，早、晚温热服用，7天为1个疗程。

（3）功效　清热解毒，疏风散热，益肾涩精。适用于肝肾不足型股骨头坏死。

益母草止痛汤

（1）原料　益母草25克，大枣10枚，大茴香5克，红糖适量。

（2）做法　将益母草放入锅中，加适量清水煎煮，滤去药渣，取药液加入大茴香、大枣、红糖，武火煮沸后去渣，留下大枣和药汤。早、晚温热服用，喝汤吃大枣，每天1剂，7天为1个疗程。

（3）功效　补中益气，活血调经。适用于气滞血瘀型股骨头坏死。

穿山龙炒鸡蛋

（1）原料　鸡蛋3个，穿山龙6克，食盐、植物油、香油各适量。

（2）做法　将穿山龙洗净、切碎；将鸡蛋打入碗中，加入穿山龙，调入少许食盐、香油，用筷子按照顺时针方向搅拌均匀。将锅中放入植物油烧热，倒入拌好的鸡蛋液，炒熟即可。趁热食用，每天1剂，可分2次食用，5～7天为1个疗程。

（3）功效　活血舒筋、利水祛痰。适用于气滞血瘀型、痰湿瘀阻型股骨头坏死。

二豆苡仁粥

（1）原料　绿豆、赤小豆、薏苡仁各25克，白糖适量。

（2）做法　将绿豆、赤小豆及薏苡仁淘洗干净。将绿豆和赤小豆放入锅内加水煮开花后，下薏苡仁煮为稀粥，待熟后调入白糖服食。每天2剂，分早、晚服用，5～7天为1个疗程。

（3）功效　清热解毒，消肿止痛。适用于股骨头坏死初期。

猪蹄冬青汤

（1）原料　猪蹄1只，毛冬青100克，食盐适量。

（2）做法　将猪蹄处理干净，和毛冬青一起下锅，加适量水，武火烧开后转文火慢煮，煮至猪蹄酥烂，加食盐调味即可。饮汤吃猪蹄，分次趁热服用，每周2次，1～2个月为1个疗程。

（3）功效　活血通络，强筋健骨。适用于气滞血瘀型股骨头坏死。

大枣虾仁汤

（1）原料　大枣、虾仁各50克。

（2）做法　将大枣和虾仁洗净，加适量清水熬汤。每天1剂，早、晚2次分服，7～10天为1个疗程。

（3）功效　补血益气，强健骨骼。适用于气血虚弱型股骨头坏死。

海参粥

（1）原料　海参5～10克，粳米100克。

（2）做法　海参以温水浸泡数小时，剖洗切片。粳米加水如常法煮粥，粥半熟时下入海参，煮至海参烂、粥稠为度。每天1剂，5～7天为1个疗程。

（3）功效　补肾益精，壮阳疗痿，补血润燥。适用于肝肾不足型股骨头坏死。

三、外用

补蚀散

（1）处方　桃仁、莪术、水蛭、牛膝、鸡血藤、大黄各等份。

（2）方法　以上诸药研成细粉末装袋，每袋40克。每次1袋，以黄酒或醋调匀后，涂敷在患髋周围。每3天换药1次，3个月为1个疗程。

神效散

（1）处方　血竭60克，乳香、没药各50克，仙桃草、飞天蜈蚣各90克，麝香4克。

（2）方法　以上方药共研为细末，取适量用生蜜调成糊，外敷患髋局部。1～2天换药1次。

痛痹散

（1）处方　川乌、草乌、高良姜、肉桂、生南星、细辛、白胡椒、公丁香、干姜、附子、天麻各10克，麻黄、红花、白芥子各30克。

（2）方法　以上方药共研成细末，用白酒适量调匀，敷于环跳，厚约0.5厘米，外盖毛巾。每天1次，贴敷1～2小时。

海桐皮汤

（1）处方　海桐皮、透骨草、乳香、没药、当归各15克，川椒10克，川芎、红花、威灵仙、甘草、防风、白芷各20克。

（2）方法　以上方药共研成细末，用布袋装，煎水熏洗髋关节，洗时温度控制在40℃。每次30～40分钟。

乳没牛膝方

（1）处方　骨碎补、莪术、石菖蒲、苍耳子、乳香、没药各15克，牛膝12克，生川乌10克，伸筋草、独活各20克。

（2）方法　将以上方药装入布袋内浸透加热至45℃，放在髋部先熏后敷，设法使药袋温度保持在40℃左右。每次熏60分钟，7次为1个疗程。

活血止痛方

（1）处方　当归尾、红花、苏木、白芷、姜黄、威灵仙、羌活、五加皮、海桐皮、牛膝、川楝子、土茯苓各10克，乳香6克，川椒9克，透骨草30克。

（2）方法　以上方药水煎熏洗患处。每天2次，每次20分钟左右，7天为1个疗程。

通络药浴方

（1）处方　骨碎补、透骨草各20克，细辛、天南星各10克，淫羊藿、苏木各12克，荆芥皮、伸筋草各15克。

（2）方法　以上方药先浸泡2小时后，再在药浴桶内煮沸1小时，然后将药水放入浴盆，加水调温至40℃。每次浴泡40分钟左右。

活血止痛敷贴方

（1）处方　三七粉、生地黄、白芷、赤芍各20克。

（2）方法　将以上方药共研成细末，混合均匀。根据患处大小，取适量药粉，加入适量米酒调成糊状。将调好的药膏敷于患处，用纱布或绷带固定，以防脱落。每天1～2次，2～4周为1个疗程，或遵医嘱。

艾叶熏蒸通络方

（1）处方　艾叶、杜仲、川芎、红花、桂枝各20克，生姜50克。

（2）方法　将以上方药洗净，放入砂锅中，加入适量清水，浸泡30分钟。武火煮沸后，转文火煎煮20分钟，滤去药渣，取药液备用。将患肢置于盆中上方，用毛巾覆盖患肢和盆口，利用药液蒸汽进行熏蒸。每次20分钟，注意保持适当距离，避免烫伤。每天1次，2～4周为1个疗程，或遵医嘱。

黄连舒痛敷贴方

（1）处方　黄连、山奈、川楝子各15克，乳香、没药各10克。

（2）方法　将以上方药共研成细末，混合均匀。根据患处大小，取适量药粉，加入蜂蜜或凡士林调成膏状。将调好的药膏敷于患处，用纱布或绷带固定，以防脱落。每天换药1次，2～4周为1个疗程，或遵医嘱。

温馨提示　　　**股骨头坏死按摩法**

〔推揉下肢〕从小脚趾的根部开始推，依次推向踝关节，每根脚趾推9下；推完以后再揉小腿上的三阴交，再沿着膀胱经从承山一直揉到委中。

〔腿部分点按摩〕从委中到承扶分成9点，每点都做"顺9逆6"的按揉（顺时针按揉9次，逆时针按揉6次）；把9个点做完以后，让患者侧身，从股骨关节到阳陵泉，分成6点，每点做"顺9逆6"；然后再在内髋关节，就是骨盆、耻骨和大腿根相交的地方，一直到阴陵泉，分4点，每点做"顺9逆6"。做完按摩后便可使整个下肢疏通开。

〔摩挲大腿根部〕仰卧，用4根手指轻轻摩挲大腿根部。

〔按揉大腿上的痛点〕在环跳附近找一个痛点，先在痛点的上下左右按揉，"顺36逆24"；然后按揉当中痛点，"顺90逆60"；再四边敲击，上下左右各敲击9下，中间敲击81下。

股骨头坏死艾灸法

艾灸取穴阳陵泉、悬钟（在小腿外侧，当外踝尖上3寸，腓骨前缘）、血海（屈膝，在大腿内侧，髌底内侧端上2寸，当股四头肌内侧头的隆起处）、环跳、阿是穴。

以雀啄灸的方式，将艾条的一端点燃，对准所选穴位，距离皮肤2～3厘米进行熏烤，每次灸2～3分钟，或以局部皮肤红润为度。具有疏通经络、温热驱寒、缓解疼痛的作用。有助于缓解股骨头坏死引起的疼痛和不适。

髌骨软化症

髌骨即膝盖骨，呈倒三角形，位于股骨（大腿骨）及胫骨（小腿骨）间。髌骨在日常活动时的上下移动范围可达7厘米，因此，若长期承受体重的压力和受外力影响而产生磨损时，则会感到疼痛，且膝盖的活动也会受到限制，这就是髌骨软化症，尤其当膝盖弯曲或上下楼梯时，疼痛会加剧或感觉酸软无力。

一、辨证论治

1.气滞血瘀

（1）主症　有外伤史，膝关节疼痛，髌骨及周围轻度肿胀、压痛明显且拒按，或有筋结，伴性情急躁、胸肋胀满，舌质紫黯或有瘀斑，脉弦涩。

（2）处方　桃仁、红花、当归尾、川芎、生地黄、赤芍各15克，乳香、没药、牛膝各10克，透骨草30克。若肝气郁滞，气郁化火，则膝关节痛甚或时发时止，且得热而痛益甚，伴胁肋疼痛、情志暴躁，舌质红，苔黄，脉弦或数者，用金铃子散加牛膝、红花各6克，香附9克，丹参12克。

（3）方法　每天1剂，水煎取汁，分次温服。

2. 痰湿痹阻

（1）主症　膝关节酸软不适或疼痛，并日渐加重，疼痛部位不确切，上下楼梯、下蹲时疼痛加重，局部肿胀，髌骨研磨试验阳性，伴体倦神疲、纳呆，舌质淡胖，苔白腻，脉弦滑。

（2）处方　制川乌（先煎）、当归、苍术、白术、黄芪、白芍、干姜各9克，威灵仙15克，细辛3克。

（3）方法　每天1剂，水煎取汁，分次温服。

3. 寒湿凝滞

（1）主症　膝关节肿胀、疼痛，痛处不移，遇寒痛增，肌肤麻木，痛处皮色不红、触之不热，且关节功能受限，伴手足沉重、活动不便，舌苔白腻，脉濡缓。

（2）处方　制乌头（先煎）、桂枝、木瓜各10克，黄芪、薏苡仁、海桐皮各30克，苍术、川芎、牛膝各15克。

（3）方法　每天1剂，水煎取汁，分次温服。

4. 湿热蓄积

（1）主症　膝关节肤色潮红、疼痛且痛有定处，关节肿甚，关节腔有积液，活动不利或受限，浮髌试验阳性，伴肢体困重、大便溏泄、小便短赤或不利，舌质红，苔黄腻，脉濡数。

（2）处方　苍术、黄柏、牛膝各15克，防己、木瓜、栀子各10克，滑石（包煎）、薏苡仁各30克。若疼痛甚者，可加姜黄9克、海桐皮15克。

（3）方法　每天1剂，水煎取汁，分次温服。

5. 阴血亏虚

（1）主症　膝关节疼痛，无力下蹲，且上下楼困难。体检多可见股四头肌萎缩，伴面色萎黄或苍白、唇色淡白、头晕眼花，舌质淡，脉细而无力。

（2）处方　白芍、熟地黄、茯苓、豨莶草各30克，川芎、当归、生地黄、川续断、牛膝各15克，白术、桂枝各10克。若血虚生风，则疼痛无定处，可佐以祛风止痛之品，如防风6克，羌活、独活、威灵仙各9克。

（3）方法　每天1剂，水煎取汁，分次温服。

6.肝肾亏虚

（1）主症　膝软乏力、上下楼梯时更甚，或出现打"软腿"或"假交锁征象"，脂肪垫压痛，大腿肌肉萎缩，舌质淡，苔薄白，脉细无力。

（2）处方　生地黄、熟地黄、牡丹皮各9克，淫羊藿、独活、桑寄生、杜仲各15克，山茱萸10克，牛膝6克。

（3）方法　每天1剂，水煎取汁，分次温服。

二、内服

健膝汤

（1）处方　木瓜、骨碎补、鹿衔草、牛膝各12克，老鹳草、威灵仙、伸筋草、透骨草各15克，鸡血藤20克。

（2）方法　每天1剂，水煎取汁，分早、晚温服，10天为1个疗程。

通络汤

（1）处方　当归、川芎、赤芍、生地黄、桃仁、红花、牛膝各15克，木通、防风各12克，延胡索10克，甘草6克。

（2）方法　每天1剂，水煎取汁，分次温服。

杜灵汤

（1）处方　杜仲、桑寄生、羌活各20克，威灵仙、伸筋草、透骨草、熟地黄、山药、山茱萸、茯苓、白术各15克，细辛3克。气虚者，加黄芪20克；血瘀者，加丹参10克；睡眠差者，加牡丹皮10克。

（2）方法　每天1剂，水煎取汁300毫升，早、晚餐前半小时各服150毫升，10天为1个疗程。服药期间禁忌食油腻、辛辣刺激性食物。

益络汤

（1）处方　白芍30克，川木瓜、牛膝、当归、川续断、骨碎补、女贞子、何首乌各15克，王不留行10克，炙甘草6克。

（2）方法　每天1剂，水煎取汁，分次温服。

新阳和汤

（1）处方　熟地黄15克，肉桂、鹿角胶（另烊化）、麻黄、白芥子、汉防己各10克，鸡血藤20克，木瓜、炮姜各6克，甘草3克。症以膝关节酸痛无力、打软腿为主，属肝肾亏虚型，上方去汉防己、木瓜，加山茱萸20克、阿胶10克（烊化）；以膝部疼痛、畏寒、遇冷加重、舌有瘀点为主，属寒湿凝滞型，上方去木瓜、汉防己，加制附片（先煎）、甲珠、知母各10克；以膝部肿胀、浮髌试验阳性、肢体沉重、困倦无力为主，属痰湿痹阻型，上方去鸡血藤、炮姜、肉桂，加黄柏、苍术各10克，薏苡仁30克，淮山药、竹沥各20克等。

（2）方法　每天1剂，水煎取汁500毫升，分中、晚饭后2小时温服。

土茯苓汤

（1）处方　牛膝、黄柏、知母、蚕沙、连翘各15克，土茯苓30克，防风12克，甘草6克。

（2）方法　每天1剂，水煎取汁，分次温服。

活血通络汤

（1）处方　独活、桑寄生、牛膝各15克，当归、熟地黄、制附片（先煎）、丹参、山茱萸各10克，黄芪、党参、威灵仙、川芎各6克。肝肾亏虚者，加龟甲胶、鹿角胶各6克（均烊化兑服）；寒湿凝滞者，去制附片，加制川乌（先煎）、肉桂各3克；痰湿痹阻者，加苍术6克、薏苡仁15克、白芥子9克。

（2）方法　每天1剂，水煎取汁，分次服用。

加味地黄汤

（1）处方　熟地黄、淮山药、菟丝子、鹿角胶（烊化）、补骨脂、骨碎补、当归、焦山楂各15克，山茱萸、杜仲、焦白术各10克，制附子6克（先煎），肉桂3克。阳虚证候较轻者，可将制附子用量减至3克、肉桂用量减至1克。

（2）方法　每天1剂，水煎取汁，分次服用。

加味八珍汤

（1）处方　生地黄、当归、川芎、黄精、杜仲、五加皮、沙苑子各15克，白芍、茯苓、薏苡仁、补骨脂各12克，党参、白术各18克，玉竹、制何首乌各30克。小便短少者，加巴戟天6克；乏力重者，加枸杞子8克、莲子9克。

（2）方法　每天1剂，水煎取汁，分次服用。

活血舒筋汤

（1）处方　当归、独活、川续断、杜仲、怀牛膝各15克，川芎、赤芍、伸筋草、秦艽、茯苓各10克，炙甘草5克。

（2）方法　每天1剂，水煎取汁，分2次内服，7天为1个疗程。

当归桂枝汤

（1）处方　当归20克，桂枝、半夏各15克，麻黄、枳壳、甘草、厚朴各

10克，白芷12克。

（2）方法　每天1剂，水煎取汁，分2次温服，1个月为1个疗程。

补肾通络汤

（1）处方　骨碎补、熟地黄各30克，杜仲20克，狗脊10克，牡丹皮、川芎、白芍各15克，蜈蚣2条。

（2）方法　每天1剂，水煎取汁，分次服用，2周为1个疗程。

壮骨止痛汤

（1）处方　熟地黄、鸡血藤、木瓜、茯苓各30克，川续断、牛膝、当归、白芍各20克，水蛭6克，全蝎9克，独活10克。

（2）方法　每天1剂，水煎取汁，分次服用。

补肾养血汤

（1）处方　黄芪、当归、熟地黄、赤芍、狗脊、土鳖虫、五加皮、鸡血藤、骨碎补、补骨脂、牛膝、延胡索、青皮各10克，山茱萸12克，威灵仙20克。

（2）方法　每天1剂，水煎取汁，分次服用。

芍地芪灵汤

（1）处方　白芍30克，熟地黄、黄芪、威灵仙、狗脊、山茱萸各20克，当归、杜仲、川续断、川牛膝各10克，川芎、甘草各6克。瘀血明显者，加三棱9克，莪术6克，制乳香、制没药各5克；阴雨天加重者，加制川乌、制草乌各3克（均先煎）。

（2）方法　每天1剂，水煎取汁，分2次温服，1个月为1个疗程。

水蛭活血汤

（1）处方　水蛭、白及、牛膝各10克，土鳖虫、丹参各20克，紫河车、骨碎补、茯苓、没药各15克，血竭6克。

（2）方法　每天1剂，水煎取汁，分2次服，5天为1个疗程。

固髋健膝汤

（1）处方　当归10克，熟地黄、威灵仙、老鹳草、五加皮、伸筋草、透骨草各15克，桑寄生、鸡血藤、白芍各20克，木瓜、骨碎补、牛膝各12克。

（2）方法　每天1剂，水煎2次，取汁500毫升，早、晚分服，10天为1个疗程。

益筋通络汤

（1）处方　威灵仙、木瓜各15克，杜仲、熟地黄、当归各12克，川芎、地龙、山茱萸、枸杞子各10克。疼痛甚者，加丹参15克，红花、制乳香、制没药各10克；肿胀甚者，加莱菔子、薏苡仁各20克，防风10克。

（2）方法　每天1剂，水煎取汁300毫升，分早、晚温服，10天为1个疗程。

加减三痹汤

（1）处方　炙黄芪、晚蚕沙（包煎）各15克，桑寄生、羌活、独活、当归尾、炒白芍、炙杜仲、怀牛膝、潞党参、川续断、淫羊藿、露蜂房各12克，秦艽、青防风、大川芎、炙甘草各9克。风寒型，上方怀牛膝改为川牛膝，加制川乌、制草乌各3克（均先煎）；风湿型，上方怀牛膝改为川牛膝，加川藁本9克、蔓荆子12克；湿热型，上方减潞党参、淫羊藿，炙黄芪改为生黄芪12克，怀牛膝改为川牛膝，炙甘草改为生甘草，加绵茵陈12克，川黄柏9克，飞滑石（包煎）、车前子（包煎）各15克。

（2）方法　每天1剂，分2次煎，每次均浓缩成150毫升，分次温服，连续服用6周。

威独止痛汤

（1）处方　独活、桑寄生、牛膝、杜仲、威灵仙各15克，当归、白芍、防风、秦艽、茯苓、制附片（先煎）、鸡血藤、丹参各10克，细辛、川芎、生甘草各6克。肝肾亏虚者，加龟甲胶、鹿角胶各6克（均烊化兑服）；寒湿凝滞者，加桂枝9克；痰湿痹阻者，去鸡血藤，加薏苡仁15克、白芥子6克。

（2）方法　每天1剂，水煎取汁，分次服用。

灵芝蹄筋汤

（1）原料　猪蹄筋100克，黄芪18克，灵芝、黄精各15克，食盐适量。

（2）做法　将猪蹄筋放入锅中，加适量清水，煮2～3个小时后取出，再用冷水浸泡2个小时后捞出，剥去外层筋膜，洗净，切段。将灵芝、黄芪、黄精洗净，切片，同猪蹄筋一起放入砂锅中，加入适量清水，武火烧沸后，再用文火熬至猪蹄筋熟烂，加入食盐调味即可。食猪蹄筋喝汤，每天1剂，5天为1个疗程。

（3）功效　养血护肝，强筋健骨，补气安神。适用于肝肾亏虚型髌骨软化症。

黄鳝消肿汤

（1）原料　黄鳝1条，生姜片、食盐、味精、胡椒粉各适量。

（2）做法　将黄鳝剖洗干净，去内脏，切段，用开水焯烫后捞出，再用凉水冲洗干净。将黄鳝放入锅中，加入生姜片和适量清水，武火烧沸后，转文火炖1小时左右，加入食盐、味精、胡椒粉调味即可。食肉喝汤，每天1剂，5天为1个疗程。

（3）功效　补气益血，强筋壮骨，祛风除湿。适用于痰湿痹阻型、阴血亏虚型髌骨软化症。

猪蹄冻

（1）原料　猪蹄2个，生姜片、葱段、大茴香、花椒、酱油、食盐各适量。

（2）做法　将猪蹄对半切开，去毛，洗净，用开水焯烫。将烫好的猪蹄放入锅中，加入适量清水，加入大茴香、花椒、葱段、生姜片，武火烧沸后，加入酱油，转文火煮5～6个小时；捞出猪蹄，用筷子拆碎，将骨头弃去、皮肉撕碎，再放入锅中煮开，撇去表面油沫，放入适量食盐调味；将煮好的肉汤倒入盆中，置于阴凉处放置一夜，也可以放入冰箱冷藏，待汤汁冻结即可取出切片食用。食用时可蘸调料，每次食用50克，5～7天为1个疗程。

（3）功效　补血养血，滋阴补阴。适用于阴血亏虚型髌骨软化症。

黄精蜜饯

（1）原料　黄精100克，蜂蜜200克。

（2）做法　将黄精洗净，放入砂锅内，加适量清水，将黄精浸泡透发。以文火煎煮至黄精熟烂，水分收干，加入蜂蜜，继续煮沸，调匀。待黄精蜜饯冷后，装瓶备用。每天3次，每次一汤匙。

（3）功效　补益精气，强健筋骨。适用于阴血亏虚型髌骨软化症。

鸡腿菇炒笋尖

（1）原料　鸡腿菇100克，笋尖200克，蒜末、食盐、鸡精、食用油各适量。

（2）做法　将鸡腿菇洗净切片，笋尖洗净切段。锅中放油，加热后放入蒜末爆香；加入鸡腿菇和笋尖，翻炒至熟；加入少许食盐和鸡精调味即可。每天1次，5～7天为1个疗程。

（3）功效　清热利湿，补充营养，促进消化。适用于湿热蓄积型髌骨软化症。

清蒸牡蛎

（1）原料　新鲜牡蛎200克，葱丝、姜丝、蒸鱼豉油各适量。

（2）做法　将牡蛎洗净，去除杂质，放入盘中，放上葱丝、姜丝，上锅蒸5～8分钟，至牡蛎熟透，取出后淋上蒸鱼豉油即可。每天1次，5～7天为1个疗程。

（3）功效　潜阳补阴，收敛固涩，制酸止痛。适用于阴血亏虚型髌骨软化症。

丝瓜鸡蛋虾仁豆腐汤

（1）原料　丝瓜100克，鸡蛋1个，虾仁50克，豆腐100克，食盐、鸡精各适量。

（2）做法　将丝瓜去皮洗净切片，豆腐切块，鸡蛋打散备用。锅中加入适量清水，武火烧开后，放入丝瓜和豆腐，煮至熟软；下入虾仁和打散的鸡蛋，煮至虾仁变色，加入适量食盐和鸡精调味即可。每天1次，5～7天为1个疗程。

（3）功效　清热利湿，活血通络。适用于湿热蓄积型髌骨软化症。

三、外用

苏红透骨汤

（1）处方　苏木30克，红花、透骨草、川续断、川乌、草乌、大黄各20克，栀子、鸡血藤、独活、防风各15克，乳香、没药各12克，土鳖虫10克。

（2）方法　以上方药加水3000毫升，文火煎煮至药液沸腾后20～30分钟，熏洗患膝部，直至药液冷却。每天熏洗4次，每剂药使用2天，20天为1个疗程，连续治疗不超过3个疗程。

乌花透骨汤

（1）处方　制川乌、制草乌、红花、透骨草各30克。

（2）方法　以上方药加水1500毫升，浸泡30分钟，用武火煮开后即离火，加食醋250毫升，熏洗患膝。每天2次，每次至少30分钟。熏洗后以川芎粉（川芎250克研成细末备用）用酒调制后外敷患处。15天为1个疗程，一般应用2～3个疗程。

逐痹通络汤

（1）处方　川乌、草乌、白芷、桂枝各15克，独活20克，木瓜、透骨草、伸筋草、川椒各30克，艾叶12克，细辛10克。

（2）方法　先用米醋将中药浸泡8～12小时，以淹没药面为度，再加水淹没药面3～4厘米，文火煮沸，首次需煮沸20～30分钟后撤火。开始时用蒸汽熏患肢；待水温降至60℃左右，用毛巾蘸取药液或连同药渣外敷患处；若水温降至30℃，则重新加温。每天早、晚各1次，每次30～60分钟，每剂中药使用3～5天。

宽筋去痛汤

（1）处方　宽筋藤、千斤拔、鸡血藤各30克，豆豉姜、艾叶各20克。

（2）方法　将上述中药放入容器中，加适量清水，煎至1000毫升后，先用蒸汽熏蒸患处；待药液温度降低后，再用毛巾蘸取药液洗擦患处。每次先熏后洗20～30分钟，每天熏洗1～2次。每剂汤药可用2天，第1天用后，第2天使用前应加水煮沸后再用。

伸筋透骨汤

（1）处方　伸筋草、透骨草各40克，川乌、草乌、牛膝、千年健、刘寄奴、海桐皮、鸡血藤、红花、川芎各20克。

（2）方法　将上述中药放入容器内，水煎至2500毫升。将患膝放于容器口进行药物熏蒸，待药液温度降低后，用毛巾或纱布进行洗敷。每次20分钟，每天3次。

活血止痛汤

（1）处方　当归15克，伸筋草、海桐皮、独活、秦艽、钩藤各10克，红花、没药、乳香各5克。

（2）方法　将上述中药放入容器内，水煎至1000毫升，将患膝放于容器口进行药物熏蒸；待药液温度降低后，用毛巾或纱布进行洗敷。每次20分钟，每天2～3次。

两乌三草液

（1）处方　制川乌、制草乌、甘草、红花、艾叶、苍术、花椒、牛膝各9克，透骨草、伸筋草、独活、防风各12克。

（2）方法　上方诸药文火水煎3次，弃渣合液。每次治疗前将药液煮沸，用其蒸汽熏患部；待药液温度降至40℃左右，用药液浸湿大纱布块，敷于患部。每次熏洗半小时左右，每天2～3次，每剂药可用2天，10剂为1个疗程。

川椒熏洗方

（1）处方　五加皮、桂枝、细辛、防风、当归尾、三棱、莪术各10克，威灵仙、艾叶、川椒各12克，川乌、草乌、红花、伸筋草、透骨草各15克。

（2）方法　以上方药加水煎煮，趁热熏洗患处。每天2次。

灵艾药醋方

（1）处方　艾叶、三棱、莪术、伸筋草、透骨草、红花、川椒、刘寄奴、干地龙各15克，威灵仙30克。

（2）方法　以上方药用武火煎开后，加15克米醋，熏洗患膝。每天2次，每剂药连续用4次。

伸筋热敷散

（1）处方　刘寄奴、独活、秦艽、川续断各15克，川乌、草乌、大黄、花椒、白附子、干姜、红花、樟脑各10克，冰片3克，黄丹、伸筋草各30克，艾叶、当归、桑寄生、牛膝各20克。

（2）方法 每剂药加入葱白小段30克，用食醋400毫升拌匀，用2个纱布袋包好，放锅内蒸20分钟，然后放于髌骨表面热敷。2个药袋可交替使用，每次30～50分钟。

痛消散

（1）处方 川乌、草乌、威灵仙各20克，乳香、没药、川芎各15克，透骨草30克，冰片3克。

（2）方法 以上方药共研成细末，加适量陈醋、蜂蜜调成软膏。根据伤处大小外贴患处，包扎固定。每3天换药1次。

瘀消散

（1）处方 生大黄、生栀子各100克，当归尾、赤芍、桃仁、制延胡索各50克，红花20克，制没药30克。

（2）方法 以上方药共研成细末。用时取适量以陈醋调匀，外敷患处。每2天换药1次。

活血散

（1）处方 蒲公英50克，土鳖虫、没药各25克。

（2）方法 将上述3味药共研成细末，以蜂蜜和适量冷开水调匀，外敷患处，3小时后用温水洗净。每天1次。

温通散

（1）处方 红花、威灵仙、生乳香、生川乌、当归尾、桃仁各100克。

（2）方法 以上诸药共研成末，过150目筛，以烧酒调成稠糊状，装瓶密封5天即可使用。用药前先将患膝在热水中浸泡20分钟后擦干，再将药糊摊在敷料上，厚约4毫米，外敷患处，外层用油纸或蜡纸包好，用绷带或胶布固定。初次应用，可先敷2～3小时，如无皮肤过敏，24小时换药1次。

消肿膏

（1）处方 黄荆子、紫荆皮各8份，全当归、木瓜、丹参各4份，独活、赤芍、白芷、片姜黄、羌活、秦艽、天花粉、怀牛膝、威灵仙、木防己、马钱子各2份，川芎1份。

（2）方法 以上中药共研成细末，配适量饴糖、羊毛脂调和，摊于桑皮纸上，敷于膝关节前方，用绷带包扎。每4天更换1次。

马草酊

（1）处方 红花、生川乌、当归、桃仁、甘草、自然铜、生草乌、马钱子各50克。

（2）方法　以上方药用500毫升白酒泡制7天，过滤备用。用时将药酒倒于6层纱布上，浸透为止，患者临睡前敷于患膝前方，用塑料布包裹，次日起床时取下。每周可敷2次。

温馨提示 **髌骨软化症按摩法**

〔拧捏大腿〕双手像拧毛巾一样揉捏大腿肌肉，可由膝部开始到大腿根部为止，一点一点拧捏。重复5次。能够促进大腿肌肉的血液循环，缓解肌肉紧张。有助于减轻因髌骨软化症引起的膝关节周围肌肉的疼痛和僵硬。

〔按压大腿正面〕双手手掌掌根由膝部开始向大腿根部移动，用力按压大腿正面。重复5次。能够疏通经络，缓解因气滞血瘀引起的膝关节疼痛。通过重复按压，可以逐渐改善大腿肌肉的营养供应。

〔摩擦膝及大腿〕双手交替用掌心从膝部摩擦至大腿根部。做10次。能够放松膝关节周围的肌肉和软组织，改善膝关节的活动度，缓解因髌骨软化症引起的膝关节僵硬。

〔推揉膝关节〕双手握空拳，伸直拇指，以拇指指腹对准膝关节周边的皮肤，做横向推揉20次。能够舒筋通络，行气活血。有助于改善膝关节的活动度，增强膝关节的稳定性。

髌骨软化症艾灸法

艾灸取穴膝阳关（在膝外侧，当阳陵泉上3寸，股骨外上髁上方的凹陷处）、足三里（在小腿前外侧，当犊鼻下3寸，距胫骨前缘一横指）、三阴交（在小腿内侧，当足内踝尖上3寸，胫骨内侧缘后方）、阳陵泉、环跳。

采用温和灸，每次10～15分钟，以局部皮肤有温热感但不灼伤为度。每天1次，或根据病情和体质调整艾灸频率。具有疏通经络、活血化瘀、缓解疼痛、改善关节功能的作用。有助于缓解髌骨软化症引起的疼痛、肿胀和不适。

🌸 梨状肌综合征

梨状肌起于第2～4骶椎前面，分布于小骨盆的内面，经坐骨大孔入臀部，止于股骨大粗隆。梨状肌因急、慢性损伤，或解剖上的变异，易发生损伤性炎性改变，刺激或压迫坐骨神经，而产生腰腿痛，称为梨状肌综合征，也称"坐骨神经盆腔出口综合征"。其症状表现为以患侧臀部及下肢坐骨神经痛为主。其疼痛症状常因受凉、走路或活动后加重，咳嗽、大便等腹压增加时，可出现小腿后外侧至足部放射痛加剧；卧床休息后，其症状可减轻。梨状肌紧张试验阳性是本病的重要体征。

一、辨证论治

1.气滞血瘀

（1）主症　臀腿部疼痛如刀割或似针刺样、电灼样，痛处拒按，夜间或早晨痛剧，活动后减轻，舌质淡红或绛，舌边有瘀斑，苔薄白或薄黄，脉弦或弦涩。

（2）处方　当归、川芎、赤芍各15克，桃仁、红花、川牛膝各12克，枳壳、制没药各10克。兼寒邪者，加制草乌（先煎）、细辛各3克；夹湿者，加木通3克、薏苡仁12克。

（3）方法　每天1剂，水煎取汁，分次服用。

2.寒湿阻滞

（1）主症　臀部酸痛、遇冷加重、得温痛减，肢重无力，筋脉拘急，或见口淡、便溏、尿清长，舌质淡，苔白腻，脉滑或缓或沉细。

（2）处方　炮附片（先煎）、川桂枝、木防己各10克，薏苡仁30克，川续断、川独活、川牛膝、威灵仙、生甘草各10～15克。气虚者，加党参、黄芪各15克；血虚者，加当归9克、鸡血藤12克。

（3）方法　每天1剂，水煎取汁，分次服用。

3.湿热蕴蒸

（1）主症　臀腿灼痛，腿软无力，关节重着，口渴不欲饮，尿黄赤，舌质红，苔黄腻，脉滑数。

（2）处方　麻黄、甘草各6克，白芷、桃仁、红花、赤芍、地龙各9克，黄柏15克。

（3）方法　每天1剂，水煎取汁，分次服用。

4.肝肾亏虚

（1）主症　臀部酸痛，腿膝乏力，遇劳更甚，卧则减轻。偏阳虚者，面色无华、手足不温、舌质淡、脉沉细；偏阴虚者，面色潮红、手足心热、舌质红、脉弦细数。

（2）处方　熟地黄18克，山茱萸、肉苁蓉、没药、红花、独活、杜仲各9克，枸杞子、补骨脂、当归尾各12克，菟丝子15克。

（3）方法　每天1剂，水煎取汁，分次服用。

5.气血两虚

（1）主症　臀腿疼痛、日轻夜重，病程较久，兼见少气懒言、神疲乏力，或有自汗、心悸多梦、头晕目眩、面色淡白或萎黄，舌质淡嫩，脉细无力。

（2）处方　党参15克，黄芪、白术各15～30克，熟地黄30～60克，防风、甘草各10克，细辛3克，蜈蚣3条（研末冲服），牛膝、徐长卿各12克。

（3）方法　每天1剂，水煎取汁，分次服用。

6.阴虚内热

（1）主症　臀腿部疼痛、酸胀麻木，筋脉拘急，屈伸不利，兼见口燥咽干、头目眩晕、心烦耳鸣、夜寐多梦，舌质红，苔薄黄，脉细数。

（2）处方　知母、黄柏、当归、牛膝、地龙（研末冲服）各10克，鹿衔草、龟甲（先煎）各15克，薏苡仁30克，蜈蚣2条（研末冲服）。

（3）方法　每天1剂，水煎取汁，分次服用。

二、内服

舒筋汤

（1）处方　白芍、鸡血藤、老鹳草各30克，川牛膝30～50克，威灵仙、土鳖虫、红花各10克，制乳香、制没药各6克，蜈蚣2条，全蝎3克。偏寒者，加独活9克、细辛3克、桂枝6克；偏湿者，加苍术、木瓜各6克，薏苡仁15克、防己9克；偏热者，加忍冬藤15克、地龙6克、黄柏10克；偏瘀者，加桃仁、苏木各6克，当归尾9克。

（2）方法　每天1剂，水煎取汁，分次服用，10天为1个疗程。

葛白桂枝汤

（1）处方　葛根15～30克，白芍30～60克，桂枝6～9克，麻黄3～6

克，甘草9～15克，大枣10克，生姜2片。酸重者，加薏苡仁30克、防风10克；刺痛者，加乳香、没药各6克，延胡索10克；臀部可扪及条索状物者，加鸡血藤15～30克、当归10克；腿软无力者，加鹿衔草20～30克，怀牛膝、杜仲各10克；阳虚者，加制附子6～9克（先煎）；气虚者，加黄芪18～30克；舌红、苔黄、脉数者，去生姜、桂枝，加黄柏10克、忍冬藤15克。

（2）方法　每天1剂，水煎取汁，分次温服。

通络汤

（1）处方　当归、熟地黄、川芎、白芍、川续断、苏木各12克，泽兰、制乳香、制没药各9克，木通、乌药、桃仁、木香、甘草各6克，生姜3片。

（2）方法　每天1剂，水煎取汁，分次服用。

鹿地五虫汤

（1）处方　鹿角胶（烊化）、川牛膝、怀牛膝、杜仲、延胡索、土鳖虫、猪蹄甲各10克，蜈蚣2条，细辛、全蝎各5克，熟地黄、广地龙各15克，炒白芍30克。外伤血瘀者，加三七3克（研末吞服）、苏木6克、赤芍9克；风寒湿痹阻者，加羌活、独活各9克，制川乌、制草乌各3克（均先煎），海风藤10克，木瓜、五加皮各6克；湿热痹阻者，减炒白芍、熟地黄，加苍术、防己各6克，黄柏9克，薏苡仁15克，蚕沙（包煎）、连翘各10克；气虚瘀阻者，加黄芪、赤芍各10克，王不留行6克，香附9克；肾虚偏肾阳不足者，加淮山药20克，山茱萸、枸杞子、菟丝子各9克，制附子10克（先煎），肉桂3克；肾虚偏肾阴不足者，加龟甲12克（先煎），巴戟天、锁阳各6克，知母、黄柏、山茱萸各9克。

（2）方法　每天1剂，水煎取汁，分次服用。

加味桂芍汤

（1）处方　桂枝、制附片（先煎）、知母各10克，麻黄8克，白芍、白术、牛膝各12克，甘草3克，防风6克，桑寄生、川续断、威灵仙各15克。有外伤史者，加三七末10克（冲服）；气虚者，加黄芪15克；血虚者，加当归15克；阴虚者，加熟地黄20克；阳虚者，加鹿角胶15克（烊化）；患肢屈伸不利者，加柴胡10克。

（2）方法　每天1剂，水煎取汁，分次服用。

加味二妙散

（1）处方　苍术、黄芩、没药各9克，黄柏、当归尾、海桐皮各12克，牛膝、萆薢各18克，防己、独活各15克，薏苡仁30克，秦艽24克，甘草10克。

（2）方法　每天1剂，水煎取汁，分次温服。

加味芍甘汤

（1）处方　白芍40克，炙甘草10克，鸡血藤30克，丹参20克，牛膝15克，桂枝6克。疼痛甚者，加制乳香、制没药各6克，木瓜10克；夹瘀者，加桃仁10克、红花6克；夹湿者，加防己10克、萆薢15克；麻木甚者，加全蝎6克（研粉冲服）；久病者，加黄芪20克、当归15克。

（2）方法　每天1剂，水煎取汁，早、晚各服1次，7天为1个疗程。

舒痹止痛汤

（1）处方　生黄芪30克，白芍15～30克，制川乌、制草乌各6～10克（均先煎），桂枝、当归、川牛膝、雷公藤（先煎）、杜仲、炙甘草各10克，炙蜈蚣2条。痛甚、局部发凉者，加细辛2克，重用制川乌、制草乌至15克（先煎1小时以上）；全身稍冷、肾阳虚者，加肉桂5克、川续断10克；拘挛掣痛、屈伸不利者，重用白芍至30克、炙甘草至20克，加宣木瓜9克；患肢沉重酸痛、湿邪明显者，加防己9克、独活6克、薏苡仁18克；外伤者，加瓜蒌仁10克、红花6克，乳香、没药各5克；病程日久、顽痛不已、麻木者，加全蝎5克、鸡血藤12克，重用炙蜈蚣至3条。

（2）方法　每天1剂，水煎取汁，分次服用。

龙胆泻肝汤

（1）处方　龙胆、车前子（包煎）、黄芩、丹参、乳香、没药各10克，木通、当归各6克，泽泻、生地黄各15克，炒山楂12克。

（2）方法　每天1剂，水煎取汁，早、晚分服，7天为1个疗程；药渣加食醋加热敷痛处，可多次重复使用。

当归四逆汤

（1）处方　桂枝、木瓜、牛膝、威灵仙各15克，细辛、木通各10克，甘草20克，当归、白芍、鸡血藤、川芎各30克。患侧肢冷畏寒明显者，加制川乌（先煎）、独活各10克，桂枝15克；有外伤史者，去细辛，加桃仁、红花、乳香、没药、赤芍各10克；气血虚弱者，去木通、细辛，川芎用量减半，加熟地黄、枸杞子、制何首乌、黄芪各15～30克。

（2）方法　每天1剂，水煎2次，药汁混合后分2～3次温服。

蠲痹消痛汤

（1）处方　黄芪、当归、桂枝、牛膝、乌梢蛇、木瓜各20克，赤芍、白芍、威灵仙各30克，独活15克，桃仁、红花、甘草各10克，生姜3片。掣痛甚者，加蜈蚣3条、全蝎5克；湿盛身重者，加苍术、白术各20克；气滞者，加青皮15克；气血亏虚者，去赤芍，加党参30克、鸡血藤20克，重用黄芪至40克；兼湿热者，去桂枝，加薏苡仁、豨莶草各20克。

（2）方法　每天1剂，水煎取汁，分3次饭前30分钟温服。忌食生冷油腻、辛辣食物。

三藤活络汤

（1）处方　安痛藤、海风藤、青风藤、桑寄生各15克，丹参、当归、独活各10克，制乳香、制没药各8克。偏风寒湿为主，症见疼痛遇寒加重、肢体发凉或麻木酸痛、舌质淡红、苔薄腻、脉沉紧者，加路路通6克、鹿衔草12克、制川乌3克（先煎）、杜仲9克；偏湿热为主，伴有臀部灼热、关节重着、舌质红、苔黄腻、脉滑数者，加苍术6克，黄柏9克，川牛膝、豨莶草各10克；若久病痛甚者，加蜈蚣3克。

（2）方法　每天1剂，水煎2次，每次煎药25分钟，取汁100毫升，分服，1个月为1个疗程。

黄芪蜈蚣汤

（1）处方　黄芪、葛根各30克，蜈蚣3条（研末冲服），当归、川芎、赤芍、牛膝各15克，独活12克，制川乌（先煎）、地龙（研末冲服）、桂枝各10克。疼痛、麻木、屈伸不利者，加三七粉（冲服）3克、鸡血藤12克；湿甚者，加木通6克、薏苡仁18克；寒盛者，加制草乌（先煎）、细辛各3克；风盛者，加羌活、乌梢蛇（研末冲服）各9克；气血两虚者，加党参15克、熟地黄12克。

（2）方法　每天1剂，水煎取汁，分次温服，7天为1个疗程。

活血通络汤

（1）处方　丹参、制乳香、制没药、赤芍、川牛膝、当归、伸筋草、桃仁、杜仲、杭白芍各10克，地龙、红花、甘草各6克。

（2）方法　每天1剂，水煎取汁，分次服用，10天为1个疗程；同时配合推拿疗法。

茯苓牛膝汤

（1）处方　独活、茯苓、川牛膝各15克，防风、桂枝、川芎、党参、当归、熟地黄、杭白芍、秦艽、甘草各10克，桑寄生30克，杜仲20克，细辛3克。气滞血瘀者，加鸡血藤20克、皂角刺10克；寒湿痹阻者，加制川乌20克（开水先煎3小时，以不麻为度），千年健、伸筋草各10克；肝肾不足者，加狗脊15克、骨碎补20克。

（2）方法　每天1剂，水煎取汁，分次服用，1周为1个疗程。

生地归尾汤

（1）处方　当归尾、生地黄各15克，红花6克，甘草3克，赤芍10克，牛膝、桃仁、乳香、没药各9克，地龙、羌活各12克。若肢体发凉、畏冷，遇寒加重，舌质淡，苔薄腻，脉沉紧者，加干姜6克、制附子10克（先煎）；酸痛重着、肢体麻木、舌质淡、苔薄腻、脉濡数、遇到阴雨冷天往往症状加重者，加木瓜6克、防己9克；臀及腿有灼痛感、舌质红、苔黄腻、脉滑数者，加龙胆5克、栀子9克、黄芩6克；臀部酸痛、腿膝乏力者，加独活6克，桑寄生12克，杜仲、狗脊各9克。

（2）方法　每天1剂，水煎取汁，分次服用，2周为1个疗程。

伸筋逐痹汤

（1）处方　伸筋草、熟地黄、川续断、杜仲、川牛膝、杭白芍各12克，制川乌（先煎）、三棱、莪术、当归、桃仁、制香附、五灵脂各10克，地龙、红花、甘草各6克。

（2）方法　每天1剂，水煎取汁，早、晚分服。

温经活络汤

（1）处方　独活、延胡索各12克，怀牛膝、白芍各20克，制川乌5克（先煎），细辛、制乳香、制没药各3克，伸筋草10克，桂枝6克，甘草9克。拘急痛甚者，制川乌加量至9克，加蜈蚣2条；阴雨天痛著者，加苍术、木瓜各12克；久病瘀血者，加土鳖虫6克、鸡血藤20克。

（2）方法　每天1剂，水煎取汁，分次服用。同时配合推拿治疗。

益气通络汤

（1）处方　制川乌（先煎）、制草乌（先煎）、桂枝、当归、红花、川牛膝、鸡血藤、杜仲、炙甘草各10克，伸筋草、透骨草、威灵仙各15克，白芍20克，生黄芪30克，蜈蚣2条。疼痛甚、局部发凉者，加细辛2克，重用制川乌、制草乌至15克（均先煎1小时以上）；全身怕冷、肾阳虚者，加肉桂5克、川续断10克；拘挛掣痛、屈伸不利者，重用白芍至30克、炙甘草至15克，加木瓜9克；患肢沉重酸痛、湿邪明显者，加五加皮9克，独活、防己各6克；急性损伤者，加桃仁、赤芍各9克，丹参12克；病程日久、顽痛不已、麻木者，加全蝎5克，重用蜈蚣至3条。

（2）方法　每天1剂，水煎取汁，上午及晚睡前各服1次；药渣趁热用布袋装后敷于患侧臀部，注意勿使局部烫伤。同时配合推拿治疗。

加减桃红汤

（1）处方　桃仁、红花、牡丹皮、川芎、延胡索、川楝子、香附、赤芍、白芍各10克，生地黄、熟地黄、当归各15克，木香、乳香、没药各6克，丹参20克。偏于寒湿者，加制附片10克（先煎），木瓜、防己各9克；偏于湿热者，加黄柏、知母各9克；肝肾亏虚者，加桑寄生12克，杜仲、狗脊各9克，川续断10克。

（2）方法　每天1剂，水煎取汁，分次服用，1周为1个疗程。同时配合局部封闭。

活血解痉汤

（1）处方　当归、川续断、泽兰、五加皮、木瓜各15克，红花、牛膝各9克，川芎、延胡索各10克，白芍36克，木香7克，甘草6克。

（2）方法　每天1剂，水煎取汁，分早、晚2次服用。同时配合手法治疗。

归芪独寄汤

（1）处方　全当归、炙甘草、制附子（先煎）、制乳香、制没药各10克，生黄芪30克，独活12克，桑寄生、炒白芍各15克，肉桂6克。如久伤瘀滞者，加桃仁、土鳖虫各10克；阳虚畏冷者，加炒杜仲12克、鹿角霜10克。

（2）方法　每天1剂，水煎2次，取汁500毫升，分早、晚各1次温服，10天为1个疗程。

活络效灵汤

（1）处方　当归、威灵仙各12克，丹参、川续断各15克，制乳香、制没药各9克，七叶莲、鸡血藤、千斤拔各30克，川牛膝10克，白芍20克，甘草6克。偏寒者，加制川乌3克（先煎）、桂枝6克；偏热者，加知母、金银花各9克，白茅根15克；湿重者，加苍术6克、薏苡仁18克、赤小豆15克；肾虚者，加巴戟天6克、杜仲9克；气虚者，加黄芪、党参各15克。

（2）方法　每天1剂，水煎取汁，分次服用。同时配合推拿治疗。

伸筋通络汤

（1）处方　当归、葛根、川牛膝各15克，威灵仙、鸡血藤、白芍各30克，制乳香、制没药、红花、制川乌（先煎）、制草乌（先煎）、甘草各10克，王不留行、通草、桂枝、延胡索各12克，大枣10枚。

（2）方法　每天1剂，水煎取药液约500毫升，分2次于饭后1小时温服，15天为1个疗程。

补阳通络汤

（1）处方　黄芪、赤芍、川牛膝、地龙各15克，党参、独活、桂枝各10克，白芍、当归、川续断各12克，川芎、红花、乌梢蛇各9克。气虚者，重用黄芪至55克、党参至30克；臀腿疼痛剧烈者，加延胡索、土鳖虫各12克；下肢麻木者，加蜈蚣3条、全蝎10克。

（2）方法　每天1剂，加水500毫升，煎浓缩至300毫升，分次服用。

养血止痛粥

（1）原料　白芍、当归、黄芪各15克，泽兰10克，粳米100克，红糖适量。

（2）做法　将上述方药放入锅中，加适量清水，煎煮15分钟，滤去药渣，取药液加入淘洗干净的粳米煮粥，煮至米烂粥稠时加入少许红糖调味即可。每天1剂，早、晚温热食用，7天为1个疗程。

（3）功效　养血柔肝，缓中止痛，活血化瘀。适用于气滞血瘀型梨状肌综合征。

三七瘦肉汤

（1）原料　猪肉（瘦）150克，三七10克，桃仁5克，食盐适量。

（2）做法　将猪肉洗净、切片。将三七切片，桃仁捣碎，和猪肉一起放入砂锅中，加适量清水，武火煮沸，转文火炖至猪肉熟烂，加入少许食盐调味即可。食肉喝汤，每天1剂，5～7天为1个疗程。

（3）功效　止血补血，活血化瘀。适用于气滞血瘀型梨状肌综合征。

核桃仁饼

（1）原料　核桃仁50克，面粉150克，白糖、植物油适量。

（2）做法　将核桃仁放入干锅中略烤后取出，晾凉，切碎；加入面粉、白糖和适量清水，调成稀面糊后，静置5分钟；将平底锅刷上少许植物油，慢慢倒入面糊，烙成薄饼，烙3～4分钟后，用铲子翻面，再烙另一面，直到两面变成金黄色，即可盛出食用。可作为主食，也可作为零食，每天1剂，5天为1个疗程。

（3）功效　补肾固精，养血安神。适用于气血两虚型梨状肌综合征。

参芪鸽蛋汤

（1）原料　鸽蛋5个，北沙参15克，黄芪10克，食盐适量。

（2）做法　将鸽蛋煮熟，去壳备用；将北沙参、黄芪加适量清水煮半小时。用煮好的药汤煮鸽蛋，加入食盐调味即可。每天1剂，7～10天为1个疗程。

（3）功效　滋阴补肾，清热解毒，补气升阳。适用于阴虚内热型梨状肌综合征。

首乌参豆汤

（1）原料　黑豆50克，北沙参30克，首乌10克。

（2）做法　将黑豆浸泡一夜后，先煮1小时，再加入北沙参、首乌，共煮半小时，取汁饮用。每天1剂，7～14天为1个疗程。

（3）功效　滋补肝肾，益气润肤。适用于肝肾亏虚型梨状肌综合征。

粉葛鲫鱼汤

（1）原料　鲫鱼1条，粉葛200克，薏苡仁30克，宣木瓜20克，生姜片、食盐各适量。

（2）做法　将鲫鱼处理干净。将宣木瓜、粉葛、薏苡仁洗净，和鲫鱼一起放入汤锅中，下入生姜片，加入适量清水，武火煮开，转文火煲1小时，加食盐调味即可。饮汤吃鱼肉，每周2～3次，4～6周为1个疗程。

（3）功效　利水消肿，清热解毒，生津止渴。适用于湿热蕴蒸型梨状肌综合征。

海鲜壮骨汤

（1）原料　鲜海参1条，章鱼干1只，乌鸡100克，虾干3只，江瑶柱10粒，莲藕100克，板栗（去壳）10个，党参20克，大枣、花生、枸杞子、生姜片、料酒、食盐各适量。

（2）做法　将章鱼干、虾干、江瑶柱洗净并浸泡半小时；将鲜海参、莲藕洗净，切块；将乌鸡洗净切块，放入锅中，下入生姜片、料酒，加入适量清水，焯水后捞出洗净；将党参、板栗、大枣、花生、枸杞子洗净。将全部材料和生姜片一起放入汤锅中，加入适量清水，武火煮开，转文火煲1小时，加食盐调味即可。饮汤吃肉，每周1～2次，1～2个月为1个疗程。

（3）功效　滋阴补肾，强筋壮骨，益气养血。适用于肝肾亏虚型、气血两虚型梨状肌综合征。

三、外用

舒筋熏洗方

（1）处方　伸筋草30克，荆芥、独活、乳香、没药各20克，防风、秦艽、桃仁、桂枝、苏木各15克。

（2）方法　将以上方药放入锅内或盆中，放入适量水，煎煮20分钟，倒入小浴盆或洗衣盆中，捞出药渣，另放。待药液温度适宜时，患者先坐到盆上熏洗，然后再坐入盆中泡洗。每次30分钟，每天2次。每剂药可用3天，夏天用2天。每次使用前重新加温药液。泡洗过程中患者自己可按揉、活动髋部肌肉、关节。

熏洗通经方

（1）处方　路路通、伸筋草、刘寄奴、透骨草、细辛、桑枝、桂枝、威灵仙、五加皮、独活、木瓜、海桐皮、红花、川牛膝各30克。疼痛甚者，加川芎、制草乌、三棱、莪术各30克。

（2）方法　上方诸药混匀，加清水1000毫升，浸泡半小时后文火煎沸，加陈醋100毫升，熏洗患处。每天2次，每次30分钟。

千年烫浴方

（1）处方　宽筋藤、海桐皮、千斤拔、千年健各30克，透骨草、独活、三棱、莪术、艾叶各20克。

（2）方法　以上方药共捣成粗粉，以纱布包裹，放入水中，加热煎煮，煮沸1小时，加入三七跌打酒250毫升，趁热反复烫浴患处。每天1次，每次约30分钟。

通利外敷方

（1）处方　薏苡仁、茯苓、白术、苍术、通草各10克，防己、泽泻各5克。

（2）方法　以上方药加水煎汁约150毫升。将药汁倒在毛巾上，再以热水袋放在药物毛巾上敷痛处，注意防止烫伤皮肤。每天1次，每次约40分钟。

分期外敷方

（1）处方　损伤早期选用宽筋藤、钩藤、金银花藤、王不留行、刘寄奴、防风、大黄、乳香、没药、红花、苏木各15克；损伤中后期选用桂枝、威灵仙、防风、五加皮、细辛、荆芥、没药、川椒、麻黄、白芥子、生川乌、生草乌各10克。

（2）方法　以上方药可加食醋水煎熏洗患处；也可用布袋装后加食醋热敷患处，每天2次，每次1小时；还可将以上方药研成细粉，用蜂蜜拌匀摊于厚布上，敷贴患处，隔天1次。

桑姜热敷方

（1）处方　刘寄奴、独活、防风、秦艽、透骨草各12克，红花、艾叶、花椒、川芎、草乌各9克，桑枝、生姜各30克，赤芍、五加皮各15克，大葱3根。

（2）方法　以上方药共研成粗末，用食醋拌湿，用纱布包裹，蒸热后热敷患处；亦可煎汤外洗患处。每天1次。

活血通络止痛膏

（1）处方　当归、丹参、乳香、没药各15克，川芎、红花、牛膝、羌活、防风各10克，甘草5克。

（2）方法　将上述方药洗净、晾干后，使用研钵或粉碎机研磨成细粉，混合均匀。取适量凡士林（一般药粉与凡士林的比例为1∶1至1∶1.5），放入锅中加热至完全融化；将混合均匀的药粉慢慢加入融化的凡士林中，不断搅拌，直至成为均匀的糊状；将制成的膏药倒入干净的容器中，待其自然冷却凝固后，即可切成小块或条状备用。用前先用温水清洗患处皮肤，擦干水；如果药膏较硬，可以先用微波炉或热水袋稍微加热，使其变软（但注意温度不宜过高，以免烫伤皮肤）；将软化的药膏敷贴在疼痛部位，可以用医用胶布或绷带固定，以防脱落。敷贴后，可以使用热水袋或热毛巾在药膏上进行热敷，有助于促进药物吸收，增强疗效。热敷时间一般为20～30分钟。每天敷贴1次，睡前敷贴，次日清晨取下，7～10天为1个疗程。根据病情轻重，可适当延长或缩短疗程。

温馨提示　　　　　梨状肌综合征按摩法

〔按揉放松〕患者俯卧，全身放松，术者双手叠掌，放在患者臀部疼痛的区域，反复按揉该处肌肉，注意力度要适中，直到患者感到局部有发热感为止。能够放松紧张的肌肉，促进局部血液循环。有助于缓解梨状肌综合征引起的肌肉痉挛和疼痛。

〔弹拨通络〕患者俯卧，术者以双手拇指用力触及患者梨状肌的位置，找到痛点后，用拇指在局部进行点按、弹拨和揉捏，再沿与肌纤维走行方向相垂直的路线，来回弹拨10次。能够疏通经络，促进气血运行，缓解肌肉紧张和疼痛。

〔肘尖按压〕患者俯卧，术者弯曲手肘，用肘尖对准患者臀部痛点，用力按压3分钟。注意力量应当由轻到重，再由重到轻，然后缓缓抬起。可深入痛点，产生较好的解痉、止痛作用。

〔手掌推压〕患者俯卧，术者用手掌顺肌纤维的方向反复推压5～8次。注意推压时，力度可稍重一些，以达到深层肌肉。能够缓解肌肉紧张和疼痛。

〔松解关节〕患者站立，术者一手扶着患者的髋部，另一手托住患侧下肢，帮助患者进行屈膝屈髋、外展及旋外等被动运动，反复数次。有滑利关节、松解粘连的作用。有助于缓解疼痛和肌肉僵硬。

梨状肌综合征艾灸法

艾灸取穴秩边、环跳、委中、承山、昆仑。

采用温和灸，每个穴位灸10～15分钟，每天1次，10次为1个疗程。具有舒筋通络、理气止痛的作用。有助于缓解梨状肌综合征引起的疼痛和麻木等症状。

膝关节创伤性滑膜炎

膝关节创伤性滑膜炎是指膝关节囊纤维的内衬滑膜在外伤后引起的滑膜非感染性炎症反应。以膝关节屈伸不灵活，膝盖僵硬、沉重、酸痛为主要症状，急性期还可能出现膝关节红肿疼痛，不能行走。多数老年人都有膝关节疼痛的症状。

一、辨证论治

1. 气滞血瘀

（1）主症　伤后即肿，肿胀较甚、按之如气囊，广泛瘀斑，活动时疼痛剧烈，舌质红，苔薄，脉弦。

（2）处方　桃仁、当归各10克，红花5克，赤芍12克，生地黄、牛膝各15克，川芎、木香各6克，茯苓、车前子（包煎）各20克，三七粉（兑服）3克。年老体弱者，加杜仲、补骨脂各9克。

（3）方法　每天1剂，水煎取汁，分次服用。

2. 风寒湿阻

（1）主症　进行性反复性肿胀、按之如棉絮，局部皮温不高；游走性痛为风重，重坠肿甚为湿重，固定冷痛为寒重；舌质淡，苔白腻，脉弦滑。

（2）处方　鹿角霜15克，白芥子、炙黄芪各12克，牛膝6克，麻黄、桂枝各3克，熟地黄、木瓜、丹参、车前子（包煎）各30克。若肿胀甚，加茯苓、猪苓各15克，泽泻30克；膝冷畏寒者，加吴茱萸6克、生姜15克、细辛3克；膝热痛甚者，加连翘15克，苍术、黄柏、乳香、没药各10克。

（3）方法　每天1剂，水煎取汁，分次服用。

3. 痰湿结滞

（1）主症　肿胀持续日久，肌肉硬实，筋粗筋结，膝关节活动受限，舌质淡，苔白腻，脉滑。

（2）处方　泽泻15克，猪苓、白术、茯苓、赤芍各9克，桂枝6克，当归、木瓜、丹参、牛膝、陈皮、半夏各12克。

（3）方法　每天1剂，水煎取汁，分次服用。

4. 脾肾不足

（1）主症　肿胀持续日久，面色少华，纳呆便溏，肌肉萎缩，腰膝酸软无力，舌质红少津，脉细无力。

（2）处方　党参30克，熟附子、白术、茯苓、杜仲、川牛膝各15克，白芍、威灵仙、五加皮各12克。

（3）方法　每天1剂，水煎取汁，分次服用。

5. 阳虚瘀阻

（1）主症　膝关节肿胀、持续日久、屈曲不利、畏寒怕冷，腰膝冷痛、得温则减，浮髌试验阳性，面色㿠白，纳呆便溏，气短乏力，下肢沉重，肌肉萎缩，舌质黯淡胖，苔白厚腻，脉弦缓无力。

（2）处方　熟地黄、山茱萸、巴戟天、川牛膝、土鳖虫各12克，炒山药、茯苓、鸡血藤、生麦芽、冬瓜皮、薏苡仁各30克，牡丹皮、泽泻、制附子（先煎）各9克，桂枝10克，补骨脂、骨碎补、车前子（包煎）各15克，生黄芪40克。

（3）方法　每天1剂，水煎取汁，分次服用。

6. 阳虚痰瘀

（1）主症　腰膝冷痛、畏寒怕冷，膝关节微肿、屈曲不利，或兼肌肉萎缩，伴气短乏力、面色㿠白、纳呆便溏，舌质黯淡、有瘀点或瘀斑，苔白腻，脉迟缓无力。

（2）处方　熟地黄、山茱萸、巴戟天、川牛膝、土鳖虫、浙贝母、皂角刺各12克，炒山药、茯苓、鸡血藤、生麦芽各30克，牡丹皮、泽泻、制附子（先煎）各9克，桂枝、白芥子、猪蹄甲各10克，生黄芪40克，补骨脂、骨碎补各15克。

（3）方法　每天1剂，水煎取汁，分次服用。

7. 肝肾亏虚

（1）主症　疼痛时间长，进行性反复肿胀、按之如棉絮，游走性痛，肌肉萎缩，腰膝酸软，舌质淡，少苔，脉沉细。

（2）处方　熟地黄20克，独活、桑寄生、川续断、牛膝、赤芍、白芍、枸杞子、黄精、骨碎补各10克，黄芪30克。

（3）方法　每天1剂，水煎取汁，分次服用。

8.阴虚湿热

（1）主症　形体消瘦，腰膝酸痛，低热或潮热盗汗，耳鸣，膝关节微肿、屈曲不利，局部微热，浮髌试验阳性，纳差，乏力，舌质黯红、有瘀点或瘀斑，苔花剥、后部黄厚腻，脉细数无力。

（2）处方　生地黄、山茱萸、川牛膝、土鳖虫各12克，炒山药、茯苓、鸡血藤、丹参、紫花地丁、土茯苓、黄精、生黄芪各30克，牡丹皮、泽泻各9克，知母、车前子（包煎）、鸡内金各15克，黄柏10克。

（3）方法　每天1剂，水煎取汁，分次服用。

二、内服

清利汤

（1）处方　黄柏、苍术、猪苓、茯苓、牛膝、防己、茜草、威灵仙各12克，木通6克，大腹皮9克。急性损伤、关节积血瘀肿者，加三七3克（研末吞服）、桃仁9克、红花6克，以活血化瘀；慢性损伤、关节肿胀重着者，加杜仲、秦艽各9克，黄芪15克，鳖甲12克（先煎），以渗湿燥湿；关节变形、恶寒肢冷者，去黄柏、猪苓，加制附子10克（先煎）、肉桂5克、鹿角9克、乌梢蛇6克，以温阳化湿、搜风剔络、健骨强筋。

（2）方法　每天1剂，水煎取汁，早、晚分服，7天为1个疗程。

蠲水汤

（1）处方　白花蛇舌草、土茯苓、泽泻各30克，黄柏、赤芍、夏枯草各15克，车前草20克，透骨草18克，刘寄奴、王不留行各12克，全蝎9克（研末冲服）。遇阴雨寒冷天气关节肿痛加重者，加独活15克；经药物治疗肿渐消而疼痛不减者，加川牛膝、红花各20克，土鳖虫10克。

（2）方法　每天1剂，水煎取汁500毫升，分2～3次服用。

通利汤

（1）处方　苍术、黄柏、牛膝、生姜皮、大腹皮、茯苓皮、五加皮、陈皮、地龙各10克，薏苡仁30克，木瓜、木防己、赤芍、槟榔各15克。

（2）方法　每天1剂，水煎取汁，分次温服。同时配合外治法：用紫荆皮、番木鳖、黄柏、南星、半夏、草乌、川乌、白芷、刘寄奴、骨碎补、红花、栀子、苍术、生大黄各等份，研成末加少量食醋，以开水调敷患处，用绷带包扎固定限制活动；并进行手法治疗及功能锻炼。

骨络汤

（1）处方　熟地黄、鸡血藤、薏苡仁各30克，骨碎补、莱菔子、木瓜各15克，肉苁蓉、鹿衔草、淫羊藿、五加皮、牛膝各10克。

（2）方法　每天1剂，水煎取汁，分次服用。

驱痹汤

（1）处方　当归、泽兰、防己、独活、土茯苓、地龙、白僵蚕、威灵仙、牛膝、木通各15克，萆薢10克，丹参、黄芪各9克，甘草6克。如膝关节局部肤温高、舌苔黄、有化热趋势者，可加黄连3克，黄柏、栀子各9克；年老体虚、骨质疏松者，可加杜仲9克、骨碎补6克。

（2）方法　每天1剂，水煎取汁，分次服用，10天为1个疗程。同时配合舒筋活络洗剂（透骨草、伸筋草各30克，桑枝、桂枝、艾叶、花椒、红花、刘寄奴、木瓜、牛膝各15克，川乌、草乌各9克，煎取药汁，滤去药渣后熏洗患膝，每天20分钟，每天1～2次，10天为1个疗程）外洗。

活膝汤

（1）处方　苍术、白术、独活、防风各12克，茯苓皮、黄芪各20克，薏苡仁、金银花各30克，地龙9克，牛膝15克。湿甚者，加滑石30克（包煎）；痛甚者，加赤芍12克；肿甚者，加赤小豆15克。

（2）方法　每天1剂，水煎取汁，分次服用，15天为1个疗程。

鸡血藤汤

（1）处方　鸡血藤20克，红花、当归、车前子（包煎）、槟榔各10克，防己、牛膝、川续断、木瓜各12克，丹参、透骨草各15克，白芥子6克。肿胀甚者，加五加皮12克、泽兰10克；血瘀致热者，加桃仁、牡丹皮各10克，生地黄12克，土鳖虫6克；骨质疏松或退变者，加骨碎补、鹿角胶（烊化）各10克，威灵仙5克。

（2）方法　每天1剂，水煎取汁，分次服用，10天为1个疗程。

忍冬藤汤

（1）处方　忍冬藤60克，桑枝、蚕沙（包煎）、土茯苓、萆薢、青风藤、丹参、生黄芪各30克，栀子12克，防己15克，香附、生地黄、石斛、知母各

20克。有膝部外伤者，加桃仁9克、红花6克；劳损所致者，加桂枝、杜仲各9克。

（2）方法 每天1剂，水煎取汁，分次服用，15天为1个疗程；药渣加水再煎后外洗、热敷患膝。治疗早期卧床休息，制动1～2周，肿胀消退后可进行膝关节的适当步行锻炼。

防己黄芪汤

（1）处方 防己20克，黄芪、泽兰、牛膝、车前子（包煎）各15克，甘草6克，白术、土茯苓各10克。属气滞血瘀者，加桃仁9克，红花、姜黄、莪术各6克；属瘀郁化热者，加牡丹皮、赤芍、蒲公英各10克，大黄5克；属风寒湿阻者，加桂枝、独活、威灵仙、秦艽各9克；属脾肾不足者，加薏苡仁12克，五加皮、巴戟天、淫羊藿各6克；属痰湿结滞者，加白芥子6克，木瓜、伸筋草各9克，鸡血藤12克。

（2）方法 每天1剂，水煎取汁，分次服用。

祛风胜湿汤

（1）处方 紫苏叶、法半夏、槟榔、吴茱萸、防己、升麻各12克，桔梗10克，薏苡仁、车前子（包煎）各30克，白术20克，黄芪24克。舌苔黄腻者，加黄柏12克、牛膝9克；胸腹胀满者，加枳壳、厚朴各15克；急性期有瘀血积滞者，加黄柏9克、牛膝10克、郁金6克；慢性滑膜炎有水湿稽留、肌筋弛弱者，加羌活、蔓荆子各9克，独活、防风各6克。

（2）方法 每天1剂，水煎取汁，分次温服，每疗程服药9～12剂；并用小夹板将膝关节固定于伸直位。

活血利水汤

（1）处方 当归、川芎、牛膝、地龙、木瓜、防己、泽泻、五加皮、木通各10克，茯苓、薏苡仁各15克，甘草5克。瘀血留滞者，加乳香、没药、延胡索各10克；湿热壅盛者，加苍术、黄柏、土茯苓各10克；气虚湿阻者，加黄芪30克、白术10克。

（2）方法 每天1剂，水煎2次，取汁分次内服；药渣煎水外洗、外敷患部。10天为1个疗程。

黑豆粥

（1）原料 黑豆50克，粳米150克，红糖适量。

（2）做法 将黑豆用清水浸泡一夜后，洗净，倒入锅中，加适量清水，武火煮沸后，加入淘洗干净的粳米，再以武火煮沸，之后转文火煮至米烂粥稠，加入少许红糖调味即可。每天1剂，早、晚温热食用，7天为1个疗程。

（3）功效 补血养肾，活血利水，祛风除痹。适用于风寒湿阻型、脾肾不足型、阳虚瘀阻型膝关节创伤性滑膜炎。

玉米枸杞蛋花粥

（1）原料 玉米粒50克，鸡蛋1个，粳米100克，枸杞子10克，生姜末、食盐各适量。

（2）做法 将粳米淘洗干净，浸泡2个小时后，连泡米水一起倒入锅中，再加入适量清水，武火煮沸后，加入生姜末，转文火熬煮。米煮开花后加入玉米粒和泡过的枸杞子，煮至浓稠时倒入打散搅匀的鸡蛋液，煮5分钟，加入少许食盐调味即可。每天1剂，早、晚温热食用，7天为1个疗程。

（3）功效 健脾利湿，滋补肝肾。适用于痰湿结滞型、脾肾不足型膝关节创伤性滑膜炎。

薏苡仁冬瓜瘦肉汤

（1）原料 猪肉（瘦）200克，冬瓜（带皮）250克，薏苡仁、白扁豆各5克，陈皮3克，生姜片、食盐各适量。

（2）做法 将猪肉洗净，切块，用开水焯烫。将薏苡仁、白扁豆、陈皮洗净，冬瓜洗净切块，和猪肉、生姜片一起放入砂锅，加入适量清水，武火煮沸后，转文火煮约2个小时，加入少许食盐调味即可。食肉喝汤，每天1次，分次服完，5～7天为1个疗程。

（3）功效 利湿清热，健脾护肾。适用于痰湿结滞型、阴虚湿热型膝关节创伤性滑膜炎。

桂花薏苡仁粥

（1）原料 桂花5克，薏苡仁30克，淀粉、白糖各适量。

（2）做法 将薏苡仁加适量清水，煮至薏苡仁烂熟，加入少许淀粉，再加入白糖和桂花，稍煮即可。每天1剂，7～10天为1个疗程。

（3）功效 清利湿热，健脾除痹，行气止痛。适用于阴虚湿热型膝关节创伤性滑膜炎。

党参淮山猪肚汤

（1）原料 猪肚1个，淮山药、党参各30克，蜜枣15克，食盐、白醋、胡椒粉、面粉各适量。

（2）做法 将猪肚用清水冲洗干净，加入面粉、食盐和白醋，反复揉搓，洗净后备用；将猪肚放入沸水中焯水，捞出后用清水冲洗干净，切成小块；将淮山药去皮洗净，切成块；党参、蜜枣洗净备用。将猪肚块、淮山药、党参、蜜枣一起放入砂锅中，加入适量清水，武火烧开后转文火炖煮约3小时，至猪肚和淮山药软烂，加入食盐、胡椒粉调味即可。每周2～3次，1～2个月为1个疗程。

（3）功效　健脾益气。适用于脾肾不足型膝关节创伤性滑膜炎。

花生鲫鱼汤

（1）原料　鲫鱼1条，花生米200克，赤小豆120克，料酒、食盐各适量。

（2）做法　将花生米、赤小豆分别洗净，沥去水分；将鲫鱼处理干净，和花生米、赤小豆一起放入大碗中，加入适量料酒和食盐拌匀。将大碗放入蒸锅中，武火隔水蒸炖，待沸后改用文火炖至花生米烂熟，加适量食盐调味即可。每周2～3次，1～2个月为1个疗程。

（3）功效　利水消肿，健脾和胃。适用于多种类型的膝关节创伤性滑膜炎，尤其是伴有水肿、脾胃虚弱等症状者。

三、外用

海桐皮汤

（1）处方　海桐皮、透骨草、川椒、艾叶各30克，防风、威灵仙、当归、牛膝、红花各15克，甘草10克。

（2）方法　以上方药共研为粗末，装入布袋内，扎口放置锅或盆内，加水3000～4000毫升，煮沸15分钟后，将药液倒入盆中，将患肢膝关节放于盆上，使热蒸汽熏蒸患部；待药液稍凉后，用毛巾淋药水洗擦患部，熏洗后擦干患肢。每次熏洗30～40分钟，每天2～3次。药渣及药液保存，下次熏洗时煮沸再用，如药液减少，可适当加些水。每剂可连用2～3天，10天为1个疗程，一般连续2个疗程。

创膝熏洗方

（1）处方　当归、川芎、赤芍、延胡索、芒硝、伸筋草、透骨草、麻黄、防风、羌活、独活、花椒、木瓜、威灵仙、甘草各10克。

（2）方法　以上方药置搪瓷盆内，加水约2000毫升，浸泡30分钟后，煮沸约15分钟，趁热熏洗患膝。每次20分钟，早、晚各1次，每剂药使用4次。注意首次煮沸，余3次原药液温热即可。10天为1个疗程，一般用药1～5个疗程。

舒筋洗药方

（1）处方　川续断、羌活、威灵仙、防风、荆芥、艾叶、透骨草、红花、桂枝、川芎、木通各15克，地枫20克，黄柏10克。苔白腻、脉沉、寒象偏甚者，去黄柏、地枫；舌质红、苔黄、热象偏甚者，去川芎、红花。

（2）方法　以上方药加水适量，煎煮取汁，趁热先熏后洗患膝。早、晚各1次，每2天用药1剂。

石乌热熨方

（1）处方　制川乌、制草乌、五加皮、石菖蒲、白芷、小茴香、威灵仙、花椒、桂枝、制乳香、制没药各10克。

（2）方法　以上方药共研成细末，装布袋。治疗时将药袋用水煎30分钟，趁热敷膝。每天2～3次，10天为1个疗程。

夏艾热敷方

（1）处方　生草乌、生川乌、生半夏、艾叶各30克，黄柏10克，花椒、大戟、甘遂、甘草各15克。

（2）方法　以上方药用2块方帕包裹成2个药包，投入药罐内煎30分钟后离火，加入冰片2克。先将患膝置其上方熏蒸10分钟，然后取药包敷患处，2个药包交替使用。每天3次，3天用1剂药，15天为1个疗程。

通痹舒筋膏

（1）处方　当归尾、伸筋草、威灵仙各30克，羌活、独活、乳香、没药、木瓜、白芷、川芎、广木香、防风、荆芥各15克，鸡血藤40克，桂枝18克，萆薢20克，制川乌、制草乌各6克，血竭5克。

（2）方法　以上方药共研成细末，用上等香油加温开水或凡士林调成糊状。使用时将药膏均匀涂在绵纸或绷带上，环形包扎膝关节，松紧适宜，固定时间为3～4天。2次为1个疗程。

散寒醋敷膏

（1）处方　川芎500克，山柰100克。

（2）方法　以上方药共研成细末。用时取适量以陈醋调成糊状，外敷于患处，外用纱布覆盖，以胶布固定。2天换药1次，10天为1个疗程。

化瘀止痛膏

（1）处方　生乳香、生没药、威灵仙、苏木、川芎、益母草、木瓜、血竭各100克，细辛、红花各50克。

（2）方法　以上方药提取成稠膏，再加入黏附剂和透皮剂等辅料，然后涂铺切片即成。载药量为每平方米0.2千克。治疗时将药贴直接贴于患膝压痛处。每天换药1次，10天为1个疗程，疗程间隔时间为3天。

祛风搜络膏

（1）处方　白芥子30克，韭菜子20克，麻黄、桂枝、高良姜、制乳香、制没药、荜茇各15克，细辛3克，生川乌、冰片各9克。

（2）方法　以上方药共研为细末，以等量凡士林调成软膏，局部外敷。每天换药1次。

温经通络膏

（1）处方　乳香、没药、麻黄、马钱子各等份。

（2）方法　以上方药共研为细末，用饴糖或蜂蜜调成软膏或用凡士林调煮成膏，外敷患处。每天1～2次。

消肿镇痛膏

（1）处方　血竭、红花、焦栀子、大黄、黄连、乳香、没药、冰片各10克，生川乌、生草乌各5克。

（2）方法　以上方药共研成细末，过120目筛。治疗时先清洗患处，然后根据伤处大小，取适量药末，以凡士林调成糊状，外敷患处，包扎固定。每天换药1次。

温馨提示　　　　膝关节创伤性滑膜炎按摩法

〔掌揉髌骨〕用掌心以适当的压力扣按髌骨，顺时针及逆时针揉按，每次揉按3～5分钟。有助于缓解疼痛和改善血液循环。适用于膝关节创伤性滑膜炎的缓解期或慢性期。

〔点揉穴位〕在膝关节内外侧找到压痛点，用拇指轻重适度地进行点揉，直至出现酸胀感。点揉阳陵泉、梁丘（屈膝，在大腿前面，当髂前上棘与髌底外侧端的连线上，髌底上2寸）、委中、足三里等穴位，每个穴位按压2分钟左右，力度从轻到重。能够促进局部血液循环，达到止痛的作用。

〔弹拨膝关节内外侧肌腱〕用双手除拇指外的其余四指触摸膝关节后窝内两侧，摸到两根肌腱后，作弹拨的动作，每次弹拨3分钟左右。能够舒筋活络，恢复粘连的组织及挛缩的肌腱。

〔推按大腿〕双手从大腿根部往膝盖方向推按，力度由轻开始慢慢加重，推按3分钟左右。能够促进大腿部位的血液循环，有助于缓解膝关节的不适。

〔转膝踢腿〕平躺或坐姿，患膝屈曲。向前方抬腿，进行适度的腿部肌肉锻炼。能加强关节活动性，促进肌肉力量的恢复。适用于膝关节创伤性滑膜炎的康复期。

注意：在膝关节创伤性滑膜炎的急性期，应避免进行按摩治疗，以免加重炎症和肿胀。按摩时应避免直接作用于关节囊、韧带和肌腱等结构，以免造成不必要的损伤。

膝关节创伤性滑膜炎艾灸法

艾灸取穴足三里、膝眼（屈膝，在髌韧带两侧凹陷处，在内侧的称内膝眼，在外侧的称外膝眼）、阳陵泉、阴陵泉（在小腿内侧，当胫骨内侧髁后下方凹陷处）、委中、阿是穴。

采用温和灸，每个穴位灸 10 ～ 15 分钟，每天 1 ～ 2 次，具体时间和次数可根据患者病情和体质调整。有温经通络、祛风除湿、化瘀止痛的作用。有助于缓解膝关节创伤性滑膜炎引起的疼痛和不适。

膝关节骨性关节炎

膝关节骨性关节炎是由于局部损伤、炎症、慢性劳损等多种原因造成的膝关节软骨完整性受损、骨骼周缘出现明显骨质增生而引起局部疼痛、活动受限等症状和体征的疾病。膝关节骨性关节炎的发病率之所以很高，主要与膝关节的结构有密切关系。膝关节为人体负重和活动量最大的关节，结构复杂，其活动和稳定主要靠关节周围的肌肉、韧带、滑囊等结构，容易发生急性扭伤，加上慢性劳损和风寒湿邪的侵袭，使膝关节发生骨性关节炎的概率大幅度上升。加强体育锻炼、尽量不穿高跟鞋、保护关节使其不受损伤、注意防寒保暖和防潮、及时正确治疗关节韧带损伤、中老年人根据情况适当补钙等，能预防或减少膝关节骨性关节炎的发生。

一、辨证论治

1. 寒湿阻络

（1）主症　关节冷痛重着或肿胀，局部畏寒、触之不热，遇寒痛增，得热痛减，舌质淡，苔白，脉弦紧或弦缓。

（2）处方　威灵仙 15 克，制川乌（先煎）、当归、苍术、白术、黄芪、白芍、干姜各9克，细辛3克。

（3）方法　每天1剂，水煎取汁，分次温服。

2.湿热阻络

（1）主症　关节红肿热痛、有沉重感，局部触之发热，口渴不欲饮，舌质红，苔黄腻，脉滑数。

（2）处方　苍术、白术、赤芍、牡丹皮、黄柏、防风、川牛膝各9克，桑枝、忍冬藤各30克，滑石（包煎）、威灵仙、薏苡仁各15克。

（3）方法　每天1剂，水煎取汁，分次温服。

3.肝肾两虚

（1）主症　关节疼痛，局部肿大、僵硬畸形，肌肉瘦削，屈伸不利，畏寒喜暖，手足不温，腰膝酸软，舌质红或淡，苔薄白，脉沉细。

（2）处方　生地黄、熟地黄、山茱萸、牡丹皮各9克，淫羊藿、独活、桑寄生、杜仲各15克，牛膝6克。

（3）方法　每天1剂，水煎取汁，分次温服。

4.瘀血阻络

（1）主症　肌肉关节疼痛剧烈、多呈刺痛、部位固定不移，局部肿胀可有硬结或瘀斑，舌质紫黯有瘀斑，苔薄白，脉弦涩。

（2）处方　威灵仙、当归各15克，丹参、红花、制香附、川芎、赤芍、白芍各9克。

（3）方法　每天1剂，水煎取汁，分次温服。

二、内服

骨痹汤

（1）处方　鹿角霜（先煎）、怀牛膝、千年健、桑寄生、威灵仙、丹参各15克，狗脊12克，鸡血藤、白芍各20克，木防己、独活各10克，甘草5克。

（2）方法　每天1剂，水煎取汁，分次服用。

愈痹汤

（1）处方　黄芪30克，当归、桑寄生、熟地黄各15克，山茱萸、补骨脂各12克，牛膝、汉防己、薏苡仁、龟甲（先煎）各10克，甘草6克。

（2）方法　每天1剂，水煎取汁，分次服用。

颈肩腰腿痛妙法良方（第三版）

健膝汤

（1）处方　鹿衔草、伸筋草、透骨草、威灵仙、老鹳草各20克，骨碎补12克，牛膝、木瓜各15克，鸡血藤30克，路路通10克。寒湿甚者，加制川乌（先煎）3克，桂枝9克，苍术6克；湿热甚者，加生薏苡仁18克、黄柏9克、苍术6克；肿甚者，加天仙藤6克、丹参12克、地龙9克。

（2）方法　每天1剂，水煎取汁，分次温服。

蠲水汤

（1）处方　白花蛇舌草、土茯苓、泽泻各30克，黄柏、赤芍、夏枯草各15克，车前草、透骨草各20克，刘寄奴、王不留行各12克，全蝎9克（研末冲服）。阴雨寒冷天气关节肿痛加重者，加独活15克；经药物治疗肿胀渐消而疼痛不减者，加川牛膝、红花各20克，土鳖虫10克。

（2）方法　每天1剂，水煎取汁500毫升，分2～3次温服，连服6天，停药1天。

骨炎灵汤

（1）处方　当归、地龙、炮猪蹄甲各6克，丹参、生地黄、牛膝各15克，杜仲、络石藤各12克，土茯苓30克。疼痛甚者，加延胡索12克，乳香、没药各6克；偏寒湿者，加制川乌、制草乌各5克（均先煎）；偏阴虚者，加制何首乌、桑寄生各15克；偏阳虚者，加淫羊藿、鹿角霜各12克；后期肿痛减轻明显者，加炙黄芪、鸡血藤各20克。

（2）方法　每天1剂，水煎取汁，分次服用，15天为1个疗程。

沙苑蒺藜汤

（1）处方　沙苑蒺藜18克，红花、防风、羌活、制没药各10克，炙黄芪、川牛膝各15克，木瓜、白鲜皮、川萆薢、海桐皮各12克，制乳香6克，制川乌、制草乌各9克（均先煎）。

（2）方法　每天1剂，水煎取汁，分2次饭前温服。

利膝健步汤

（1）处方　制附片（先煎）、炮猪蹄甲各9克，淫羊藿、威灵仙、牛膝各12克，杜仲、川芎、当归、白芍、黄芪、鸡血藤各15克，甘草6克。

（2）方法　每天1剂，水煎取汁，分次服用。

通络寄生汤

（1）处方　独活、防风、怀牛膝、秦艽、当归、白芍、杜仲各9克，桑寄生10克，细辛4克，川芎6克，桂心3克，炙甘草5克。膝痛畏寒重者，加制附片8克（先煎）；瘀血重者，加桃仁、红花各8克；疼痛绵久者，加全蝎4克、地龙10克。

（2）方法　每天1剂，水煎取汁，分次服用。

益气通络汤

（1）处方　黄芪、鸡血藤各30克，独活、当归、川芎各9克，桑寄生、牛膝、骨碎补、白芍、茯苓、秦艽各15克，熟地黄12克，细辛3克，甘草6克。风邪盛者，加防风9克，威灵仙、海风藤各15克；寒邪盛者，加鹿角胶（烊化）、制川乌（先煎）各10克；湿邪盛者，加防己9克，泽泻、五加皮各15克；瘀滞明显者，加三棱、莪术各10克，丹参20克；湿壅化热者，去细辛、熟地黄，加黄柏10克、忍冬藤15克；痰瘀互结者，加白芥子9克，生牡蛎（先煎）、地龙各20克。

（2）方法　每天1剂，水煎取汁，分2次温服，7天为1个疗程。

益肾痛痹汤

（1）处方　当归、川芎、川续断、五加皮、木瓜、鹿角胶（烊化）、骨碎补、淫羊藿、威灵仙各10克，桃仁、赤芍各12克，枸杞子20克，熟地黄30克。

（2）方法　每天1剂，水煎取汁，分次服用，3周为1个疗程。

黄芪乌龙汤

（1）处方　黄芪30克，乌梢蛇、威灵仙、杜仲、桑寄生、延胡索、补骨脂各15克，三七（研末冲服）、当归各12克，鹿角霜、地龙、甘草各10克。如气血不足者，加党参15克、熟地黄12克；阳虚较甚者，加肉桂3克、干姜6克；风寒偏盛者，加制川乌、制草乌各3克（均先煎）；伴有肢体麻木抽搐者，加木瓜9克、僵蚕6克；便秘者，加肉苁蓉9克、火麻仁12克。

（2）方法　每天1剂，水煎取汁，分次服用。

补肾健膝汤

（1）处方　鹿角胶（烊化）、甘草各10克，枸杞子、杜仲、川续断、熟地黄、牛膝各15克，骨碎补20克，当归12克，鸡血藤、桑寄生各30克。痛甚者，加威灵仙30克、细辛10克；阴雨天症状加重者，加独活、秦艽、防风各10克，细辛6克；肿胀明显者，加大腹皮、茯苓皮各30克，萆薢12克；病程日久者，加三棱、莪术各10克。

（2）方法　每天1剂，水煎取汁，分次服用。

益肾宣痹汤

（1）处方　制川乌（先煎）、炙甘草各6克，制附片12克（先煎），狗脊、骨碎补、独活、地龙、当归、秦艽各15克，生地黄、防风、川牛膝、威灵仙各10克，全蝎、蜈蚣各3克（均研末冲服）。

（2）方法　以上方药制川乌、制附片先煎1小时，再入他药文火浓煎取汁，分2次加全蝎、蜈蚣冲服，每天1剂。

祛瘀化痰汤

（1）处方　川芎、鸡血藤各15克，丹参、红花、半夏、茯苓、陈皮、白术各10克，牛膝12克，白芥子6克。疼痛甚者，加制川乌、制草乌各6克（均先煎）；肿胀甚者，加泽兰、泽泻各10克；偏气虚者，加黄芪30克、党参15克；偏血虚者，加当归、白芍各10克；寒盛者，加威灵仙15克、桑寄生10克；湿盛者，加薏苡仁、虎杖各10克。

（2）方法　每天1剂，水煎取汁，分次服用，2周为1个疗程。

羌独痹痛汤

（1）处方　羌活、独活各20克，桑寄生、秦艽、防风各12克，细辛3克，茯苓、白术、地龙、桂枝、川芎、牛膝、牡丹皮各10克，威灵仙、木瓜各15克。气虚者，加黄芪30克；湿重者，加防己15克；肾阳虚者，加杜仲12克；瘀血重者，加制乳香、制没药各10克。

（2）方法　每天1剂，水煎取汁，分次服用，15天为1个疗程。

加减三痹汤

（1）处方　独活12克，细辛3克，制川乌（先煎1小时）、制草乌（先煎1小时）、防风、延胡索、当归、川芎各10克，白芍20克，鸡血藤30克，秦艽、海桐皮、川续断、川牛膝、茯苓各15克，炙甘草6克。

（2）方法　每天1剂，水煎取汁，分次服用。

益肾通络汤

（1）处方　熟地黄30克，当归、牛膝、鸡血藤各20克，川芎、枸杞子、黄芪、桑寄生、威灵仙各15克，地龙、独活各10克。关节肿胀明显者，加防己8克、萆薢12克，以除湿止痛退肿；痹久肢体拘挛疼痛者，加全蝎5克、细辛3克，以通络止痛。

（2）方法　每天1剂，水煎取汁，分次服用。

桃红木瓜汤

（1）处方　桃仁、红花、牛膝、木瓜、苍术、白芍、甘草各10克，威灵仙、延胡索、独活各12克，泽泻、车前子（包煎）各15克。疼痛重者，加制乳香、制没药各6克，桑寄生15克，制附片10克（先煎）；肿胀甚者，加木防己、泽兰各10克，茯苓20克；关节怕凉者，加制川乌（先煎）、桂枝各10克；关节灼热者，加知母12克、黄柏10克；膝软无力者，加黄芪30克、党参10克、白术15克；关节屈伸不利者，加丹参30克，土鳖虫10克，伸筋草、鸡血藤各15克。

（2）方法　每天1剂，水煎取汁，分次服用。

养血清润汤

（1）处方　当归、薏苡仁、威灵仙各20克，白芍、川芎、熟地黄、防己、秦艽、滑石（包煎）各15克，防风、苍术、黄柏、川牛膝、栀子各10克，忍冬藤30克。肿胀明显者，加泽兰15克、泽泻30克；体态肥胖者，加制半夏30克、制胆南星15克；下肢酸沉、重着者，加木瓜、桑枝各15克；腰膝酸软者，加杜仲、桑寄生、川续断各15克；膝关节怕冷明显、舌质淡胖、苔薄白、脉沉细者，上方去栀子、薏苡仁、黄柏、忍冬藤，熟地黄用至30克，加补骨脂15克、细辛6克。

（2）方法　每天1剂，水煎取汁，分次服用，15天为1个疗程。

威龙独活汤

（1）处方　威灵仙12克，干地龙、独活、杜仲、当归、防风、秦艽、川芎、人参、茯苓各9克，桑寄生15克，细辛6克，甘草3克。

（2）方法　每天1剂，水煎取汁600毫升，早、晚各服300毫升；剩余药渣加陈醋、白酒各50毫升，水1000毫升，加热熏洗患膝；同时不负重屈伸患膝。7天为1个疗程。

二仙四物汤

（1）处方　仙茅、淫羊藿、骨碎补、牛膝、伸筋草各15克，丹参、威灵仙各20克，木瓜10克，猪蹄甲、当归、川芎各9克。寒湿较甚者，加制川乌、制草乌各10克（均先煎），桂枝6克；湿热明显者，加苍术10克、黄柏6克；肿胀严重者，加防己15克、生薏苡仁30克。

（2）方法　每天1剂，水煎取汁，分次温服。

补肾通络汤

（1）处方　川杜仲、赤芍、川木瓜各30克，狗脊、黄芪、白术各20克，独活、当归、川牛膝、延胡索、熟地黄、威灵仙各15克，川桂枝、陈皮各10克。

（2）方法　每天1剂，加水用文火浓煎取汁，分2次温服。

寄生血藤汤

（1）处方　桑寄生20克，鸡血藤15克，独活、秦艽、云苓、当归、威灵仙、川芎、防风、牛膝、杜仲各10克。疼痛较甚者，加制川乌、制草乌各3克（均先煎），王不留行10克；关节腔积液明显者，加泽泻、猪苓各10克。

（2）方法　每天1剂，水煎取汁，分次温服，连服7～10天。疼痛缓解后用六味地黄丸或肾气丸调理以巩固疗效。

增生消痛汤

（1）处方　猪蹄甲9克，皂角刺、西红花、熟地黄各12克，蒲公英、金银花各24克，赤芍、独活、王不留行、鹿衔草各15克，薏苡仁20克，土鳖虫10克，川牛膝18克，三七粉2克（冲服）。关节肿胀明显、伴有关节腔积液者，去熟地黄、鹿衔草，加黄柏12克，车前草20克，防己、炒水蛭各9克。

（2）方法　每天1剂，水煎取汁，分次温服。

加减补肝汤

（1）处方　熟地黄、木瓜各20克，白芍40克，鸡血藤、桑寄生各30克，麦冬、枸杞子、丹参各15克，川续断、牛膝各12克，川芎、当归各9克。兼风寒湿者，加制川乌（先煎）、制草乌（先煎）、独活各9克，细辛4克；兼风湿热者，去当归、熟地黄，加忍冬藤50克、石膏30克、知母15克；兼瘀血者，加红花、桃仁各9克。

（2）方法　每天1剂，水煎取汁，分次温服，15天为1个疗程。

土鳖杜仲汤

（1）处方　炙土鳖虫、蕲蛇肉、生甘草各9克，白蒺藜、骨碎补各15克，厚杜仲、红梅梢、生薏苡仁各30克，生黄芪12克。肿胀甚者，加泽泻15克、白茯苓9克；疼痛甚者，加鬼针草30克、络石藤12克；骨赘明显伴有骨质疏松者，加补骨脂12克、怀牛膝9克。

（2）方法　每天1剂，水煎取汁，分次温服。

附补寄生汤

（1）处方　制附子（先煎）10克，补骨脂、猪蹄甲、狗脊、五加皮、路路通、白术、甘草各15克，桑寄生、党参各20克，鸡血藤30克。气血不足者，加黄芪15克、熟地黄12克；阳虚较甚者，加肉桂5克，干姜、鹿角胶（烊化）各6克；风寒偏盛者，加制川乌、制草乌3克（均先煎）；肢体麻木抽搐者，加木瓜9克、僵蚕6克。

（2）方法　每天1剂，水煎取汁，分次温服。

杜仲狗脊汤

（1）处方　杜仲、熟地黄、骨碎补、白芍、狗脊、香加皮、木瓜、秦艽、牛膝、姜黄各10克，甘草6克。有口渴咽干、舌质红、脉细数等阴虚证者，改熟地黄为生地黄，加知母、黄柏各9克，菊花6克；病位在上者，改牛膝为桑枝；关节肿胀、疼痛甚者，酌加制川乌3克（先煎），地龙、土鳖虫各9克。

（2）方法　每天1剂，水煎取汁，分2次温服。

三棱莪术汤

（1）处方　三棱、莪术、熟地黄、肉苁蓉、巴戟天、淫羊藿各15克，丹参、两面针、党参各18克，全蝎3克，蜈蚣1条，甘草10克。

（2）方法　每天1剂，水煎取汁，分次温服。

通络强筋汤

（1）处方　熟地黄、杜仲、桑寄生各15克，茯苓、当归、党参各12克，白芍、狗脊、牛膝各20克，防风、独活、川芎、甘草、鹿角胶（烊化）各6克，细辛3克，威灵仙、淫羊藿各18克。肾阳虚者重用杜仲、淫羊藿至各30克；肾阴虚者，加女贞子9克、龟甲12克（先煎）；外伤瘀滞者，重用当归至24克，加鸡血藤12克；病位在上者，改牛膝为桑枝，加葛根12克；病位在下者，重用牛膝至30克，加何首乌5克。

（2）方法　每天1剂，水煎取汁，分次温服。

乳没寄生汤

（1）处方　当归、川续断、杜仲、羌活、炒乳香、炒没药各15克，蜈蚣2条，细辛、甘草各6克，熟地黄20克，桑寄生30克，乌梢蛇、丹参、川牛膝、制附子（先煎）各12克。气虚明显者，加黄芪30克、党参15克；血虚明显者，重用当归至30克，加鸡血藤20克；阳虚者，加肉桂12克、干姜10克；局部发冷疼痛剧烈者，加制草乌15克（先煎）；湿邪偏盛者，加防己20克、苍术15克；顽痛不已者，加土鳖虫10克。

（2）方法　每天1剂，水煎取汁，分次温服。

痹痛消肿饮

（1）处方　薏苡仁45克，萆薢、虎杖各15克，威灵仙、透骨草、汉防己各30克，川牛膝10克。热偏重者，加黄柏10克；肿痛甚者，薏苡仁、汉防己分别加至60克、45克；瘀血明显者，加川芎、红花各10克；肝肾亏虚者，加川续断、桑寄生各15克；气血不足者，加黄芪15克，党参、当归各10克。

（2）方法　每天1剂，水煎取汁，分次服用，1周为1个疗程。

壮骨化瘀酒

（1）处方　皂角刺60克，炮猪蹄甲、当归、丹参、制乳香、制没药、熟地

颈肩腰腿痛妙法良方（第三版）

216

黄、骨碎补、杜仲、川续断、狗脊、怀牛膝各30克，麻黄、制川乌、制草乌各15克。阳虚寒凝者，加桂枝30克、细辛15克；肾精亏虚者，加菟丝子、桑寄生各30克；湿热郁滞者，加苍术、黄柏、防己、忍冬藤各30克。

（2）方法　以上方药共研为粗末，以1000～1500毫升45度白酒浸泡10天后，用纱布过滤。每次5毫升，每天3次服用，30天为1个疗程。肝阳上亢、头痛急躁失眠、血压偏高者慎用。

消炎止痛散

（1）处方　黄芪30克，当归、红藤、制乳香、制没药各10克，金银花、紫花地丁各15克，天花粉、赤芍各9克，陈皮、生甘草各6克。

（2）方法　按上方剂量制成散剂，每次服用15克，每天2次，用温开水送服，连续服用12周。

人参核桃猪肾粥

（1）原料　猪肾1只，核桃仁5克，人参3克，粳米100克，食盐适量。

（2）做法　将猪肾对半切开，剔去筋膜，切小块，放入砂锅中，加适量清水，加入人参、核桃仁和淘洗干净的粳米，武火烧沸后，转文火熬至肉熟米烂，加入少许食盐调味即可。每天1剂，早、晚温热食用，5～7天为1个疗程。

（3）功效　补肾疗虚，补脾益肝。适用于肝肾两虚型膝关节骨性关节炎。

百合大枣汤

（1）原料　百合（鲜）100克，大枣8枚，冰糖适量。

（2）做法　将百合剥开、洗净；将大枣去核、洗净。将百合放入砂锅，加入适量清水，煮至百合变软变酥，加入大枣、冰糖，略煮即可。每天1剂，可分2次服用，此方可长期坚持服用。

（3）功效　养阴益气，利湿消积。适用于湿热阻络型膝关节骨性关节炎。

无花果瘦肉汤

（1）原料　猪肉（瘦）70克，无花果（干）25克，枸杞子5克，生姜片、食盐各适量。

（2）做法　将猪肉洗净，切丁，放入开水中焯烫后，放入砂锅中，加入适量清水，加入无花果、生姜片，武火煮开后，转文火煮2个小时；加入洗净的枸杞子，煮5分钟后，加入少许食盐调味即可。食肉喝汤，每天1剂，5～7天为1个疗程。

（3）功效　滋补肝肾，清热生津，解毒消肿。适用于湿热阻络型膝关节骨性关节炎。

伸筋草鲳鱼汤

（1）原料　鲳鱼1条，伸筋草15克，当归6克，板栗、食盐各适量。

（2）做法　将当归、伸筋草洗净，与板栗、鲳鱼一起放入锅中，加入适量清水，煮成汤，加适量食盐调味即可。食鱼饮汤，每周2～3次，1～2周为1个疗程。

（3）功效　舒筋活络，祛风除湿。适用于寒湿阻络型膝关节骨性关节炎。

鹿茸焖鸡

（1）原料　当年的公鸡1只，鹿茸适量。

（2）做法　将公鸡宰杀，处理干净。将公鸡和鹿茸一起放入锅内，加入适量清水，不放油盐，文火焖烧至鸡肉熟烂即可。每隔1周或半月1次。

（3）功效　补肾壮阳，强筋健骨。适用于肝肾两虚型膝关节骨性关节炎。

黑豆米酒

（1）原料　黑豆60克，独活12克，米酒适量。

（2）做法　将独活和黑豆分别洗净，去除杂质，放入砂锅中，加入适量清水，武火煮沸后，转文火继续煎煮约2小时，直至汤液浓缩，黑豆煮烂；滤去药渣，取汁，待汁液稍凉后，兑入适量的米酒，搅拌均匀。每天1剂，分2次温服（建议饭后半小时左右服用），7～14天为1个疗程。

（3）功效　祛风除湿，通痹止痛，活血通络。适用于寒湿阻络型膝关节骨性关节炎。

三、外用

祛痛消肿汤

（1）处方　透骨草、乳香、没药、独活、车前子（包煎）各30克，泽泻20克。若关节红肿热痛，加黄柏15克、土茯苓30克、防己20克；若膝关节肿胀而皮色不变、无热感，加桂枝、川椒各15克。

（2）方法　以上方药先用500毫升水浸泡1小时，文火煎取汁300毫升，第2、第3煎各加水350毫升，文火各煎取汁250毫升，三煎药液混合后加热至沸。药液烫时先熏蒸患侧膝关节，待温度降至皮肤能耐受时，再用药液泡洗膝关节。每次熏洗30分钟，每天3次，每天用药1剂，10天为1个疗程。

活血舒筋方

（1）处方　生大黄40克，透骨草、鸡血藤、伸筋草各30克，三棱、川牛

颈肩腰腿痛妙法良方（第三版）

218

膝、骨碎补、片姜黄、莪术各15克，全当归12克，穿山龙、威灵仙各20克，桂枝10克，食盐80克。如有损伤者，加乳香、没药各10克，苏木20克，刘寄奴30克；如肿胀甚伴有滑膜炎、湿热者，加苍术、黄柏、泽泻各15克，生薏苡仁30克；寒湿者，加制川乌、制草乌各15克；兼风湿者，加青风藤、海风藤、千年健各15克。

（2）方法　将以上方药放在布袋内包好，放在盆内加水浸过药包，将药物浸泡1小时，然后把盆放在火上煎沸15分钟后取下，先熏洗后热敷30分钟。每天2次，每剂药熏洗3天，3剂为1个疗程。注意勿烫伤，如皮肤过敏则停药。夏季将治疗后方药再煮沸后放在阴凉处，防止药物发霉变质，下次用再煎沸10分钟后熏洗。

桂麻湿敷方

（1）处方　制川乌、制乳香、制没药、桂枝、麻黄各30克，细辛、独活、透骨草、伸筋草、海风藤、苏木、大黄、威灵仙、栀子、花椒各20克。

（2）方法　将以上方药装入备好的布袋内（不宜填得太紧），将药袋放入锅内，加水2500～3000毫升，煎至沸后20分钟取下。将患膝置于药锅上15～20厘米处，膝上用塑料布或毛巾遮盖，使药水蒸汽上熏患膝而不外溢，待水温降至40℃左右，取出药袋敷在患膝上用药水反复泡洗30～60分钟，洗后擦干患膝，避风寒。每剂药用2天，每天熏洗2次，10天为1个疗程。

温通熏蒸方

（1）处方　制川乌、制草乌、牛膝、威灵仙、海桐皮、苏木、姜黄、乳香、没药、当归、红花各10克，伸筋草、透骨草各15克，白芷20克。

（2）方法　以上方药相混，装入大小适当的布袋中，扎口放入盆中，加水1500～2000毫升，浸泡2小时，煮沸后文火煎5～10分钟。将病膝置于盆上用蒸汽熏蒸，待水温下降至能为人体耐受时，将布袋挤干，置于病膝，凉后再加热，如此反复，每次持续40～60分钟。每天2次，每剂药用2天，6剂为1个疗程。

活膝盐熨方

（1）处方　伸筋草、透骨草、威灵仙、当归、红花、川芎、赤芍、白芍各15克，独活、防风、乳香、没药、川续断各10克，粗盐20克。

（2）方法　将以上方药1剂混合，用白酒250毫升拌潮拌匀，装入缝制好的布袋；同药同法，制备另1个药袋。使用时，将上述两个药袋放入蒸笼，蒸热后，用毛巾包裹放于患膝（温度以患者能忍受为度）10分钟后，换另1个药袋敷用，两个药袋交替使用。一般每天热熨2次，每次1小时左右即可，1个药袋可用3～4天，10天为1个疗程，一般用1～2个疗程。

散结消肿膏

（1）处方　土鳖虫、胆南星、血竭、川乌、川芎各15克，没药24克，龙骨、当归、螃蟹骨各9克，马钱子、南红花、石菖蒲各10克，三七3克，冰片5克。

（2）方法　以上方药研成末备用。治疗时取外敷中药末适量，用一层无纺布包成正方形（6厘米×6厘米）贴于胶布（10厘米×10厘米）中央，再取中药酒（52度白酒100毫升，红花、樟脑、制川乌、制草乌、鸡血藤各20克；浸泡入酒中1周）5～8毫升浸于药包上，贴于患处固定。每贴敷3天后揭去。

平乐郭氏方

（1）处方　当归、川芎、川续断、木瓜、川牛膝、艾叶、透骨草、赤芍、红花、大黄、五加皮、防风、白芷、威灵仙各15克，鸡血藤、伸筋草、制乳香、制没药各30克。

（2）方法　以上方药用布包好，加水3000毫升，煎沸约半小时后取出药包，把药液倒入盆内，加入芒硝30克、食醋250毫升搅匀。熏洗时先以热气熏蒸，并用毛巾蘸药液交替热敷痛处，待水温降至50～60℃时，将患膝浸入盆内浸洗，若水温下降可加温再洗。每次熏洗约1小时，每天1～2次，次日仍用原药液加热再洗。冬季1剂药可熏洗3～4天，春秋季3天，夏季2天。治疗7天为1个疗程。

通络散血方

（1）处方　伸筋草、透骨草、当归、川芎、威灵仙、骨碎补、牛膝、独活各30克，乳香、没药各50克。

（2）方法　以上方药共研为粗末，以食醋、白酒各150克拌匀，装入棉布口袋内缝妥备用。每次腾熨时用上述药袋两个，放入蒸笼内蒸热后轮换敷在患肢周围。每天1次，每次1～2小时。

乌蛇皂刺散

（1）处方　乌梢蛇、细辛各10克，白花蛇1条，皂角刺、豨莶草、透骨草、猪蹄甲、生没药、杜仲、威灵仙、淫羊藿各15克，五灵脂20克，生川乌、生草乌各9克。

（2）方法　以上方药共研成细末备用。用时将上药末置瓷碗内，用陈醋或米醋（如局部疼痛发冷者可用白酒或黄酒）调成糊状，以杏核大小药膏置胶布中央，贴于增生部位或相应穴位上。隔天换药1次，10次为1个疗程。

颈肩腰腿痛妙法良方（第三版）

宽筋藤敷方

（1）处方　宽筋藤60克，当归、大黄、刘寄奴、牛膝、威灵仙各30克，姜黄、生栀子、桃仁、五灵脂、防风各25克，独活、赤芍、红花、桂枝各20克。

（2）方法　将以上方药共研成细末备用。用时每次取适量药末，用温水（40～50℃）加醋调成糊状，将调好的药糊置于纱布制成的药袋内，趁热外敷于患侧膝关节。每天1次，10次为1个疗程。

膝痹热敷方

（1）处方　透骨草、寻骨风各20克，桑寄生、独活、细辛各15克，干姜、桂枝、淫羊藿、杜仲各12克，制川乌、制草乌各10克。

（2）方法　将以上方药放入干净纱布袋内，在75%乙醇中浸泡30天备用。用时取出，加热至45～50℃，敷于膝关节表面，并用防水透明膜保温。每次治疗30分钟，早晚各治疗1次，每天1剂，5周为1个疗程。

膝痹活络方

（1）处方　木瓜、秦艽、没药、乳香、伸筋草各30克，桃仁25克，防风、细辛、苏木、透骨草各20克。

（2）方法　将以上方药放入煎药锅中，加入适量清水，武火煮沸后，转文火继续煎煮。将药液从煎药锅中倒出，用纱布或过滤器过滤掉药渣，保留清澈的药液。将药液倒在干净毛巾或纱布上，待温度适宜时，外敷在膝关节上。每天可外敷多次，根据个人舒适度和需要调整。1剂可用3天，15天为1个疗程。

温馨提示　　　　**膝关节骨性关节炎按摩法**

〔按压趾间〕坐于地板上或床上，用拇指强力按压8个趾间，每次按压约2分钟。能够促进血液循环，缓解关节疼痛，增强关节灵活性。

〔挤压腿部〕患者取俯卧位，术者双手夹住患者的脚踝，然后向患者大腿根部方向按压约5分钟。能够放松腿部肌肉，并可减轻膝关节的肿胀和炎症反应。

〔交替摩挲小腿〕坐于地板上或床上，双手交替从脚踝到膝部向上摩挲约5分钟。能够促进血液循环，缓解肌肉紧张，减轻膝关节疼痛、小腿酸痛等不适。

〔画圆摩小腿〕坐于地板上或床上，从脚踝至膝部下方，以画圆圈的方式按摩约3分钟。有助于缓解因肌肉紧张或劳损导致的膝关节疼痛。

〔按压膝后淋巴〕屈膝，双手的中指及无名指按压膝部的内侧。可刺激膝关节周围的神经和经络，有助于缓解膝关节疼痛。

膝关节骨性关节炎艾灸法

艾灸取穴膝眼、血海、膝阳关、梁丘、足三里、阿是穴。

采用温和灸，每穴灸10～15分钟，直至皮肤微红、温热感明显为止。每天1次或隔天1次，10次为1个疗程。具有温经通络、祛湿散寒、消瘀散结的作用。有助于缓解疼痛、肿胀等症状，提高膝关节的稳定性。

踝关节扭伤

在外力作用下，踝关节骤然向一侧活动而超过其正常活动度时，引起踝关节周围软组织（如关节囊、韧带、肌腱等）发生撕裂伤，称为踝关节扭伤。轻者仅有部分韧带纤维撕裂，重者可使韧带完全断裂或韧带及关节囊附着处的骨质撕脱。急性期症状为踝关节肿胀，疼痛明显，不能活动；恢复期症状为瘀血逐渐消退，疼痛不剧烈，活动时加重。

一、辨证论治

1.气滞血瘀

（1）主症　损伤早期，踝关节疼痛、活动时加剧，局部明显肿胀及皮下瘀斑，关节活动受限，舌质红、边有瘀点，脉弦。

（2）处方　当归、生姜各15克，川芎、枳壳、大黄、土鳖虫各10克，乳香、没药各6克，桃仁12克。

（3）方法　每天1剂，水煎取汁，分次服用，1周为1个疗程。

2.筋脉失养

（1）主症　损伤后期，关节持续隐痛、轻度肿胀，或可触及硬结，步行欠力，舌质淡，苔薄，脉弦细。

（2）处方　生地黄、茯苓皮、泽泻各12克，赤芍、牡丹皮、当归尾、延胡索、陈皮、制大黄（后下）、忍冬藤、怀牛膝各9克，木通、红花、生甘草各5克。

（3）方法　每天1剂，水煎取汁，分次温服。骨折、脱位而致严重肿胀者，宜先整复、固定，后用本方。

二、内服

盘珠汤
（1）处方　当归、赤芍、川芎、生地黄、丹参、制乳香、制没药、桃仁、苏木各15克，泽兰、木香、大黄、三七粉（冲服）、生甘草各8克。
（2）方法　每天1剂，水煎取汁，分次温服。

活血通络汤
（1）处方　当归、生地黄各15克，红花、乳香、没药、路路通、牛膝各6克，赤芍10克，土鳖虫、桃仁各9克，三七3克（研末冲服）。痛甚者，加延胡索9克；食欲缺乏者，加砂仁9克；局部红肿发热者，加金银花、连翘各9克；肿胀严重者，加茯苓、猪苓各12克。
（2）方法　每天1剂，水煎取汁，分次服用，10天为1个疗程。孕妇忌服。同时配合中药熏洗：伸筋草、透骨草各15克，五加皮、三棱、莪术、秦艽、海桐皮各12克，牛膝、木瓜、红花、苏木各10克，每天1次，每次30分钟。

疏理止痛汤
（1）处方　柴胡、枳壳、当归、川芎、郁金、青皮、茯神、夜交藤各10克，鸡血藤、白芍各30克。气虚者，加党参、黄芪各15克；血虚者，加阿胶6克（烊化）、熟地黄12克；血瘀重者，加桃仁10克、红花8克；痛甚者，加延胡索10克、炮猪蹄甲7克。
（2）方法　每天1剂，水煎取汁，分次服用，1周为1个疗程。同时配合外敷：取生栀子30克，研成粉，以食醋调匀后敷于局部，每天更换1次。

葛根散瘀汤
（1）处方　葛根25克，苏木20克，川芎、防风、羌活、独活各10克，红花、制香附各12克，细辛、升麻各2克，甘草6克。
（2）方法　每天1剂，水煎取汁，分次服用。

消肿祛瘀汤
（1）处方　牡丹皮、走马胎、自然铜（先煎）、木通、桃仁、侧柏叶、制川乌、制草乌（后2味先煎）各9克，三七（研末冲服）、甘草各3克。
（2）方法　每天1剂，水煎取汁，分次温服。服药期间，忌食辣椒、萝卜、竹笋及油炸之品；孕妇、妇女经期忌用或慎用本方。

加减肾气汤

（1）处方　熟地黄、淮山药各30克，山茱萸、桂枝各10克，泽泻、牡丹皮各15克，附子6克，通草、大腹皮各20克。

（2）方法　每天1剂，水煎取汁，分次服用。同时配合外用中药：苏木、艾叶、川续断各30克，伸筋草、透骨草、鸡血藤、海桐皮、羌活、独活各20克，秦艽15克，川牛膝、桂枝、防风、防己各10克；每天1剂，分早、中、晚3次熏洗患踝，熏洗后活动踝关节。适用于踝关节扭伤后期慢性肿胀。

复元活血汤

（1）处方　柴胡15克，瓜蒌根、当归、桃仁各9克，红花、甘草、王不留行各6克，酒大黄30克。

（2）方法　每天1剂，水煎取汁，分次温服，7天为1个疗程。同时配合本节"消肿止痛膏"外敷踝关节患处。

补阳还五汤

（1）处方　桃仁、红花、赤芍、当归、木瓜、牛膝、威灵仙各12克，川芎、地龙各9克，黄芪15克。伴有红肿皮温高者，加生地黄、牡丹皮各12克；如出现皮下渗液多、明显肿胀者，加苍术、黄柏各10克。

（2）方法　每天1剂，每次加水600毫升，煎煮2遍，分别滤出药液300毫升，混匀，分早、中、晚3次温服；药渣加水适量再煎，用于外洗患处，每天2次，每次外洗20～30分钟。凡损伤时间在24小时以内，先局部冷敷，待24小时以后应用本方法；凡皮肤有破损者，待皮肤破损痊愈后应用本法。

祛瘀通络汤

（1）处方　当归15克，川芎、赤芍、桃仁、土茯苓各10克，红花5克，自然铜18克（先煎），没药、乳香各3克，三七粉（另包）、甘草各6克，陈皮9克。

（2）方法　每天1剂，水煎取汁，分3次服用，每次用药汁吞服三七粉2克。同时配合中药熏洗：伸筋草、舒筋草、海桐皮、威灵仙各30克，三棱、川牛膝、五加皮、木瓜、红花各20克，每天1次，每次30分钟。

新鸡血藤汤

（1）处方　当归、桃仁各9克，川芎、赤芍、牛膝、泽泻各12克，桂枝、红花、猪蹄甲各6克，黄芪15克，鸡血藤30克。

（2）方法　每天1剂，加水300毫升，文火煎煮20分钟，取汁100毫升，分2次服用。同时配合中药离子导入：透骨草、鸡血藤、苏木各100克，乳香、没药、血竭、桂枝各30克，红花、桃仁、川芎各50克，加水3000毫升，浸泡

24小时，用文火煎沸40～50分钟，浓缩至400毫升，置冰箱备用，用时将药垫浸湿进行离子导入治疗，每天1次。

黑芝麻燕麦粥

（1）原料　燕麦片25克，黑芝麻15克，鲜牛奶150毫升，白糖适量。

（2）做法　将黑芝麻放入干锅中炒香。将燕麦片放入锅中，加入适量清水，以武火边煮边搅拌，直到燕麦片熟软后，转文火，放入黑芝麻，倒入牛奶，烧开后加少许白糖调味即可。每天1剂，早、晚温热食用，可长期食用。

（3）功效　补肝肾，长肌肉，补虚损。适用于筋脉失养型踝关节扭伤。

桃仁化瘀粥

（1）原料　桃仁15克，粳米100克，红糖适量。

（2）做法　将桃仁捣烂，用温水浸泡1小时后，滤去渣，倒入锅中，加适量清水和淘洗干净的粳米一起煮粥，粥成后加少许红糖调味即可。每天1剂，早、晚温热食用，7天为1个疗程。

（3）功效　活血祛瘀，改善炎症。适用于气滞血瘀型踝关节扭伤。

活血羊肉汤

（1）原料　羊肉250克，当归15克，生姜片、食盐各适量。

（2）做法　将羊肉洗净、切片，在开水中焯烫后，放入砂锅中，加入适量清水，加入当归、生姜片，武火煮沸后，转文火煮至羊肉熟烂，加食盐调味即可。食肉喝汤，每天1剂，分次服用，5天为1个疗程。

（3）功效　补精血，益虚劳。适用于筋脉失养型踝关节扭伤。

大枣姜茶

（1）原料　大枣5～6个，生姜适量。

（2）做法　将大枣洗净去核，生姜切片。将大枣和生姜片放入锅中，加入适量清水，武火煮沸后转文火慢煮约15分钟，过滤掉渣，即可饮用。每天1剂，7～10天为1个疗程。

（3）功效　解表散寒，补气养血，健脾暖胃。适用于气滞血瘀型踝关节扭伤。

蔬菜排骨汤

（1）原料　排骨500克，白萝卜、胡萝卜各1根，洋葱、土豆各1个，食盐适量。

（2）做法　将排骨洗净切段，焯水去血沫；将白萝卜、洋葱、土豆、胡萝卜洗净、切块。将所有食材一同放入锅中，加入适量清水，武火煮沸后转文火慢煮1～2小时，加食盐调味即可。每周2～3次，1～2周为1个疗程。

（3）功效 补充营养，增强体质，强筋壮骨。适用于筋脉失养型踝关节扭伤。

红烧牛肉

（1）原料 牛肉500克，生姜片、葱段、料酒、酱油、白糖、食盐、食用油各适量。

（2）做法 将牛肉洗净切块，焯水去血沫。锅中放油，油热后放入生姜片和葱段爆香，加入牛肉块翻炒至表面变色，加入料酒、酱油、白糖和适量清水，武火煮沸后转文火慢炖至牛肉熟烂，加食盐调味即可。每周1～2次，1～2周为1个疗程。

（3）功效 增强体力，提高免疫力，促进扭伤部位的恢复。适用于筋脉失养型踝关节扭伤。

三、外用

七厘散

（1）处方 血竭30克，朱砂3.6克，麝香、冰片各0.36克，乳香、没药、红花各4.5克，儿茶7.2克。

（2）方法 以上方药按比例共研成细末，贮瓶备用。用时取七厘散1.5～3克，视患部面积大小酌情加减药量，用适量95%乙醇调成糊状，外敷患处。每天1次，7天为1个疗程。

二乌散

（1）处方 生川乌、生草乌、生白芷、生白附子、细辛、生天南星、羌活、独活各2份，川芎、桂枝、青皮、陈皮、小茴香、姜黄各1份。

（2）方法 以上方药低温烘干，共研为极细粉末。每次取120克，用纱布包煎，水煮开后5分钟即可。先熏患部，待水温合适时，再将患踝完全浸泡入水中10～15分钟。每天2～3次。

五倍散

（1）处方 五倍子50克，栀子、生草乌、大黄、生南星各30克，土鳖虫、乳香、没药各20克，细辛10克。

（2）方法 以上方药共研成细末。每取适量食醋调匀后外敷患处。每天2～3次。

红黄散

（1）处方 红花15克，栀子20克，大黄、血竭各10克，生川乌、生草乌、制马钱子各3克。

（2）方法　以上方药共研成细末，贮瓶备用。治疗时取药散适量，加鸡蛋清调成糊状，均匀涂于患处，厚约0.5厘米，以塑料纸外缠，再用绷带"8"字外固定（内翻扭伤采用外翻固定，外翻扭伤采用内翻固定），并抬高患足。每1～2天换药1次。

活络散

（1）处方　红花、桃仁、栀子、土鳖虫各20克，细辛、冰片各10克。

（2）方法　以上方药共研成细末。用面粉10克、鸡蛋清1个、食醋适量，与药末和成糊状，敷于受伤部位并进行包扎加压。每2天换药1次。

熨伤药

（1）处方　独活、地骨皮、羌活、食盐各15克，生姜、五加皮、透骨草、川续断各10克。

（2）方法　以上方药共研成粗末，装布袋内，入水煎沸熨患处。每天3～4次。

海桐皮汤

（1）处方　海桐皮、透骨草、乳香、没药各6克，当归5克，川椒10克，川芎、红花、威灵仙、甘草、防风、白芷各3克。

（2）方法　以上方药共研成细末，装入布袋，煎水熏洗患处。每天3次。

归芎浸洗方

（1）处方　当归、川芎、土鳖虫、伸筋草、路路通、鸡血藤各30克，牛膝、川续断、红花、乳香、没药、三棱、莪术、独活各20克，大黄、冰片各15克。肿甚者，加地骨皮25克，川乌、草乌头各20克，苍术18克；热重者，加赤芍、金银花、玄参、栀子各30克；痛甚者，加延胡索、川楝子各20克；皮肤有损伤者，加黄柏、黄连、五倍子各20克。

（2）方法　以上方药除冰片外，先用冷水浸泡30分钟，再以武火煮沸，然后转文火煎20分钟，加冰片15克，搅拌均匀后，将药液倒入盆内。待温度适宜时，将洗干净的患肢置于药液中浸泡。每次40分钟，每天2～3次，1剂药可用3天。下次用时应将药液加适量清水煮开。

荆寄外洗方

（1）处方　当归、木瓜、牛膝、伸筋草、透骨草、川续断、桑寄生、五加皮、荆芥各20克，川乌、草乌各15克。

（2）方法　以上方药用纱布包裹，加水1000毫升，煎煮15分钟。先用药液蒸汽熏患踝处，待患踝有热感、皮肤微红后，移火；待药液晾至患踝可以耐受的温度时洗患踝；最后用药包湿热敷患踝。整个熏洗热敷时间约30分钟，每天2次，10天为1个疗程。

枸骨祛痛方

（1）处方　枸骨（鲜）1000克。

（2）方法　将枸骨砍碎，倒入锅中，加适量清水，武火煮沸后转文火煎煮30～60分钟。煮好的药液倒入木桶，待温度适宜时，将患肢放入药液中浸泡，同时以厚棉被盖住桶口，以防药气外泄。浸泡时可轻轻活动踝关节。每次泡洗20～30分钟，每天1～2次，直至痊愈。

通足外敷方

（1）处方　红花、王不留行、路路通、桃仁、乳香、没药、木瓜各20克，甘草10克。

（2）方法　以上方药加水2500毫升，煎至1000毫升，加入白酒、白醋各50毫升，至盆中备用。若患者受伤未超过24小时，宜嘱其先进行冷敷；24小时后用上方熏洗及外敷患处，待水温下降至患者能耐受时，把患踝浸入药液中浸泡30分钟左右，再用毛巾浸药液洗揉、按摩患处。每天2次，每剂药可用4次。治疗期间限制走路，抬高患肢，以利于消肿。

芙蓉膏

（1）处方　赤小豆60克，芙蓉叶、桂枝各30克，老面、陈醋各20克。

（2）方法　将赤小豆、芙蓉叶、桂枝研末后加入老面、陈醋调匀，用荷叶包敷于患处，外加绷带包扎固定。每天换药1次，3天为1个疗程。

黄柏膏

（1）处方　黄柏100克，乳香、没药、木鳖子、赤芍各30克，桑白皮、鹿角霜、山慈菇各45克。

（2）方法　以上方药研碎混匀后过60目筛；取陈醋2000毫升，文火脱水；为减轻对皮肤的刺激，提高膏剂的敛性，用荞麦面150克，与粉碎后的药末共同入脱水陈醋中文火加热30分钟，并搅拌均匀成糊状，凉后分装即可外敷伤患部。根据受伤范围大小，将药膏摊于纱布上，敷于患处，以绷带或胶布外固定。每天更换1次。

消瘀膏

（1）处方　当归、姜黄、牡丹皮各40克，大黄50克，细辛、生川乌、皂角刺、桂枝、透骨草、苦丁香、延胡索、乳香、没药、赤芍、蒲公英各20克。

（2）方法　以上方药共研成细末，加香油调成膏状。使用时按损伤部位大小，取药膏适量，敷于患处，24小时换药1次。

伤油膏

（1）处方　血竭60克，红花、没药、儿茶、冰片各6克，琥珀3克，香油1500克，黄蜡适量。

（2）方法　以上方药除香油、冰片、黄蜡外，共研成细末，后入冰片再研；将药末溶化于炼过的香油中，再入黄蜡收膏。施行理伤手法时，将药膏涂擦在患处。每天2次。

消肿镇痛膏

（1）处方　生大黄、芙蓉叶各2份，生黄柏、黄芩、乳香、没药、天花粉、滑石各1份。

（2）方法　以上方药按比例研成粉，灭菌，用凡士林调成膏状备用。先清洁患部皮肤，将备用镇痛膏均匀涂在塑料胶纸上，外贴患处，以医用绷带包扎。每天换药1次。

跌打止痛膏

（1）处方　川红花、冰片、泽兰叶、侧柏叶、三七、薄荷叶各50克，大黄、蒲公英、两面针、赤小豆各100克，乳香、没药各10克。

（2）方法　以上方药共研成细末，调配成膏状备用。治疗时根据伤处大小取药膏适量，外敷患处，包扎固定。每天换药1次。

消瘀止痛膏

（1）处方　川芎60克，大黄150克，栀子、土鳖虫、乳香、没药、血竭、泽兰、鸡血藤、五倍子各30克。

（2）方法　以上方药共研成极细末，以凡士林调制。外敷患处，可根据肿胀及瘀血的范围大小敷药，厚度约2毫米，摊涂均匀后，以10厘米宽的医用绷带缠缚固定。每2天打开绷带，换药1次。

消肿解毒膏

（1）处方　三叉苦叶、山栀子叶、田基黄（全草）各30克，松叶20克。

（2）方法　以上方药共研成细粉。用时取适量药粉加少许清水拌匀成糊状，再以文火炒热，待温敷于患处，外用纱布覆盖，并以绷带固定。每天外敷2小时，每天外敷2次，7天为1个疗程。用药3天后，炒药时加米酒10毫升。

四黄消肿膏

（1）处方　黄栀子80克，生大黄50克，黄芩、黄连各30克，牛膝、土鳖虫各20克，三七、地龙各15克，冰片5克。

（2）方法　将冰片置于乳钵内研细；余药烘干后共研成细粉，过100目筛，再混入冰片，拌匀备用。用时取适量药粉，以白酒、蜂蜜调为糊状，置于经加热处理的鲜杉树皮上，抹平，再将鲜杉树皮敷于患处，外以绷带包扎。2～3天更换1次。

消肿止痛膏

（1）处方　生蒲黄、骨碎补、川乌各30克，紫荆皮、黄柏、乳香、没药各20克。

（2）方法　以上方药共研成细末，用凡士林调成膏状备用。治疗时取适量药膏，敷于患处，包扎固定。每3天换药1次。

祛瘀止痛酊

（1）处方　乳香、生川乌、苏木、接骨丹、延胡索、红花、赤芍、川牛膝、当归、木香、土鳖虫、重楼、没药各30克，蜈蚣3条，生三七50克，血竭、自然铜、一枝蒿各40克。

（2）方法　以上方药共研成粗末，装入灭菌后的大口玻璃瓶内，再装入5000毫升75%乙醇，盖紧瓶塞，摇匀药物浸泡2～3个月后，用灭菌纱布过滤药物，除去药渣，制成酊剂。每次外搽患处5～10毫升，每天3次。

温馨提示　　　　**踝关节扭伤按摩法**

〔踝关节运动〕一手握踝关节上方，一手握足前掌，相对用力拔伸，在此基础上再做踝关节由小幅度到大幅度的屈伸旋转运动。有助于缓解因扭伤导致的紧张和痉挛。

〔摇踝关节〕将脚踝放在对侧腿上，用同侧的手固定踝关节，另一只手握住足近端，将踝关节向内、向外做环形摇动2～3分钟。有助于减轻因扭伤导致的紧张和疼痛。

〔伸屈法〕一手托住足跟，一手握住足跖部拔伸，将踝关节背伸，做跖屈环转运动。有助于促进踝关节周围血液循环，加速损伤组织的修复。

注意：按摩应在扭伤48小时后进行，以避免加重肿胀和出血。

踝关节扭伤艾灸法

艾灸取穴申脉（在足外侧部，外踝直下方凹陷处）、解溪（在足背与小腿交界处的横纹中央凹陷处，当踇长伸肌腱与趾长伸肌腱之间）、太溪（在足内侧，内踝后方，当内踝尖与跟腱之间的凹陷处）、昆仑、足三里、阳陵泉、丘墟（在足外踝的前下方，当趾长伸肌腱的外侧凹陷处）、阿是穴。

采用温和灸，每穴灸10～15分钟，每天1次。温经散寒，舒筋活络，促进血液循环。有助于缓解肿胀和疼痛，促进软组织损伤的修复。

注意：扭伤48小时内应以休息、冰敷、制动和抬高患肢为主，避免使用艾灸等温热疗法，以免加重肿胀和出血。扭伤48小时后可以开始使用艾灸疗法。

足跟痛

足跟痛又称"跟痛症"，是一种常见病，以足跟肿胀、麻木疼痛，局部压痛，行走困难为特征。多见于40～60岁的中老年人。与外伤或劳损有关。表现为足跟疼痛剧烈，疼痛部位一般都很局限，足跟部有明显压痛点，晨起下地活动疼痛严重，活动后疼痛减轻，但久站久行疼痛又加重，部分患者足跟部轻度肿胀。X线片多数可见跟骨骨质增生。临床上以足跟底部肿胀、压痛及足跟不能着地行走为主要特征。

一、辨证论治

1. 风邪侵袭

（1）主症　局部疼痛，行走不利，行走则疼痛加剧，或伴畏风，舌质淡，苔薄白，脉浮。

（2）处方　独活、牛膝、防己、萆薢、防风、当归、葛根、茯苓各10克，生姜3片，大枣5枚，麻黄、肉桂各5克。

（3）方法　每天1剂，水煎取汁，分次服用。

2. 暴邪阻滞

（1）主症　局部疼痛、固定不移，行走不利，行走则疼痛加剧，得热痛减、遇寒则甚，或伴关节屈伸不利，舌质淡，苔白，脉弦紧。

（2）处方　制附子、制川乌、制草乌（此3味先煎）、白芍、防风、苍术、黄芪、桂枝、羌活、独活、威灵仙各10克，干姜、细辛、麻黄、甘草各5克。

（3）方法　每天1剂，水煎取汁，分次服用。

3. 湿邪重着

（1）主症　局部疼痛，行走不利，疼痛固定，行走则疼痛加剧，或伴下肢麻木、手足沉重、屈伸不利，舌质淡，苔白腻，脉濡缓。

（2）处方　薏苡仁、苍术、羌活、独活、防风、制川乌（先煎）、制草乌（先煎）、当归、川芎、海桐皮、路路通各10克，生姜3片，甘草、麻黄各5克。

（3）方法　每天1剂，水煎取汁，分次服用。

4. 湿热阻滞

（1）主症　局部灼热疼痛、固定不移，行走不利，行走则疼痛加剧，伴口渴胸闷、小便短黄、大便秘结，舌质红，苔黄燥，脉滑数。

（2）处方　粳米、石膏各30克，知母、桂枝、地龙、忍冬藤、连翘、威灵仙、独活、秦艽、海桐皮各10克，木通、甘草各5克。

（3）方法　每天1剂，水煎取汁，分次服用。

5. 痰瘀阻滞

（1）主症　局部疼痛、时轻时重、固定不移，行走不利，行走则疼痛加剧，舌质紫黯或见瘀点瘀斑，苔白腻，脉细涩。

（2）处方　当归、川芎、白芍、桃仁、红花、乳香、没药、香附、牛膝、秦艽、羌活、白芥子、胆南星各10克，甘草5克。

（3）方法　每天1剂，水煎取汁，分次服用。

6. 气血亏虚

（1）主症　局部疼痛、反复发作、日久不愈、固定不移，行走不利，行走则疼痛加剧，或伴头晕心悸、失眠多梦、肢体乏力、面色萎黄、肢体倦怠，舌质淡，苔薄白，脉细弱。

（2）处方　党参、茯苓、白术、当归、川芎、白芍、熟地黄、独活、五加皮、夜交藤各10克，炙甘草5克。

（3）方法　每天1剂，水煎取汁，分次服用。

7. 肝肾不足

（1）主症　局部疼痛、固定不移，行走不利，行走则疼痛加剧，或伴头目眩晕、腰膝酸软、肢软乏力，舌质淡，苔薄白，脉细弱。

（2）处方　独活、桑寄生、牛膝、杜仲、当归、川芎、白芍、熟地黄、党参、茯苓、秦艽、桂枝、防风各10克，甘草、细辛各5克。

（3）方法　每天1剂，水煎取汁，分次服用。

8.肝肾阴虚

（1）主症　局部疼痛、固定不移，行走不利，行走则疼痛加剧，或伴头目眩晕、腰膝酸软、五心烦热、眼目干涩，舌质红，苔薄黄干，脉细数。

（2）处方　知母、黄柏、熟地黄、山药、山茱萸、茯苓、泽泻、牡丹皮、黄精、五加皮、忍冬藤、夜交藤、秦艽、鸡血藤各10克。

（3）方法　每天1剂，水煎取汁，分次服用。

二、内服

活血止痛散

（1）处方　川牛膝、杜仲各90克，鳖甲60克。

（2）方法　将川牛膝、杜仲用盐水炒后，水煎取汁；将鳖甲上锅焙焦，凉后研成细末，分为12包，用之前煎得的药汁送服。每次1包，每天2次，早、晚各服1次。

补络汤

（1）处方　杜仲、独活、川续断各9克，菟丝子、枸杞子各15克，当归、白芍各12克，鸡血藤、牛膝各18克，甘草6克。倦怠乏力、自汗、舌质红、苔薄白、脉细弱者，加党参、黄芪各15克，白术9克；腰膝酸软、畏寒、舌质淡、苔白、脉沉者，加淫羊藿9克、仙茅6克；肢体困重、苔白腻、脉沉濡者，加细辛3克、秦艽9克。

（2）方法　每天1剂，水煎取汁，分2次饭后温服，10天为1个疗程。

通跟汤

（1）处方　熟地黄、鸡血藤、当归、白芍、丹参各15克，川续断、川芎、威灵仙、牛膝各10克，炙甘草5克。气虚者，加生黄芪20克；寒甚者，加干姜10克；湿甚者，加苍术10克；肝肾亏虚者，加桑寄生10克；病程日久者，加香附10克。

（2）方法　每天1剂，水煎2次，早、晚分服，10天为1个疗程；药渣加生川乌、生草乌、生马钱子各10克，米酒、食醋各250毫升，加水2000毫升，煮沸后熏洗浸泡，每天1次，每次30分钟。

补健汤

（1）处方　熟地黄30克，牛膝、补骨脂各12克，川木瓜20克，白芍15

克、杜仲、三七（研末吞服）各10克。

（2）方法　每天1剂，水煎取汁，分次服用。同时配合外洗方：宽筋藤、威灵仙、朴硝、毛冬青各30克，花椒、桂枝、皂角刺各15克；诸药加水煎取药汁800毫升，先熏后浸泡患足，每次20分钟左右，每天2～3次。

治痿汤

（1）处方　熟地黄、制何首乌各20克，鹿角胶（烊化）、枣皮、杜仲、川续断、当归、威灵仙、独活、牛膝各10克，丹参18克，白芍30克，炙甘草9克。阴虚甚者，加知母9克、墨旱莲18克、女贞子10克、龟甲12克（先煎）；阳虚甚者，加制附子10克、肉桂5克、淫羊藿9克。

（2）方法　每天1剂，水煎取汁，分次服用。同时配合外用药：透骨草、路路通、鸡血藤、寻骨风各30克，三棱、苍术、独活各20克，细辛、生川乌、生草乌各15克；将药物装入纱布袋内，置水中煮沸30分钟后倒入盆中，将患足置于药液蒸汽上，上遮布巾，以熏患部，待药液约40℃时，将患足浸入盆中温洗，并用手不停揉搓约30分钟，每天熏洗2次，每剂用2天。

跟痛汤

（1）处方　熟地黄20克，骨碎补、川牛膝各30克，当归、川续断、杜仲各15克，菟丝子、五加皮、千年健各10克。

（2）方法　每2天1剂，水煎取汁，分次服用。同时配合外洗方：制川乌、制草乌各40克，威灵仙、透骨草、薏苡仁各30克，红花、细辛、路路通、苏木各15克；煎好后加入保宁醋30毫升，每天外洗2～3次，每次约30分钟，3天1剂。

芍药甘草汤

（1）处方　生白芍、炒白芍、生赤芍、炒赤芍、生甘草、炙甘草各30克。病情重者，加延胡索30克；舌质有瘀斑者，加川牛膝30克；舌苔白腻有湿者，加木瓜30克；年龄大、体弱者，加生地黄、熟地黄各15克。

（2）方法　每天1剂，水煎取汁，分2～4次温服。

壮骨通络汤

（1）处方　熟地黄、枸杞子各30克，鸡血藤、桑椹各25克，骨碎补、菟丝子、当归、杜仲、怀牛膝、木瓜各20克，白芷、茯苓各15克，路路通、独活各12克。

（2）方法　每天1剂，水煎取汁，分3次服完，10天为1个疗程。

金钱草止痛汤

（1）处方　金钱草50克，冬葵子、鸡内金各10克。

（2）方法　每天1剂，将金钱草、冬葵子水煎取汁；将鸡内金研成末，用之前煎得的药汁送服鸡内金末，分2次服完。

当归血藤汤

（1）处方　当归、丹参、黄芪、淫羊藿、川牛膝各30克，白芍30～60克，鸡血藤、延胡索、威灵仙、木瓜各15克，五灵脂、制川乌、制草乌（后2味先煎）各10克。

（2）方法　每天1剂，加水1000毫升，文火煎至300毫升，睡前服用；药渣热敷患处或再煎水熏洗患足。

强肾除痹汤

（1）处方　山茱萸、何首乌、狗脊、当归、枸杞子、龟甲（先煎）各10克，牛膝、熟地黄、杜仲、威灵仙、延胡索各15克，甘草6克。

（2）方法　每天1剂，水煎取汁，分次服用，10天为1个疗程。同时配合外用药：以川芎、丹参各等份，共研成细末；每取药末50克装入小布袋，并用酒、食醋各半喷湿，然后垫在鞋底；药饼干硬时应及时喷酒、食醋，以保持潮湿。

防风防己汤

（1）处方　羌活、川芎、杜仲各15克，独活、防风、防己各10克，细辛6克。有外伤史者，加桃仁9克，红花、苏木各6克；有跟骨骨刺者，加骨碎补6克、鸡血藤10克、威灵仙8克。

（2）方法　每天1剂，水煎3次，取汁600毫升，分3次服用；药渣加明矾80～100克、米泔水200毫升，共煎15分钟，去渣取汁，趁热熏洗和揉擦患处，至药液冷却。保留药液，第2次煮沸再用。每天2次。

八味益肾汤

（1）处方　熟地黄、山茱萸、桑寄生、木瓜各12克，山药、白芍各25克，牛膝9克，甘草10克。

（2）方法　每天1剂，水煎取汁，分次温服，15天为1个疗程。

益肾活血汤

（1）处方　熟地黄25克，山药、山茱萸、枸杞子、海桐皮、菟丝子各12克，怀牛膝、牡丹皮、独活、桃仁各10克，川芎9克。肾阴虚者，加女贞子12克、龟甲（先煎）10克；肾阳虚者，加制附子（先煎）4克、补骨脂10克。

（2）方法　每天1剂，头煎加水500毫升，煎至200毫升；二煎加水300毫升，煎至150毫升；两煎混合，早、晚分服。三煎用宽纱布将药渣包扎，加食醋500毫升、水3000毫升，煎至2000毫升，煎30分钟后把药汤滤入盆内，先将患足放在盆上热熏，待药汤稍凉不至烫伤皮肤时，把患足放在盆内浸洗，每次熏洗时间约40分钟，最后再把药渣包热敷于患处。

补肾通络汤

（1）处方　巴戟天、肉苁蓉、枸杞子各20克，白芍30克，木瓜、威灵仙各15克，当归、桂枝、鸡血藤、香附、熟地黄、牛膝各10克，甘草6克。

（2）方法　每天1剂，水煎取汁，分次服用，6天为1个疗程。同时配合药物熏洗：伸筋草、透骨草、三棱、莪术各15克，生草乌、生川乌各20克，苏木、鸡血藤、防风、木瓜、泽兰各10克，威灵仙30克；诸药加水3000毫升，煎沸10分钟后，放入陈醋100克，再煎5分钟，倒入木制盆内，即可熏患足，待水温降到不烫手时，将患足浸入药液中浸泡；在熏洗过程中，可边熏洗边按摩足跟，对压痛点重点揉按；每天熏洗2次，每剂药可用3天；再次熏洗时，只需将药液煎沸，即可按上述方法再用。

加味四妙汤

（1）处方　苍术、黄柏、川牛膝、土茯苓、赤小豆、车前子（包煎）、白扁豆、黄芪、当归各12克，生薏苡仁30克。

（2）方法　每天1剂，水煎取汁，分早、晚2次温服。同时配合外用跟痛洗方：三棱、莪术、红花、透骨草、川乌、草乌、肉桂各10克，川牛膝、威灵仙、刘寄奴各12克；诸药煎水熏洗；每天2次，每次加入米醋50克，每剂药可重复使用2～3天。

加味二仙汤

（1）处方　仙茅、巴戟天、黄柏、川牛膝、菟丝子各9克，淫羊藿12克，当归、知母各6克，龟甲、鳖甲各24克（均先煎）。

（2）方法　每天1剂，水煎取汁，分2次于饭前服用。同时配合外用灵仙透骨汤：威灵仙、独活各9克，鸡血藤24克，透骨草、乳香、没药各15克，芒硝30克，食醋500毫升；将前6味药放锅内，加冷水2500毫升，浸泡1小时，煎沸约半小时后过滤取汁，倒入盆内，加入芒硝、食醋搅匀，先用热气熏蒸，待水温不烫时，将患足浸入盆内浸洗，若水温下降可再加温；每次熏洗1小时，每天2次，每剂药用1天。

加减左归饮

（1）处方　熟地黄、白芍各18克，山茱萸10克，淮山药、怀牛膝、枸杞子、狗脊、杜仲各15克，猫爪草50克，甘草3克。苔腻者，加苍术、防己各15

颈肩腰腿痛妙法良方（第三版）

克；舌质黯、有瘀斑者，加丹参20克，制乳香、制没药各4克。

（2）方法　每天1剂，水煎取汁，分次服用。同时配合外用三生膏：生半夏、生草乌、生南星各等份，共研成细末，配适量凡士林混合装瓶；用时取膏适量外敷患部，每2天1换。以上治疗10天为1个疗程。治疗期间勿饮酒、过劳；停用其他药物及治疗方法。

山药赤小豆粥

（1）原料　山药、赤小豆各30克，粳米50克，白糖适量。

（2）做法　将山药用清水浸泡后，削去外皮，洗净，切成丁状。将赤小豆、粳米淘洗干净，和山药一起放入锅内，加入适量清水，武火烧沸后，转文火煮1个小时，加少许白糖调味即可。每天1剂，趁热食用，7天为1个疗程。

（3）功效　健脾滋肾，利水渗湿。适用于湿邪重着型足跟痛。

薏仁二姜粥

（1）原料　薏苡仁30克，高良姜末、生姜末各5克，粳米50克。

（2）做法　将薏苡仁洗净，用清水浸泡4个小时；将粳米淘洗干净，浸泡2个小时；将高良姜末、生姜末放入锅中，加适量清水煎煮15分钟后，滤去药渣。取药汁与泡好的薏苡仁、粳米一起煮粥，煮至米烂粥稠即可。每天1剂，早、晚温热食用，7天为1个疗程。

（3）功效　健脾祛湿，舒筋除痹，散寒止痛。适用于暴邪阻滞型足跟痛。

麻黄蜂蜜炖萝卜

（1）原料　白萝卜1个，蜂蜜30毫升，麻黄5克，生姜片适量。

（2）做法　将白萝卜洗净、去皮、切薄片，放入砂锅中，加入麻黄、生姜片和适量清水，武火煮沸后转文火，炖至白萝卜熟烂，加入蜂蜜调匀即可。每天1剂，趁热服用，7天为1个疗程。

（3）功效　利水，消肿，化痰。适用于痰瘀阻滞型足跟痛。

高粱根煮鸡蛋

（1）原料　高粱根3～4个，鸡蛋1个，白糖适量。

（2）做法　高粱根加水煎煮，去渣留汁后，打入鸡蛋，煮至鸡蛋熟后，加入适量白糖即可。每天1剂，7～10天为1个疗程。

（3）功效　清热解毒，舒筋活络，止痛健骨。适用于湿热阻滞型足跟痛。

淮山杞子炖猪脑

（1）原料　猪脑1个，淮山药30克，枸杞子15克，食盐适量。

（2）做法　将猪脑处理干净；将淮山药洗净，去皮，切段。将枸杞子洗净后，和猪脑、淮山药一起放入炖盅内，加适量清水，隔水文火慢炖至猪脑熟烂，加适量食盐调味即可。每周1次，经常食用。

（3）功效　滋补肝肾，增强体质。适用于肝肾不足型足跟痛。

葡萄根蜂蜜饮

（1）原料　葡萄根60克（鲜品或干品均可，干品需提前浸泡），蜂蜜适量。

（2）做法　将葡萄根用清水冲洗干净，放入砂锅中，加入适量清水，武火烧开后，转文火慢炖30～60分钟，调入蜂蜜即可。每天1剂，5～7天为1个疗程。

（3）功效　祛风除湿，解毒消肿。适用于湿邪重着型足跟痛。

羊肉止痛粥

（1）原料　羊肉90克，淫羊藿9克，枸杞子15克，生姜片、食盐各适量。

（2）做法　将羊肉处理干净，切块。将淫羊藿、枸杞子洗净后，和羊肉、生姜片一起放入砂锅中，加适量清水，文火煮2小时至羊肉熟烂，加适量食盐调味即可。每周1～2次，经常食用。

（3）功效　温肾助阳，散寒止痛。适用于寒邪阻滞型足跟痛。

山楂扁豆薏仁粥

（1）原料　山楂、白扁豆各15克，薏苡仁50克，红糖适量。

（2）做法　将山楂加适量清水煎煮，滤渣取汁。汁水中加入白扁豆、薏苡仁，同煮为稀粥，待熟时调入红糖即可。每天1剂，7～10天为1个疗程。

（3）功效　活血化瘀，化痰通络。适用于痰瘀阻滞型足跟痛。

三、外用

跟痛灵汤

（1）处方　大黄、黄柏、威灵仙、独活、牛膝、透骨草各30克，芒硝50克，山西陈醋或保宁醋250克。

（2）方法　将上方前6味药用纱布包好，加冷水约3000毫升，煎约半小时后取出药包，把药液倒入盆内，加入芒硝、陈醋，搅匀。熏洗时先以热气熏蒸，并用毛巾蘸药液交替热敷痛处，等水温降至50～60℃时，将患足入盆浸洗。若水温下降可加温再洗。每次1小时，每天1～2次。次日熏洗仍用原药液加热。冬季1剂药可熏洗5～6天，春秋季3～4天，夏季2天。

八仙逍遥汤

（1）处方　防风、荆芥、细辛、甘草各6克，当归、没药、透骨草、桂枝各10克。

（2）方法　以上方药放入装水1500毫升的瓷盆中，置武火上煮沸15分钟，撤火；盆边置一小凳，将患肢置于盆上，用热气熏烫，待水温降至可以忍受时，将患足置于水中浸泡至少30分钟。每天2次，每剂药可用2天。药渣勿倒出，再用前加温煮沸即可。

灵仙洗足方

（1）处方　威灵仙30克，细辛、桂枝、三棱、红花、延胡索、川椒、独活、川乌、草乌、大黄各10克。

（2）方法　以上方药加入清水1500毫升，煎沸后再煎20分钟，去火；加食醋50毫升，先熏患足，待水稍温后浸洗患足20分钟，早、晚各1次。保留药汁及药渣下次煮沸后即可再用。1剂药可用4次，10天为1个疗程。治疗期间嘱患者减少行走及活动。冬季可在患足上加盖棉垫使热力持久，但需防止水温过高引起烫伤。

化瘀熏跟方

（1）处方　当归尾、川芎、补骨脂、桑寄生、威灵仙、木瓜各30克，川续断、川牛膝、苏木、海桐皮、透骨草各20克，桃仁、红花各15克，乳香、没药各10克。冷痛甚者，加生川乌、吴茱萸、细辛各12克；局部发热肿胀者，加赤芍、豨莶草、马鞭草各30克；病程日久者，加三棱、莪术、土鳖虫各12克。

（2）方法　将以上方药加水浸泡30～60分钟，然后煎煮取汁2000毫升，加黄酒100毫升，置于盆内；盆内放一支架，外套保温塑料薄膜，然后将双足放于盆内支架上，束紧塑料薄膜上口，熏蒸20～30分钟，待温度适宜时再浴洗20分钟。每天2次，每剂药可连续使用2～4次，10天为1个疗程。

海桐皮熏洗方

（1）处方　海桐皮、透骨草30克，艾叶、川黄柏、炙川乌、炙草乌、威灵仙、川牛膝各20克，红花、肉桂、冰片各15克。有明显外伤史者，加三棱、莪术各20克。

（2）方法　将以上方药除冰片外，一起放入盆内，加适量清水浸泡半小时，再加水适量，武火煎沸，转文火煎15～20分钟，去渣留汤，混入冰片搅匀；趁热先熏蒸足跟疼痛处，待药液温度适宜时，可将患足放入盆中浸洗，边洗边轻轻按摩患处。每次30分钟，每天1～2次，每剂药可用2次，10次为1个疗程。

药沙热敷方

（1）处方　木瓜、海桐皮、威灵仙、川续断、透骨草、当归、木鳖、乳香、没药、伸筋草、红花、制川乌、制草乌各15克，米醋500毫升，细沙适量。

（2）方法　用做好的布袋将上述诸药及细沙混合均匀后装入袋中，将药袋口扎好，放入米醋中浸泡；把药袋在蒸笼上蒸约30分钟；药袋蒸透后，将患足放于药袋上，热敷使用。注意不要烫伤患足皮肤，如热甚，药袋上要垫数层治疗巾或毛巾，以舒适、能承受为度；注意药袋保暖，用塑料薄膜覆盖药袋及患足。每次治疗约1小时，每天2次，每剂药用3天，9天为1个疗程。

骨刺浸渍方

（1）处方　威灵仙、生桃仁、生川乌、生草乌、荆三棱、莪术、羌活、独活、五加皮、秦艽、茜草、牛膝、透骨草、凌霄花各30克，川芎、血竭各10克，细辛15克。足跟发热疼痛者，加黄柏、生大黄、玄明粉各15克；足跟发冷疼痛者，加生马钱子、白芥子各15克。

（2）方法　以上方药煎汤，趁热先熏洗患处使汗出，然后用毛巾蘸药液趁热外敷，待药液不烫足时，将足伸入药液内浸泡20分钟。每天睡前1次，每剂药用4天。

跟痛熏洗方

（1）处方　当归、红花、皂角刺各30克，桑寄生、川牛膝、川木瓜、伸筋草、透骨草、桂枝各20克，乳香、没药各15克。

（2）方法　以上方药煎汤，去渣，趁热先熏蒸足跟疼痛处，待药液温度稍降，再用毛巾蘸取药液用力搓洗患处。每天3～4次，15天为1个疗程。

海盐擦洗方

（1）处方　艾叶、海盐各50克，蛇皮1条，花椒25克。

（2）方法　以上方药煎汤，去渣，趁热用干净纱布蘸取药液，擦洗患处，直至药液冷却；之后擦干双足，尽快穿袜防风。每天睡前擦1次，1剂可用3～5次。

跟骨刺浸剂

（1）处方　土鳖虫40克，五灵脂、白芥子、制何首乌、三棱各30克，威灵仙、楮实子、马鞭草、苏木、海带、皂角刺、蒲公英、延胡索、汉防己各60克，食醋100毫升，鲜葱100克。

（2）方法　先将中药加水约2倍量，用旺火煎沸后，再煎3～5分钟即可；然后将鲜葱连根须洗净，将叶择断放脚盆内，再倒入食醋，最后倒入煎好的药汁；趁药液温热时，把患脚跟放进药液内浸泡半小时以上，浸后揩干。每天浸2次，继续浸用时，可将药再煎后用。每剂药浸泡2天后更换新药。浸足时药液不宜太热，防止烫伤局部皮肤；其他部位骨刺当采用多层纱布或小毛巾浸湿热敷。孕妇禁用。

温经活络酊

（1）处方　西红花（或杜红花）、冰片（或樟脑）各1份，蕲艾叶、伽南香（或山茶）、生川乌、生草乌各2份，乳香4份。

（2）方法　将以上方药粉碎后，放入适量75%乙醇或高度白酒中，密封浸泡7天以上，制成酊剂。用时取酊剂20毫升，加开水约2000毫升入脸盆中，趁热先熏后浸泡，浸泡时以水温能下足为度；另用500毫升的盐水瓶1个，内盛开水，塞好皮塞；地上放一块毛巾，将盐水瓶横倒在毛巾上；将患足用药汁泡4～5分钟后踩在盐水瓶上来回滚1～2分钟后，再浸热水3～4分钟，然后再踩热瓶滚动1～2分钟，如此反复数次约半小时。每天进行2次。

威灵消痛散

（1）处方　威灵仙90克，防风、当归、土鳖虫、川续断、狗脊各45克，乳香、没药、五灵脂各30克。

（2）方法　以上方药共研成粗末。每次取药末135克，加陈醋1500克浸泡半日，煎至药液1000毫升左右；局部先用温水洗净，再用药液熏洗、浸泡。每次1小时，每天1次。次日药液加温再洗，连用5天后弃去。若药液因煎熬加温而耗损，不够浸泡足跟者，可续加陈醋适量。1个月为1个疗程，间隔10天后再行下1个疗程。

骨痛消散

（1）处方　川续断、五加皮、萆薢各12克，熟地黄、川牛膝、当归、土鳖虫、威灵仙、半夏、乳香、没药各9克，杜仲、肉桂、秦艽、白芷各6克。

（2）方法　以上方药共研成细末。取陈醋500克，置于砂锅内，武火烧至沸腾；取骨痛消散1剂加入滚沸的陈醋内，继续武火煮沸3分钟后改为文火熬至稠糊状，离火晾置备用。取20厘米×20厘米之细布一块，于每天起床后将所熬之药膏取一部分平摊于布上，包于脚后跟处，穿上袜鞋。夜间休息时取下，并用温水泡脚30分钟；第2天起床后继续贴用。每天1次，连用1个月。

蜈麝散

（1）处方　蜈蚣10条，麝香1克，冰片、血竭、吴茱萸各2克。

（2）方法　将以上方药共研为细末，混匀备用。治疗时先将脚洗净，刮去老皮，找准跟骨下痛点，将药粉均匀撒于痛处，然后用胶布或伤湿止痛膏固定。7天换药1次，5次为1个疗程。

跟痛散

（1）处方　白芷2份，川芎、红花、威灵仙、川续断、白芥子各1份。

（2）方法　以上方药共研成细末备用。治疗时先用热食醋（1份食醋加2份水）泡洗患足10～20分钟，然后取适量药末以食醋调成糊状，外敷于患处，厚度3～4毫米，外用伤湿止痛膏敷盖固定。每2天换药1次，5～7次为1个疗程。

止痛散

（1）处方　当归20克，川芎、乳香、没药、栀子各15克。

（2）方法　诸药共研成细末备用。用时将药末放在白纸上，药粉面积根据足跟大小而定，使厚约0.5厘米，然后放在热水杯下加温加压后使药粉呈片状，放在患足足跟下或将药粉装入布袋内置患处，穿好袜子。每天换药1次。

川没膏

（1）处方　川芎15～20克，乳香、没药各20克，透骨草15克，血竭10克。

（2）方法　以上方药共研成细末，以醋酒（3∶1）调和成膏状，涂敷于患处，外用敷料包扎。5～7天换药1次。

二黄膏

（1）处方　姜黄、大黄、栀子、白蒺藜各12克，炮猪蹄甲10克，冰片5克。

（2）方法　以上方药共研成细末。每次取30克加食醋调成膏状，夜间外敷于疼痛处，外以塑料薄膜包扎固定，白天取去；药干后再加食醋调匀。20天为1个疗程。

川蜈祛痛膏

（1）处方　川芎30克，川乌10克，蜈蚣、全蝎各5克，麝香2克。

（2）方法　以上方药共研成细末，用少量食醋调和成膏状，均匀涂在足跟面积大小的干净纱布上，用胶布或绷带固定于足跟处。每2天换药1次。

消痛膏

（1）处方　荜茇、川椒、川乌、麻黄、乳香各15克，木瓜、蓖麻子各30克，大枫子60克（去皮）。

（2）方法　以上方药共研成细末，过80目筛，分成6份，做6次用。每次1份，用食醋调成糊膏，用纱布包好放在热砖上（砖根据足跟大小挖圆窝，放火中烧至发红）；脚踏在药上，时间以砖凉为度。有皮肤破损者禁用。使用时应注意勿烫伤皮肤，慢慢适应踏在药上。

颈肩腰腿痛妙法良方（第三版）

芎乌粉

（1）处方　川芎15克，生草乌5克。

（2）方法　将以上方药碾成极细粉，装入同足跟大小的布袋内，药袋厚度为0.3～0.5厘米。将药袋垫在患足鞋跟部，其上洒以少量75%乙醇，保持其湿润。药粉每5～7天更换1次。疼痛消失后巩固治疗1周，以防止复发。

跟痛粉

（1）处方　川芎、威灵仙各45克。

（2）方法　将以上方药碾成细末，分装入3个薄布袋中，每袋可装药粉30克。将药袋放入鞋跟处，贴紧痛处。每天1袋，次日换袋，3个药袋可轮换使用，换下的药袋需要晒干后再用。

跟痛袋

（1）处方　乳香、没药各90克，红花、土鳖虫、三七、血竭、川乌、草乌、当归、杜仲、川续断、透骨草各45克，马钱子6个，麝香1个。

（2）方法　上方诸药共研成细末，分装在10厘米×7厘米的双层纱布袋中，用黄酒2000克浸泡2天备用。取1块10厘米×5厘米×5厘米的铸铁块，将其加热，热度以刚烫手为准；将所炮制好的药袋置于铁块上，待有蒸气产生后，把患足跟放在纱布袋上进行熨治。每次40分钟，隔天治疗1次。药袋可反复多次使用。注意应控制好熨铁温度，以防烫伤局部皮肤。

跟痛垫

（1）处方　乳香、没药、细辛、川乌、草乌各1克，牛膝、杜仲、当归、白芍、地龙、土鳖虫、透骨草、川续断、桃仁各2克，红花3克，冰片适量。

（2）方法　用棉纱布制成纱袋；以上方药共研成细末，装入备好的纱布袋内，垫于患足的足跟部位。2～3天更换1次。

温馨提示　　　　　**足跟痛按摩法**

〔穴位按摩〕用拇指或中指指腹按揉三阴交，每次2～3分钟，以局部有酸胀感为度；用拇指指尖掐按太溪，每次1分钟左右，直到整个足跟部都有酸胀感为止；用拇指指尖点按承山、涌泉，每次1～2分钟，以局部有酸胀感为度；用拇指指腹按压昆仑5～10秒，有酸胀感可松开，稍加休息后再次按压，每天重复按压1～3分钟。有助于舒筋活络，达到缓解疼痛的目的。

〔足跟部按摩〕用双手拇指按揉足跟局部肌肉及痛点，每次3～5分钟。可以促进局部血液循环，缓解疼痛症状。

〔足底推压〕用手指腹从脚趾向脚跟方向推压整个足底区域，重复5～10次。有助于舒缓紧张的筋膜组织，改善下肢循环，减轻足跟处压力。

〔滚动按摩〕把一个小球（如高尔夫球或网球）放在地上'，将脚跟轻轻放在球上，前后滚动5～10分钟。有助于放松足底筋膜，缓解足跟痛。

〔拉伸按摩〕抓住脚趾，轻轻向上拉，每次持续15～30秒，重复2～3次。能够使脚底的筋膜得到锻炼，达到预防和缓解足跟痛的目的。

足跟痛艾灸法

艾灸取穴昆仑、太溪、涌泉（在足底部，卷足时足前部凹陷处，约当足底第2、3趾趾缝纹头端与足跟中点连线的前1/3与后2/3交点上）、足三里、大钟（在足内侧，内踝后下方，当跟腱附着部的内侧前方凹陷中）、然谷（在足内侧缘，足舟粗隆下方，赤白肉际）、仆参（在足外侧部，外踝后下方，昆仑直下，跟骨外侧，赤白肉际处）、阿是穴。

采用温和灸，每穴灸10～15分钟，每天1次。温经散寒，活血通络。有助于缓解足跟处的疼痛和不适感。

第五章
全身性疾病与关节疼痛

风湿性关节炎

风湿性关节炎是一种与链球菌感染或链球菌合并病毒感染有关的变态反应性疾病侵犯到关节的滑膜面发生的免疫性炎症。本病常发生于膝、踝、肩、肘、腕等大关节，可同时出现多个关节的红、肿、热、痛。清晨起床时，身体困倦、疲劳、酸痛、关节僵硬，这是风湿性关节炎的初期症状。急性风湿热时，有低热（38℃左右）、关节红肿、疼痛等症状，局部皮下有风湿结节，严重时可有关节腔积液。在季节变化，或阴雨不断的天气时，这种疼痛会越发严重。

一、辨证论治

1.风湿热痹

（1）热重于湿

① 主症：四肢大关节红、肿、热、痛，壮热，多汗，面红，不恶寒或恶寒轻，口渴欲饮，舌质红，苔黄，脉滑数或洪数。

② 处方：生石膏30克，知母、苍术、生甘草各10克，天花粉、忍冬藤、青风藤各15克。若壮热不除者，可加金银花、连翘、蒲公英各12克，紫花地丁18克等清热解毒之品；若壮热已退，表现有低热、阴液不足者，可去生石膏，加生地黄、秦艽各10克，地骨皮12克；若见咽喉肿痛者，宜加玄参12克，黄芩、桔梗各9克，以清热利咽消肿；若关节疼痛、痛无定处者，宜加羌活、秦艽、赤芍各9克，防风6克，以祛风活血；若见有环形红斑者，可酌加清热凉血之品，如生地黄12克，赤芍、牡丹皮各9克。

③ 方法：每天1剂，水煎取汁，分次温服。

（2）湿重于热

① 主症：关节疼痛肿胀，关节热或关节触之热，发热，肢体沉重乏力，或见脘腹胀满、纳食不香，舌质淡红，苔白厚腻或黄厚，脉滑数。

② 处方：苍术、薏苡仁、宣木瓜、黄柏、防己、炒栀子、赤小豆、滑石（包煎）、连翘、海桐皮各10克。若湿滞中焦者，亦可在三仁汤（飞滑石、生薏苡仁各18克，杏仁、法半夏各15克，白通草、白蔻仁、竹叶、厚朴各6克）的基础上加羌活、防风等祛风药治疗。

③ 方法：每天1剂，水煎取汁，分次温服。

2. 风寒夹湿

① 主症：四肢关节疼痛，痛处不移，关节冷痛、喜暖恶寒，肢体困重，舌质淡，苔白，脉弦滑。

② 处方：赤芍15克，细辛3克，羌活、独活、防风、桂枝、川芎、秦艽、苍术、薏苡仁各10克。寒邪易伤人体之阳气，故治风寒湿痹，散寒的同时宜加生黄芪、党参、白术等益气之品。

③ 方法：每天1剂，水煎取汁，分次温服。

3. 虚实夹杂

（1）湿热痹阻，气阴亏虚

① 主症：关节肿胀热痛，伴全身发热、恶风多汗、口渴乏力，舌质红，苔黄或见苔少，脉细滑。

② 处方：生黄芪30克，生地黄15克，白术、葛根、知母、苍术、苦参、茵陈、防风、泽泻、当归、黄芩、羌活各10克。

③ 方法：每天1剂，水煎取汁，分次温服。

（2）风寒痹阻，气血肝肾不足

① 主症：关节疼痛，遇寒痛重，得热痛减，兼见倦怠乏力、腰膝酸软，舌

质淡，苔白，脉沉细。

②处方：独活、杜仲、牛膝、秦艽、茯苓、防风、川芎、党参、当归、芍药各10克，生地黄、桑寄生各15克，生甘草6克，细辛、肉桂各3克。

③方法：每天1剂，水煎取汁，分次温服。

二、内服

散痹汤

（1）处方　羌活、独活、当归、乌梢蛇各15克，麻黄、桂枝各10克，蜈蚣2条（研末冲服），白芥子、甘草各6克。若以上肢关节疼痛为主者，重用羌活至25克，加威灵仙9克、姜黄6克；若以下肢关节疼痛为主者，重用独活至20克，加牛膝、木瓜各9克，土茯苓25克；痛处不温、畏寒较甚者，加制附片10克（先煎）、干姜6克；久治不愈者，加蜂房5克、炮猪蹄甲7克、海风藤10克、地龙9克。

（2）方法　每天1剂，水煎取汁，分次服用。

通痹汤

（1）处方　制川乌、制草乌（此2味先煎）、全蝎各10克，桂枝、赤芍、苍术、牛膝、木瓜、川芎、羌活、独活各15克，细辛5克，蜈蚣3条。热盛者，减二乌、桂枝、细辛，加地龙、秦艽各9克，忍冬藤15克；气虚者，加人参5克（另煎兑服）、黄芪15克；痛甚者，加制马钱子0.6克；关节变形者，加炮猪蹄甲6克、皂角刺5克、络石藤9克；骨质增生者，加白芍9克、生牡蛎15克（先煎）。

（2）方法　每天1剂，水煎取汁，分次温服，18天为1个疗程。

祛寒活络汤

（1）处方　当归、黄芪各20克，制川乌（先煎）、皂角刺、炙没药、炙甘草各10克。

（2）方法　每天1剂，水煎取汁，分2次服用。

虎杖消肿汤

（1）处方　虎杖、桑树根各30克，大枣10枚。

（2）方法　每天1剂，水煎取汁，温热服用。

祛痹汤

（1）处方　黄芪30克，秦艽、片姜黄各15克，徐长卿（后下）20克，地龙、红花、伸筋草、海风藤、千年健、威灵仙各12克，细辛3克，当归6克。风湿性关节炎者，加乌梢蛇、炮猪蹄甲各9克；类风湿关节炎者，加土鳖虫9克、全蝎6克；上肢重者，加桂枝10克；下肢重者，加牛膝12克。

（2）方法　每天1剂，水煎取汁，分次温服，12天为1个疗程。

痹痛安汤

（1）处方　黄芪、生地黄、薏苡仁各30克，当归、防己各15克，鹿角霜、甘草各12克，制附子（先煎）、桂枝、羌活、独活、赤芍、白芍、广地龙、乌梢蛇各10克，细辛5克，蜈蚣3条。

（2）方法　每天1剂，水煎取汁，分2次服用。

风湿合剂

（1）处方　川桂枝5克，生赤芍、知母、龙胆、防风、防己、生甘草、羌活、独活、雷公藤各10克，鹿衔草20克，生石膏、忍冬藤各30克。

（2）方法　取水1250毫升，先将雷公藤煎煮40分钟，再加入生石膏煎沸，然后将余药下锅合煎浓缩至500毫升，灌入经消毒灭菌处理的瓶内。早、晚饭后20分钟各服250毫升（冬季加温后服用），5天为1个疗程。

清热除痹汤

（1）处方　生地黄60克，茯苓、车前子（包煎）各15克，地骨皮、五加皮各12克，苍术、牛膝、知母、黄柏各9克。

（2）方法　每天1剂，水煎取汁，分2次服用。

清热祛湿汤

（1）处方　党参、黄芪各15克，白术、苍术、麦冬、黄柏、泽泻、鳖甲（先煎）各10克，葛根、当归、升麻各6克，青皮、陈皮、甘草各4.5克，五味子3克。

（2）方法　每天1剂，水煎取汁，分2次服用。

祛风通络汤

（1）处方　威灵仙、独活、防风、川芎、当归各19克，青风藤、鸡血藤、丹参各20克，赤芍15克，乳香9克，蜈蚣2条，全蝎、甘草各6克。全身关节痛而游走不定之窜痛、风气盛者，加秦艽9克；四肢沉重酸楚或麻木不仁、湿邪偏重者，加苍术12克、薏苡仁30克；局部关节痛剧烈或挛缩拘急，肌肉、关节、皮肤发凉，寒邪偏重者，加制附子6克（先煎）；症见肌肉关节红、肿、热、痛为主，伴有低热，属热化者，加石膏、忍冬藤各30克，黄柏9克；气虚者，加黄芪30克。

（2）方法　每天1剂，水煎取汁，分次服用，1个月为1个疗程。

消风通痹汤

（1）处方　桑枝、黄芪、鸡血藤各15克，秦艽、防己、狗脊、骨碎补、豨莶草各12克，当归10克，海风藤9克，白花蛇、甘草各6克。上肢病重者，加羌活10克、威灵仙20克；下肢病重者，加牛膝、木瓜各10克；血虚者，加熟地黄30克，川芎、赤芍各10克；阳虚者，加补骨脂12克、杜仲10克；血瘀者，加乳香、没药各6克；寒盛者，加制川乌（先煎）、细辛各6克；湿盛者，加苍术、薏苡仁各15克；热盛者，加知母、络石藤各12克。

（2）方法　每天1剂，水煎取汁，分次服用，1个月为1个疗程。

通络缓痉汤

（1）处方　薏苡仁、豨莶草各15克，当归尾、桑枝、忍冬藤、白芍、萆薢各12克，秦艽、蚕沙（包煎）各10克，甘草1.5克。痛在上肢者，加姜黄10克；痛在下肢者，加五加皮、威灵仙各10克；关节肿大、屈伸不利者，加竹节、松节各6克；小指关节肿大僵硬者，加僵蚕10克、全蝎3克；关节拘挛者，加蝉蜕、木瓜各10克；手足心热、关节热痛者，加生地黄15克、牡丹皮10克；怕冷畏寒者，加苏梗8克；肢体麻木者，加泽兰15克；心悸不安者，加丹参15克、远志12克；无汗身痛者，加苏叶12克、防风10克、羌活9克；食少口干者，加姜黄、厚朴各10克，神曲15克。

（2）方法　每天1剂，水煎取汁，分2次服用，14天为1个疗程。

虎蛇千灵汤

（1）处方　虎杖、乌梢蛇、千年健、威灵仙各12克，蚕沙（包煎）、薏苡仁、鸡血藤各30克，海风藤、青风藤、豨莶草各15克，苍术10克，甘草3克。

（2）方法　每天1剂，水煎取汁，分3次饭后温服。年少及年老体弱者，药量酌减；再根据病变部位、夹杂症状酌情加减，痛著者加服阿司匹林，体虚者按阴阳气血酌加滋阴壮阳、益气养血扶正之品。

加味蠲痹汤

（1）处方　片姜黄、当归、赤芍、防风、黄芪、制附子（先煎）、独活各10克，羌活、桂枝各6克，桑枝、威灵仙各15克，鸡血藤30克，甘草5克。伴内热口苦、舌苔黄者，加黄芩9克。

（2）方法　每天1剂，中火煎取汁400毫升，分早、晚2次饭后1小时温服。

甘草附子汤

（1）处方　桂枝、炮附子（先煎）、白术各15克，炙甘草10克，秦艽20

克，威灵仙、鸡血藤、盘龙根各30克。风重者，加防风30克，细辛10～15克；湿重者，加茯苓、薏苡仁各30克，防己15克；寒重者，加干姜、制川乌、制草乌各15克（后2味先煎1小时以上）。

（2）方法　每天1剂，每剂浓煎3～5次，取药汁600毫升，症状显著期每次200毫升，缓解期150毫升，均每天3次，连服15天为1个疗程。

地龙血藤汤

（1）处方　地龙10克，鸡血藤30克，白芍20克，络石藤、忍冬藤各15克，猪蹄甲、当归、天麻、威灵仙、防风、桑枝、桂枝、制川乌（先煎）各10克，甘草6克。气虚者，加白参、黄芪各15克；湿甚者，加苍术10克，薏苡仁、防己各15克；肝肾亏虚者，加桑寄生25克；血瘀者，加川芎6克、牛膝10克。

（2）方法　每天1剂，水煎取汁，分次温服，10天为1个疗程。

补益风湿汤

（1）处方　菟丝子、制狗脊、炒杜仲、川续断、怀牛膝、党参、炒白术、当归、炒白芍、威灵仙各10～15克，熟地黄15～20克，肉桂5～10克，制川乌（先煎）6～15克，细辛3～15克，独活、防风各6～12克。气虚者，加黄芪15～30克、炙甘草6～10克、茯苓10～15克；血虚者，加川芎8～12克、阿胶（烊化）10～15克；风盛者，加赤芍15～20克、鸡血藤20～30克；寒盛者，加炮附子10～30克（先煎）、制草乌（先煎）10克；湿盛者，加苍术10～15克、生薏苡仁15～25克；上肢痛重者，去独活，加羌活10克，肉桂改为桂枝10～15克或桑枝30克；下肢痛重者，加木瓜10～15克、千年健10～15克；肝血不足者，加阿胶（烊化）10～15克、鹿角胶（烊化）10克；大便秘结者，加肉苁蓉30克；肾阴虚甚者，加盐龟甲15克（先煎）、山茱萸10克；大便干燥者，加玄参30克。

（2）方法　每天1剂，水煎取汁，分次服用。

祛痹通经汤

（1）处方　黄柏、秦艽、独活、苍术、牛膝各15克，忍冬藤、络石藤、半枝莲各30克，威灵仙20克，细辛3克，桂枝6克。热象偏盛者，加生石膏30克、红藤20克；湿重者，选加薏苡仁18克、萆薢12克、蚕沙10克（包煎）；伤阴者，加生地黄12克、鳖甲15克（先煎）、知母9克；正气不足、气血亏虚者，加黄芪、党参各15克，当归9克，鸡血藤12克；脉络瘀阻、久痹不愈者，选加地龙、桃仁各9克，丝瓜络10克，或加雷公藤10～15克。

（2）方法　每天1剂，水煎取汁，分次服用。

乌鸡蠲痹汤

（1）处方　鸡血藤30克，黄芪20克，制川乌（先煎）、桂枝、独活、秦艽、炒乳香、炒没药各10克，熟地黄、酒白芍、川木瓜各12克，桑寄生、淫羊藿、川杜仲各15克。颈项痛者，加葛根12克；上肢痛者，加桑枝12克；下肢痛者，加川牛膝10克；腰脊痛者，加狗脊10克；游走性关节痛者，为风盛，加羌活10克；关节肿大、沉重而痛者，为湿盛，加薏苡仁20克；肢节冷痛，或遇寒冷加剧者，加细辛3克；筋脉拘急、关节屈伸不利者，加伸筋草10克；风入经络、久病不愈者，加全蝎5克、乌梢蛇9克；骨质增生者，加威灵仙9克；关节变形者，加补骨脂9克、透骨草12克；关节腔积液者，加薏苡仁15克、黄柏9克。

（2）方法　每天1剂，水煎取汁，分次温服。

灵仙逐痹汤

（1）处方　威灵仙、当归各20克，川芎、赤芍各25克，黄芪、丹参各30克，独活、乌梢蛇各15克，全蝎10克。风气盛者，加防风、秦艽各10克；湿邪偏重者，加苍术、防己各9克，薏苡仁15克；寒邪偏重者，加制附子10克（先煎）、蜈蚣5克；属热化者，去当归、黄芪、独活，加生石膏30克，知母、黄柏、柴胡各9克。

（2）方法　每天1剂，水煎取汁，分次温服，病情重者每天2剂，1个月为1个疗程。

蜈蚣桂附汤

（1）处方　熟附子（先煎）、细辛、全蝎各6克，川桂枝、片姜黄、木防己各9克，大蜈蚣1条，鹿角霜（先煎）、淫羊藿各12克，晚蚕沙15克（包煎）。疼痛以下肢关节为主者，加独活、牛膝各9克；疼痛以上肢关节为主者，加羌活9克、防风6克；疼痛以腰背为主者，加杜仲9克、桑寄生12克。

（2）方法　每天1剂，水煎取汁，分3次温服，30天为1个疗程。

风湿厉节汤

（1）处方　土茯苓、赤丹参各15克，建泽泻、炒杭芍、粉丹皮、全当归、广橘红、炒杏仁、法半夏、青浮萍、补骨脂各9克，炒杜仲、鸡血藤、路路通各12克。疼痛重者，加罂粟壳5克，以止痛；脉见关尺大稍弦者，去法半夏，加桂枝6～9克，疏肝升陷以止痛；脉见濡涩、下肢肿痛重者，加汉防己9克，或怀牛膝6～9克，以利湿消肿、行瘀止痛；风湿热、四肢不肿、关节疼痛、时而发热汗出、脉沉紧者，加生黄芪30～60克，以补气止痛；坐骨神经痛者，去赤丹参，加炒乳香9克，以通瘀止痛；慢性风湿性关节炎，脉见细濡、关尺大者，去粉丹皮、全当归、法半夏，加桂枝、川芎各9克，或用桂芍知母汤加当归9克、丹参15克。

（2）方法　每天1剂，水煎取汁，分次服用。

刘氏痹证方

（1）处方　生薏苡仁30克，茯苓25克，秦艽15克，独活、防风、牛膝、川木瓜、威灵仙各12克。关节肌肉麻木重着、无红无热者，加姜黄、蚕沙（包煎）各12克，羌活10克，桂枝9克；关节肌肉红肿热痛、口苦口干、大便秘结者，加忍冬藤30克，石膏18克，知母、桑枝各15克；气血不足者，加黄芪、鸡血藤各30克，当归12克，川芎10克；疼痛难忍者，加海桐皮30克，宽筋藤、络石藤、海风藤各18克，豨莶草15克；病情经久不愈者，加乌梢蛇、地龙各15克，全蝎12克，蜈蚣9克。

（2）方法　每天1剂，水煎取汁，分2次服用，5～7天为1个疗程，一般治疗4～6个疗程。服药期间可配合涂抹瑞草油，每天2～3次，边涂边用手摩擦患处皮肤10～15分钟。

四物四藤汤

（1）处方　当归、赤芍、川芎各10克，生地黄、鸡血藤、海风藤、宽筋藤、络石藤、桑寄生各15克，独活、地龙各6克。上肢关节酸痛者，加桂枝6克、威灵仙9克；下肢关节酸痛者，加怀牛膝10克、木瓜6克；发热及关节肿痛者，加生石膏30克、黄连5克、牡丹皮10克；湿重者，加苍术9克。

（2）方法　每天1剂，水煎取汁，分次温服。

加味二妙散

（1）处方　苍术10克，黄柏12克，土茯苓30克，独活20克，忍冬藤24克，赤白芍各15克。关节红肿热痛伴发热者，加菊花10克，金银花15克，蒲公英9克，紫花地丁12克，土贝母8克；湿热毒重、病情反复发作、关节肿胀、伴环形红斑者，加薏苡仁、白花蛇舌草各30克，重用土茯苓至60克，重用黄柏至15克；阴虚热不退、舌红少津、脉细数者，加生地黄15克、牡丹皮10克；关节腔有积液者，加车前草20克、防己6克、薏苡仁15克；腰痛重者，加杜仲12克、川续断10克、桑寄生15克；病情偏于下肢重者，重用土茯苓至60克；关节游走性疼痛者，加桂枝10克，细辛6克，羌活、川芎各9克，青风藤、海风藤各15克，鸡血藤20克。

（2）方法　每天1剂，水煎取汁，分次温服。

祛风止痛丸

（1）处方　熟地黄139克，鸡血藤、炙狗脊各85克，葛根、川芎、天麻、羌活、巴戟天、肉苁蓉、淫羊藿、鹿衔草、川续断、怀牛膝各57克，土鳖虫38克，黑附子、莱菔子各28克，陈皮19克，砂仁9克。风湿骨痹病初起、畏寒肢冷者，加桂枝25克、生姜20克、麻黄16克；关节肿痛较剧者，加穿山龙30克、知母20克、川乌10克；肢体麻木较剧者，加生黄芪50克、当归20克、红花10克。

（2）方法　以上方药共研成细末，水泛为丸。每天服用3次，每次5克，饭后服用或遵医嘱，30天为1个疗程。加减所用方药可作药引，水煎取汁，与丸剂共服。

猪骨莴笋叶薏仁粥

（1）原料　猪骨200克，莴笋叶50克，薏苡仁、赤小豆各15克，川牛膝8克，粳米100克，食盐适量。

（2）做法　将猪骨洗净、剁成小块，用开水焯烫后，放入砂锅中，加入清水适量，放入洗净的薏苡仁、赤小豆、川牛膝和粳米，武火煮沸，撇去浮沫，转文火熬煮至骨肉分离后关火；用筷子拆解骨肉，捡去骨头，加入洗净切碎的莴笋叶，煮5分钟，加入少许食盐调味即可。趁热空腹食用，每天1剂，分次服用，5天为1个疗程。

（3）功效　补脾祛湿，清热解毒，舒筋除痹。适用于风湿热痹型风湿性关节炎湿重于热者。

百合生菜粥

（1）原料　百合（鲜）、生菜叶各100克，防风10克，粳米100克，食盐适量。

（2）做法　将百合剥开、洗净，放入锅中，加入防风和淘洗干净的粳米，再加入适量清水，以武火煮沸，改文火煮至米烂粥稠，再加入洗净切碎的生菜叶，煮5分钟，加入少许食盐调味即可。每天1剂，早、晚温热食用，10天为1个疗程。

（3）功效　凉血养阴，清热利水。适用于风湿热痹型风湿性关节炎热重于湿者。

辣椒根瘦肉汤

（1）原料　辣椒根（鲜）250克，猪肉（瘦）150克，食盐适量。

（2）做法　将猪肉洗净，用开水焯烫后，切片。将辣椒根洗净，和猪肉一起放入砂锅中，以武火煮沸后，改文火炖至猪肉熟烂，加入少许食盐调味即可。食肉喝汤，每天1剂，分次服用，7～10天为1个疗程。

（3）功效　祛风止痛，祛寒除痹，温经通络。适用于风寒夹湿型风湿性关节炎。

木瓜祛湿羹

（1）原料　木瓜1个，白糖适量。

（2）做法　将木瓜洗净、切开、去瓤，上锅蒸熟后，去皮，捣成泥状，加入适量白糖，搅拌均匀后，放入密封容器中备用。每天用开水冲服20～30克，可长期食用。

（3）功效　舒筋活络，健脾化湿。适用于虚实夹杂型风湿性关节炎。

银耳桂圆汤

（1）原料　水发银耳30克，桂圆肉20克，冰糖适量。

（2）做法　将银耳洗净去蒂，撕成小朵；桂圆肉洗净备用。将银耳和桂圆肉放入锅中，加入适量清水，武火煮开后转文火炖煮30分钟。加入冰糖，继续炖煮10分钟至冰糖融化即可。每天1剂，7～10天为1个疗程。

（3）功效　滋阴润燥，养血安神。适用于虚实夹杂型风湿性关节炎。

山药冬菇炒薏苡仁

（1）原料　山药片300克，薏苡仁、水发冬菇各100克，独活6克，食盐、鸡精各适量。

（2）做法　将薏苡仁洗净，提前浸泡2小时；将山药片洗净，冬菇切片；将独活洗净，用纱布包好。将薏苡仁、山药片、冬菇和独活包一起放入锅中，加入适量清水，武火煮开后转文火炖煮30分钟。取出独活药包，加入食盐和鸡精，翻炒均匀即可。每天1剂，10～14天为1个疗程。

（3）功效　健脾祛湿，通络止痛。适用于风寒夹湿型风湿性关节炎。

母鸡石榴皮汤

（1）原料　母鸡1只，石榴皮100克，食盐适量。

（2）做法　母鸡去毛及内脏，洗净切块；石榴皮洗净，用纱布包好。将母鸡和石榴皮包一起放入锅中，加入适量清水，武火煮开后转文火炖煮2小时。取出石榴皮包，加食盐调味即可。每周1～2次，4～6周为1个疗程。

（3）功效　温中益气，祛风除湿。适用于风寒夹湿型风湿性关节炎。

薏苡仁醪

（1）原料　薏苡仁100克，糯米500克，酒曲适量。

（2）做法　将薏苡仁洗净，加适量清水，煮成稠米粥；将糯米洗净，加少量清水，煮成干米饭。将薏苡仁粥和糯米饭混合，待冷至适宜温度，加入适量酒曲，拌匀后放入容器中，发酵成为酒酿。每天随量佐餐食用，15～20天为1个疗程。

（3）功效　健脾胃，去风湿，强筋骨。适用于风湿热痹型风湿性关节炎。

知母炖鹌鹑

（1）原料　鹌鹑2只，知母15克，食盐适量。

（2）做法　鹌鹑去毛及内脏，洗净切块；知母洗净，用纱布包好。将鹌鹑和知母包一起放入锅中，加入适量清水，武火煮开后转文火炖煮1小时。取出知母包，加食盐调味即可。每天1剂，5～7天为1个疗程。

（3）功效　滋阴清热，通络止痛。适用于虚实夹杂型风湿性关节炎。

三、外用

皂刺熏蒸方

（1）处方　生川乌、生草乌、莪术、乳香、没药、赤芍各15克，细辛、桑寄生各10克，皂角刺20克。行痹，加防风9克，羌活、独活各6克；痛痹，加麻黄5克、附子6克；着痹，加当归10克、川芎9克、木通5克。

（2）方法　每天1剂，水煎取汁，用药汁熏蒸并按摩患处。每次30～60分钟，5天为1个疗程。

元归熏洗方

（1）处方　透骨草、延胡索、当归、片姜黄、川椒、海桐皮、威灵仙、牛膝、乳香、没药、白芷、羌活、五加皮、苏木、红花、土茯苓各10克。

（2）方法　将上述诸药共研为末，用纱布包裹，加水煎煮，趁热熏洗症状明显的患处。每天2次，每次1小时，40次为1个疗程。

秦归汤

（1）处方　秦艽、当归、红花、土鳖虫、川乌、草乌、路路通、骨碎补、桑枝、桂枝各9克，五加皮、伸筋草、乳香、没药各12克。

（2）方法　以上方药煎水滤渣，用药液洗浴患部或药浴全身。每天1次，每次20～30分钟。

防风汤

（1）处方　防风、附子、杉木、桂心、羌活、蜂房、川椒、木鳖子、白芷、白矾、柳虸末各15克，细辛1克。

（2）方法　以上方药锉细。每用30克，以水2大碗，入生姜30克，煎至1碗，去渣，趁热熏洗手指，待温度适宜时浸洗。每天1次，每次30～40分钟。

附子汤

（1）处方　附子、防风、枳壳、羌活、白芷、甘草、蜂房各15克，川椒60克。

（2）方法　以上方药捣筛为散。每用30克，以水3大碗，入生姜30克、生桑枝50克、黑豆200克同煎，煮至豆熟时，去渣取液，待温度适宜时，避风淋蘸手指。每天2次，每次15分钟。

活血洗剂

（1）处方　丹参12克，五加皮、透骨草、川椒、川牛膝、宣木瓜、艾叶、白芷、红花各10克，肉桂5克。

（2）方法　以上方药加清水1000毫升煎煮沸后备用。将药液倒入盆内趁热熏洗浸渍患处。每天1～2次。

五根洗剂

（1）处方　芦根、天竺根、枸杞根、金银花根、桑树根各30克。

（2）方法　以上方药加水煎成浓汁，置于盆内，先熏后洗患部。每天2～3次。

活通洗剂

（1）处方　生地黄、金银花、紫花地丁各15克，牡丹皮、赤芍、黄柏、木通、丝瓜络各9克。

（2）方法　以上方药加清水适量煎沸后，趁热熏洗浸泡患处。每天2次，每次15～30分钟。

菖蒲洗剂

（1）处方　水菖蒲120克，乌药90克，紫苏叶、艾叶、葱各50克，生姜30克。

（2）方法　以上方药以水适量煎沸后，趁热熏洗患处。每天1～2次。

姜椒蒸敷方

（1）处方　干姜60克，干辣椒30克，乌头20克，木瓜25克。

（2）方法　将以上方药放入2000毫升水中煮沸30～40分钟，趁热熏蒸患处，待热气渐弱后，将药汁倒出，用干净毛巾蘸药汁趁热湿敷患处，反复进行，直至药汁无明显温度为止。每天早、晚各1次，每剂可用2天。

黄柏外洗方

（1）处方　黄柏20克，苦参、浮萍、地肤子、蛇床子各10克。

（2）方法　以上方药加清水煎沸后，将药液倒入盆内，备用。用消毒毛巾蘸药液擦洗患处。每天3次，每次擦洗5～10分钟。

风湿性关节炎按摩法

〔环形揉动〕患者取坐位或卧位，术者用手指、掌根等部位在关节周围的肌肉、穴位上进行轻柔的环形揉动。揉动时力度要适中，避免过度用力，以患者感到舒适、疼痛减轻为宜。每天可进行2～3次，每次每个部位揉动5～10分钟，视患者耐受程度而定。能够促进局部血液循环，缓解肌肉紧张，减轻关节疼痛。

〔擦动按摩〕术者以手背尺侧为着力点，在患者的关节附近肌肉丰厚处进行擦动按摩。操作时需注意节奏和力度的均匀性。每天可进行1～2次，每次擦动按摩5～10分钟，视患者耐受程度而定。可有效放松肌肉，减轻肌肉对关节的牵拉和压力，从而间接减轻关节的负担。

〔穴位按摩〕术者用手指或手掌按压患者的血海、足三里、膝眼、阳陵泉、阿是穴。按压时要根据患者的耐受程度掌握好力度，避免造成损伤。每天可进行2～3次，每次每个穴位按压1～2分钟，可配合深呼吸进行。具有疏通经络、调和气血的作用。有助于减轻关节的疼痛和肿胀。

〔拿捏肌肉〕术者用拇指与其余四指相对用力，在患者的肩部、肘部、腕部等关节周围的肌肉上运用拿法。操作时要注意拿捏的力度和频率。每天可进行1～2次，每次拿捏3～5分钟，视肌肉紧张程度而定。能够松解肌肉粘连，改善肌肉的紧张状态，有助于减轻肌肉痉挛对关节的不良影响。

〔往返摩擦〕术者用手掌的大鱼际或小鱼际在关节部位进行直线往返摩擦。操作时要注意皮肤的保护，避免擦破皮肤。每天可进行2～3次，每次摩擦5～10分钟，以皮肤微热为宜。有助于改善关节局部的血液循环，减轻关节疼痛和僵硬感。

注意：若患者关节炎症处于急性发作期且红肿热痛明显时，应谨慎推拿，避免加重炎症反应。

风湿性关节炎艾灸法

艾灸取穴阿是穴及关节局部的穴位，如膝部可选取血海、膝眼、阳陵泉、梁丘等；肘部可选取曲池、尺泽（在肘横纹中，肱二头肌腱的桡侧凹陷处）、少海（屈肘，在肘横纹内侧端与肱骨内上髁连线的中点处）等；腕部可选择阳池、外关（在前臂背侧，当阳池与肘尖的连线上，腕背横纹上2寸，尺骨与桡骨之间）、阳溪等；踝部可选取申脉、照海（在足内侧，内踝尖下方凹陷处）、丘墟等。

采用温和灸，每穴灸10～15分钟，每天1次。温经散寒、活血通络，适用于寒湿型风湿性关节炎，即由寒湿邪气造成关节疼痛，遇寒加重，保暖后减轻的情况。对于湿热型风湿性关节炎，如局部红、肿、热、痛明显时，艾灸的作用可能有限，甚至可能加重症状。

注意：艾灸治疗风湿性关节炎应避开急性期，在缓解期进行。此时关节红、肿、热、痛已经减轻，但仍存有关节疼痛，配合艾灸治疗可以进一步改善关节疼痛症状，控制病情发展。

类风湿关节炎

类风湿关节炎是一种以关节滑膜炎为特征的自身免疫性疾病。滑膜炎持久反复发作，可导致关节内软骨和骨头的破坏、关节功能障碍，甚至残疾。血管炎病变累及全身各个器官，故本病又称为"类风湿病"。发病以青壮年为多。初发时起病缓慢，患者多先有几周到几个月的疲倦乏力、体重减轻、胃纳不佳、低热和手足麻木刺痛等前驱症状，随后发生关节疼痛、僵硬和畸形，并有骨和骨骼肌萎缩。

一、辨证论治

1.风寒湿痹

（1）主症　关节肿胀疼痛重着、遇寒冷加重，局部不红不肿，口淡不渴，舌质淡红或淡胖，苔白腻，脉弦紧或沉迟。

（2）处方　桂枝、白芍、知母、炮附子（先煎）、防风、羌活、独活各10克，白术15克，生薏苡仁30克，白芥子、炙甘草各5克，细辛3克。若关节疼痛、游走不定，病情反复，属风重者，可加用青风藤30克，海风藤15～20克，威灵仙、秦艽、豨莶草各10克，以疏风祛邪；若疼痛剧烈、固定不移、遇寒尤甚、得热缓解，属寒甚者，宜加重炮附子用量至15～20克，加麻黄10克、干姜6克、海桐皮9克，以增强助阳祛寒止痛之效；若以关节沉重酸胀疼痛、肿胀重着不移为特点，属湿甚者，可加用泽泻10克，车前子15克（包煎），土茯苓、木瓜各12克，以达除湿之功。

（3）方法　每天1剂，水煎取汁，分次服用。

2.风湿热痹

（1）主症　关节红肿疼痛，局部灼热、触之痛剧、得冷稍减，口渴不思饮，日轻夜重，心胸烦闷，或发热、尿黄，舌苔黄腻，脉弦滑或滑数。

（2）处方　通草、秦艽、木瓜、桂枝各10克，生石膏（先煎）、生薏苡仁、金银花藤、滑石（包煎）各30克，萆薢、防己各15克，生甘草6克。若湿浊甚者，加苍术15克；疼痛甚者，加姜黄12克、海桐皮20克；局部热重者，加知母15克、黄柏10克；肢体肌肤赤丝缕缕者，加赤芍15克、牡丹皮12克。

（3）方法　每天1剂，水煎取汁，分次服用。

3.寒热夹杂

（1）主症　关节畸形、僵硬、肿痛，疼痛固定拒按，活动障碍，皮肤红斑或皮下结节，指甲瘀紫，关节肿痛怕冷，但又大便秘结、口干、口渴、汗多。

（2）处方　土茯苓、薏苡仁各20克，黄柏、制附子（先煎）、知母、桂枝、干姜、白芥子、炮猪蹄甲各10克，白芍、黄芪、川芎、桃仁各30克，鸡血藤、桑寄生、怀牛膝各15克。关节、四肢肌肉痛甚者，加醋延胡索、赤芍各10克；关节变形、屈伸不利者，加土鳖虫10克、露蜂房12克。

（3）方法　每天1剂，水煎取汁，分次服用。

4.肝肾亏虚

（1）主症　关节疼痛反复发作、日久不愈，肢体倦怠，少气懒言，面色少华，腰背冷痛、酸软，肢体屈伸不利，肌肉瘦削，脉细弱。

（2）处方　人参、杜仲、当归、川芎各10克，地黄、芍药、怀牛膝、桑寄生各15克，茯苓20克，忍冬藤、鸡血藤各25克，甘草6克。气虚甚者，加黄芪、党参各30克；骨质变形者，加透骨草、寻骨风各15克，自然铜10克（先煎）。

（3）方法　每天1剂，水煎取汁，分次服用。

二、内服

通痹汤

（1）处方　威灵仙、独活、羌活、杜仲、木瓜、黄柏各10克，当归、丹参、龙骨（先煎）、桑寄生各15克，鸡血藤、黄芪各20克，红花、桂枝、细辛各8克，白花蛇舌草5克，蜈蚣3条。风邪偏胜、疼痛游走不定者，加海风藤、络石藤、防风各10克；关节冷痛剧烈、畏寒喜暖者，加麻黄5克，制川乌、制草乌各3克（均先煎）；偏于湿、麻木困痛、重着如裹、下肢尤甚者，加薏苡仁20克、苍术9克、茯苓12克；若关节红肿、灼热疼痛，兼有发热者，加生地黄、知母各10克，地骨皮12克。

（2）方法　每天1剂，水煎取汁，分次温服，1个月为1个疗程，一般服用2～3个疗程。

蠲痹汤

（1）处方　独活、丹参、牛膝、川续断各20克，秦艽、防风、杜仲、桑寄生、干姜、桂枝、木瓜、乌梢蛇、广地龙、路路通各10克，制川乌（先煎）、炙乳香、炙没药各6克，细辛3克。痹证疼痛较剧者，加制草乌3克（先煎）、白花蛇1.5克；寒邪偏盛者，加熟附子5克（先煎）、肉桂2克；湿邪偏盛者，酌加防己、苍术各10克，薏苡仁30克；气血俱虚者，加人参3克，黄芪、熟地黄各15克；瘀血较重者，加三七3克（研末吞服），当归、三棱、莪术、五灵脂各10克。

（2）方法　每天1剂，水煎取汁，分次服用，21天为1个疗程。

祛风汤

（1）处方　威灵仙、白芍各20克，防风15克，白芷12克，甘草6克。湿邪甚者，选加羌活、独活各10克，苍术、防己各15克，薏苡仁30克，晚蚕沙（包煎）20克；血虚者，选加当归6克、熟地黄15克、阿胶5克、鸡血藤20克；肢体肿胀局限、麻木重着、皮下结节者，选加天南星9克，白芥子、半夏、僵蚕各10克；痛甚者，选加制川乌、制草乌各6克（均先煎），徐长卿15克，全蝎3克，蜂房5克，延胡索10克，马钱子0.3克；筋脉不利、有牵拉感者，选加伸筋草15克、木瓜10克、薏苡仁20克；关节变形者，选加油松节15克，天南星、白芥子各6克，桃仁10克；瘀象明显者，选加土鳖虫9克，水蛭5克，莪术、三棱、虎杖各10克，当归6克，鬼箭羽4克；游走性或全身性关节疼痛者，选加寻骨风9克、乌梢蛇6克、海风藤10克；上肢疼痛不利者，选加姜黄6克，桂枝、羌活各10克；下肢疼痛不利者，选加川牛膝5克、独活6克、木瓜10克；腰部疼痛者，选加桑寄生15克，川续断、杜仲各10克；小关节疼痛者，选加土贝母9克、猫眼草6克；足跟痛者，选加怀牛膝12克、骨碎补15克；类风湿关节炎病情活动甚重、肝功能尚正常者，选加雷公藤15克、青风藤9克；红细胞沉降率高者，选加生石膏30克、知母15克、黄柏10克。

（2）方法　每天1剂，水煎取汁，分次服用，10天为1个疗程。

阳和汤

（1）处方　熟地黄15克，肉桂、麻黄各3克，鹿角胶（烊化）10克，炮姜、甘草、白芥子各6克。手腕疼痛者，加片姜黄、防风各9克，细辛3克，以活络止痛；腰酸怕冷者，加巴戟天、淫羊藿各9克，以助阳温经；骨骼变形严重者，加透骨草、寻骨风各12克，自然铜6克（先煎）；脊柱强直者，加狗脊、杜仲各9克，桑寄生12克。

（2）方法　每天1剂，水煎取汁，分次服用。

桂枝汤

（1）处方　桂枝、白芍、炙甘草、生姜各9克，大枣3枚。关节痛甚者，加制川乌、制草乌各8克（均先煎），羌活、独活、秦艽各15克，制没药12克；僵硬者，加白芷、白芥子各15克，乳香、天花粉各10克；热痹者，加生石膏40克、知母12克、忍冬藤30克、黄柏10克。

（2）方法　每天1剂，水煎取汁，分次服用，30天为1个疗程，连续服用3个疗程后观察疗效。

乌龙汤

（1）处方　乌梢蛇30克，地龙、甲珠、当归各20克，蜈蚣5条，大海龙10克，血竭9克（单包，不与其他药同煎，每次服用3克，放入煎好的药液中溶化）。湿重者，加薏苡仁20克、苍术15克；寒重者，加制川乌、制草乌各10克（均先煎）；化热者，加生地黄、薏苡仁各20克，萆薢15克。

（2）方法　每天1剂，水煎取汁，分3次于饭前1小时温服，1个月为1个疗程。

斑龙汤加减

（1）处方　鹿角霜、菟丝子、寻骨风、穿山龙、当归、云苓各30克，补骨脂20克，猪蹄甲、乌梢蛇各15克，青风藤、海风藤、雷公藤各12克，全蝎、土鳖虫各10克，蜈蚣2条。上肢关节为主者，加羌活20克、姜黄15克；手足麻木冰冷者，加桂枝20克，制川乌、制草乌各6克（均先煎）；腰膝关节为主者，加桑寄生、牛膝各30克；项背为主者，加葛根25克、桂枝10克；关节变形、功能障碍者，加龟甲（先煎）、白芍各30克；病久气虚者，加黄芪60克、白术20克；血瘀明显者，加川芎15克、三七6克（研末吞服）、血竭2克。

（2）方法　每天1剂，水煎取汁，分2次服用，早、晚各服1次，2个月为1个疗程。

五藤汤

（1）处方　雷公藤6～9克（先煎），青风藤、忍冬藤、海风藤、络石藤各15克，蕲蛇、白芥子各10克，蜈蚣3条，淫羊藿12克，当归、鸡血藤、生黄芪各30克。阴盛者，加桂枝10克，细辛3克，制川乌、制草乌各9克（均先煎）；阳盛者，加生地黄30克，鹿衔草10克；湿盛者，加苍术、白术、陈皮各10克，生薏苡仁30克。

（2）方法　每天1剂，水煎取汁，分3次于饭后半小时温服，1个月为1个疗程。治疗前所用激素类药物、非甾体抗炎药逐渐递减至停止，其余药物即日停止服用。

尪痹汤

（1）处方　当归尾、川牛膝、生黄芪各20克，丹参30克，地龙、全蝎各15克，白花蛇、三棱、莪术各10克，马钱子1.5克，桂枝、生甘草各6克。夹风湿者，减三棱、莪术，加羌活、独活、苍术各6克；夹湿热者，去桂枝，加黄柏9克、薏苡仁15克；夹痰浊者，加土茯苓30克，僵蚕、竹茹各6克；肝肾阴虚者，加生地黄、熟地黄各12克。

（2）方法　每天1剂，水煎取汁，分早、晚温服，30天为1个疗程，连用3个疗程。

泽补汤

（1）处方　泽泻、补骨脂、虎杖、威灵仙、雷公藤、白花蛇舌草各30克，秦皮、生地黄、丹参、当归各20克，全蝎9克，昆布、海藻各10克，蜈蚣3条，细辛1～3克。兼有发热者，加青蒿20克，金银花、紫花地丁各30克；游走性疼痛者，加徐长卿、磁石（先煎）各30克，双钩藤12克；体虚者，加黄芪30克、党参20克、鹿角胶12克（烊化）；久用药感胃部不适者，加蒲公英30克。

（2）方法　每天1剂，水煎取汁，分2～3次饭后温服，30剂为1个疗程，疗程间可间隔3～5天。

温痹汤

（1）处方　桂枝6～12克，麻黄3～6克，制附片（先煎）、炙甘草各6～10克，白芍10～15克，知母、防风各12克，白术、熟地黄、生姜各15克，黄芪10～30克。寒热夹杂者，重用知母至24克，加黄柏10克；痰凝血瘀者，加制南星6～10克，当归尾、赤芍各10克；单个关节痛甚者，加制川乌6克（先煎）；全身关节痛甚者，去制附片、防风，加制草乌6克（先煎）、鸡血藤30克；关节痛而走窜剧者，去防风，加羌活10克、威灵仙12克；痰湿重而关节肿大者，用苍术10克易白术，加薏苡仁30克、制南星6～10克；气血亏虚明显者，重用熟地黄、黄芪至各30克，加当归、川芎各10克；肾虚明显者，加巴戟天10克，重用熟地黄至24克；口干咽燥者，去制附片，加淫羊藿10克、石南藤30克、千年健15克。

（2）方法　每天1剂，水煎取汁，分次温服。

四物五藤汤

（1）处方　生地黄、青风藤各30克，赤芍、白芍、当归、雷公藤（先煎）各15克，海风藤、络石藤、忍冬藤各20克，川芎10克。寒甚者，去生地黄、忍冬藤，加细辛3克，制川乌、制草乌各9克（均先煎）；热甚者，加金银花10克、生石膏30克（先煎）；湿甚者，加生薏苡仁、炒薏苡仁各30克，苍术、防风、防己各10克；痛甚者，加全蝎3克、蜈蚣2条、蕲蛇9克。

（2）方法　每天1剂，水煎取汁，分2次服用，6周为1个疗程。

五子除湿汤

（1）处方　苏子、莱菔子、冬瓜子、海风藤、络石藤、石南藤、丝瓜络、桑枝、大豆卷、秦艽各10克，皂角子、白芥子各6克。

（2）方法　每天1剂，水煎取汁，分2次服用，6周为1个疗程。

六方逐瘀汤

（1）处方　桃仁、红花、川芎、全蝎、蜈蚣、羌活、独活、炒柴胡、枳壳各10克，赤芍、豆蔻仁各15克，六方藤30克，甘草6克。气血虚弱者，加黄芪、党参各15克，当归10克，鸡血藤、丹参各12克，以益气养血活血；阴虚者，加生地黄12克，知母、秦艽、牡丹皮各9克，以滋阴清热；阳虚者，加制附片10克（先煎）、杜仲9克、桂枝6克，以温阳散寒。

（2）方法　以上药物先用开水浸泡30分钟，再用文火煮沸30分钟即可服用。每天1剂，分3次饭后服，15天为1个疗程，1～2个疗程后观察疗效。同时配合功能锻炼：如关节可动度训练、日常生活活动度训练、关节运动操。

羌防通痹汤

（1）处方　羌活、防风、威灵仙、土鳖虫各15克，独活、当归各10克，桂枝、木香、桃仁、红花各9克，蜈蚣2条。若寒湿重者，加白术10克、麻黄6克、防己9克；湿热重者，加黄柏10克，茵陈、生地黄各12克；瘀血明显者，加乳香、没药各5克，三七粉3克（冲服）；若患者病情久、气血不足、肝肾阴亏，加黄芪、党参、墨旱莲各15克，熟地黄、鸡血藤、黄精各12克，枸杞子9克，杜仲6克；若患者脾虚厌食，加白术10克，砂仁5克，焦三仙（焦麦芽、焦山楂、焦神曲）、鸡内金各6克。

（2）方法　上方头煎加水350毫升，煎20分钟，取汁150毫升；二煎加水300毫升，取汁150毫升；两煎相混，分2次服。每天1剂。

清养通痹汤

（1）处方　金银花60克，蒲公英、薏苡仁、白芍、生地黄、红藤、忍冬藤各30克，蜂房、牡丹皮、赤芍各12克，土茯苓45克，石斛15克，豨莶草20克，细辛、生甘草各10克。游走性关节痛者，酌加青风藤、络石藤、海风藤各15克；颞颌关节痛者，加白芷15克；肩关节疼痛者，加麻黄、桂枝各12克；胸锁关节疼痛者，加香附、延胡索各15克；痛在上肢者，加羌活10克、威灵仙15克；痛在下肢者，加独活15克、川牛膝16克；膝关节痛者，加全蝎6克；膝关节肿胀或关节腔有积液者，加猫爪草9克；四肢小关节痛者，加漏芦15克；踝关节肿胀疼痛者，加地龙12克、钻地风15克。

（2）方法　每天1剂，水煎取汁，早、晚分服，1个月为1个疗程。

祛风镇痛汤

（1）处方　雷公藤、甘草各5克，防风、海风藤、乌梢蛇、猪蹄甲各10克，青风藤、薏苡仁各20克，鸡血藤、丹参各30克，秦艽、威灵仙各15克，制川乌、制草乌各9克（均先煎）。寒湿型，加羌活、独活各12克，桂枝10克，制附子6克（先煎）；化热型，加生石膏、忍冬藤各20克，知母、地龙各12克，黄芩10克。

（2）方法　每天1剂，水煎取汁，分2次温服，连用14天为1个疗程，停用3天酌情再用2～3个疗程。

双黄蠲痹汤

（1）处方　黄芪50～150克，雷公藤10～30克，蕲蛇、防己各10～20克，全蝎3克，蜈蚣3条，秦艽20克，桂枝12克，羌活、独活各10克。湿盛者，加薏苡仁18克、虎杖12克；寒盛者，加黑附片10克（先煎）；风盛者，加当归、鸡血藤、海风藤各10克；热盛者，加漏芦9克、生地黄12克；年老体弱者，加牛膝9克、桑寄生12克。

（2）方法　每天1剂，水煎取汁，分次温服。雷公藤从小剂量开始，先煎1～3小时。

三龙三虫汤

（1）处方　地龙15克，乌梢蛇、穿山龙各20克，土鳖虫、制附子（先煎）各10克，全蝎7.5克，蜈蚣2条，桂枝30克。疼痛以膝、踝关节为主者，加牛膝、木瓜各15克；以腰背为主者，加杜仲、老鹳草各20克，桑寄生15克；以项背为主者，加葛根25克；以肘腕关节为主者，加羌活、独活各15克，姜黄10克；手足麻木、冰冷者，加桑枝15克；肌肤麻木不仁者，加海桐皮、豨莶草各15克；局部关节肿大者，加赤芍20克、茯苓皮30克；周身沉重者，加防风、防己各15克；关节变形、功能障碍者，加龟甲20克（先煎）、白芍30克、补骨脂15克；瘫痪者，加制马钱子0.6克（冲服）；病久气虚者，加人参10克、黄芪50克、白术20克。

（2）方法　每天1剂，水煎取汁，分早、晚温服。同时给予高维生素、高蛋白饮食，全身症状严重者卧床休息。

破瘀通络汤

（1）处方　红花、当归、水蛭、土鳖虫各15克，鸡血藤、莪术、延胡索各30克，生黄芪20克。神疲乏力、形寒肢冷者，加制川乌3克（先煎）、补骨脂9克、巴戟天6克；关节肿胀较甚、晨僵明显者，加薏苡仁15克、猪苓10克、茯苓12克；关节疼痛明显者，加忍冬藤15克、青风藤10克；口干、舌质红者，加生地黄12克。

（2）方法　每天1剂，水煎取汁，分次温服，3个月为1个疗程。

温阳蠲痹汤

（1）处方　熟地黄、黄芪、浙贝母各30克，白芥子、鹿角胶（烊化）各12克，肉桂0.9克（冲服），当归、制川乌（先煎）各6克，炮姜炭、麻黄、甘草各3克，乳香、没药各5克。如局部剧痛、经久不愈，或见关节肿大变形者，加姜黄10克。

（2）方法　每天1剂，水煎取汁，分2～3次饭后温服，15天为1个疗程。

乌头通痹汤

（1）处方　制乌头（先煎）、露蜂房各9克，黄芪、穿山龙、地龙、青风藤、钻地风、僵蚕、乌梢蛇各15克，桂枝、甘草各6克，芍药12克。风盛者，加防风、秦艽各10克；湿盛者，加薏苡仁18克、防己9克、蚕沙10克（包煎）；寒盛者，加制附子10克（先煎）、细辛3克；化热者，加青蒿（后下）、知母各9克，生石膏20克，连翘12克；血虚者，加当归9克、熟地黄12克；偏上肢病变者，加姜黄、秦艽各6克，忍冬藤15克；偏下肢病变者，加木瓜、牛膝、五加皮各9克；背部病变者，加狗脊、威灵仙各9克；腰部病变者，加独活6克，桑寄生12克；关节变形者，加全蝎、蜈蚣各3克；麻木者，加鸡血藤12克、红花6克；皮下结节者，加炮猪蹄甲6克、王不留行9克。

（2）方法　每天1剂，水煎取汁冲蜂蜜适量，分2次服，1个月为1个疗程。

在症状及阳性体征消失后，为巩固疗效，宜加重方中黄芪用量。

加味马钱汤

（1）处方　马钱子、制川乌、制草乌各3克，威灵仙、生白芍各15克，生黄芪、鸡血藤各30克，补骨脂、生甘草各10克。病在上肢者，加羌活、白芷各10克，姜黄6克，酒炒桑枝、桃枝各30克；病在下肢者，加独活、牛膝各10克，木瓜、桑寄生各15克；湿热偏盛者，加忍冬藤、薏苡仁各30克，知母12克，生地黄15克；痰瘀交结、关节变形而痛甚者，加蜂房、白芥子、红花各6克，乌梢蛇10克，蜈蚣2条；肝肾不足、偏阴虚者，加枸杞子、沙苑子各12克，制何首乌、玉竹各15克；偏阳虚者，加淫羊藿10克，肉桂6克，鹿角胶（烊化）、巴戟天、狗脊各12克。

（2）方法　先取马钱子、制川乌、制草乌、生甘草四味，加水2000毫升，煎1小时后，入余药再煎半小时，约取药汁300毫升；再加水1000毫升，继煎半小时左右，取药汁300毫升；将2次药汁合并，装入暖水瓶中。每次约取药汁200毫升，分3次早、中、晚饭后1小时内服，每天1剂。

加减痛风方

（1）处方　生麻黄、桂枝各8克，制苍术、防风、防己、威灵仙、制南星、桃仁、红花各10克，鸡血藤、雷公藤各15克，全蝎3克。寒邪偏盛者，加熟附子、制川乌各10克（均先煎）；热邪偏盛者，加生石膏（先煎）、虎杖各30克，知母10克；气血亏虚者，加黄芪15克，当归、白芍各10克；肝肾不足者，加熟地黄、鹿角片各12克。

（2）方法　每天1剂，水煎取汁，分次温服，2个月为1个疗程，病情严重者每天2剂。

尪痹系列方

（1）处方　本系列方由以下4方组成。

①尪痹1号：生地黄、地骨皮、赤芍、炒黄柏、秦艽、汉防己、地龙各15克，知母、甘草各10克，忍冬藤、炒桑枝、生薏苡仁、滑石（包煎）各30克，全蝎6克，蜈蚣3条，红花24克。

②尪痹2号：制附片（先煎）、制川乌（先煎）、麻黄、细辛、当归、炙甘草各10克，桂枝、苍术、木瓜各15克，白芍、熟地黄各18克，生薏苡仁、生黄芪各30克，乌梢蛇、青风藤各20克，全蝎6克。

③尪痹3号：生黄芪、生薏苡仁各30克，玄参、当归、赤芍、桑寄生、川续断、怀牛膝、乌梢蛇、独活、炒白术、僵蚕、附片、甘草各10克，何首乌20

克，蜈蚣3条。

④尪痹4号：川续断、补骨脂、制附片、熟地黄、骨碎补、淫羊藿、桂枝、赤芍、白芍、松节、乌梢蛇、怀牛膝各15克，羌活、独活、当归、防风、知母、苍术、甘草各10克，生黄芪、伸筋草各30克。

（2）方法　每天1剂，水煎取汁，分2～3次温服；药渣加水2500毫升煎液，加白酒适量，熏洗、浸泡患肢及关节。早期湿热型者宜服用1号方；早期寒湿型者宜服用2号方；中期宜服用3号方；晚期宜服用4号方。

茯苓山药大枣粥

（1）原料　茯苓、山药各20克，大枣8枚，粳米50克，红糖适量。

（2）做法　将山药洗净、去皮切片，和茯苓、大枣一起放入锅中，加入适量清水，再加入淘洗干净的粳米煮粥，煮至米烂粥稠时，加入少许红糖调味即可。每天1剂，早、晚温热食用，10天为1个疗程。

（3）功效　健脾渗湿利水。适用于寒热夹杂型类风湿关节炎。

山药猪肚汤

（1）原料　猪肚1个，山药50克，砂仁6克，薏苡仁30克，食盐适量。

（2）做法　将猪肚洗净，去除脂肪；将山药洗净、去皮切片；将砂仁打碎；将薏苡仁洗净。将山药、砂仁、薏苡仁一起填入猪肚内，用麻绳扎好猪肚口，放入锅中，加入适量清水，武火烧沸后，转文火煮至猪肚熟烂，加入少许食盐调味即可。食猪肚喝汤，每天1剂，分次服用，5天为1个疗程。

（3）功效　健脾化湿行气。适用于寒热夹杂型类风湿关节炎。

板栗大枣瘦肉汤

（1）原料　猪肉（瘦）100克，板栗、大枣各10枚，食盐适量。

（2）做法　将板栗洗净、去壳、去皮；将瘦肉洗净，用开水焯烫后切细条。将板栗、大枣、瘦肉一起放入砂锅中，加入适量清水，武火烧沸后，转文火煮1.5个小时，加入少许食盐调味即可。食肉喝汤，每天1剂，5～7天为1个疗程。

（3）功效　补中益气，健脾消肿，强筋健骨。适用于肝肾亏虚型类风湿关节炎。

黄花菜根酒

（1）原料　黄花菜根、黄酒各50克。

（2）做法　将黄花菜根洗净，放入锅内，加清水适量，先用武火煮沸，再用文火煎煮30分钟，去渣取汁，用黄花菜根汁冲黄酒内服。每天2次，可连续服用数天至症状缓解，具体疗程根据个人情况而定。

（3）功效　清热利湿，通经活络。适用于风湿热痹型类风湿关节炎。

麦冬米糊

（1）原料　麦冬30克，粳米100克。

（2）做法　将麦冬洗净，备用。将粳米淘洗干净，与麦冬一同放入锅内，加水适量，武火烧沸，再用文火煮30分钟，至粥成糊状即可。每天1剂，分2次温热服用，5～7天为1个疗程。

（3）功效　滋阴清热，润肺生津。适用于风湿热痹型类风湿关节炎。

参归海桐皮粥

（1）原料　党参、海桐皮各15克，当归12克，大米100克，白糖适量。

（2）做法　将海桐皮、党参、当归放入锅中，加适量清水，煎煮30分钟，去渣取汁。将大米淘洗干净，放入锅中，加入药汁和适量清水，武火烧沸，再用文火煮30分钟至粥成，加入白糖调味即可。每天1剂，分2次食用，可经常服用。

（3）功效　补气养血，通络止痛。适用于类风湿关节炎伴有面色无华、乏力、关节疼痛等症状者。

三、外用

五金汤

（1）处方　铁包金60～90克，青风藤25克，两面针、徐长卿、王不留行各35克，山慈菇15克，了哥王、金银花、板蓝根、黄芪、凉粉藤、女贞子各20克，巴戟天18克。

（2）方法　将以上方药按常规法煎成500～800毫升，用药液浸毛巾后外敷肿痛关节，每次敷30～60分钟；也可以外洗，水温宜在40～50℃（水温过高易引起局部皮肤红肿）。每天1次，25天为1个疗程，治疗3～4个疗程。

灵附汤

（1）处方　威灵仙、海风藤、当归、白芍、穿山龙各15克，细辛6克，麻黄10克，附子30克。

（2）方法　以上方药水煎取汁，熏洗患处，每天2次，每次30分钟。

痹熏方

（1）处方　生川乌、生草乌、透骨草、莪术、制乳香、制没药、威灵仙、桑寄生、皂角刺各15克，马钱子、细辛、淫羊藿各10克，酒白芍20克，制南星12克。行痹，加防风、羌活、独活各10克；痛痹，加桂枝、附子各10克，海风藤12克；着痹，加苍术9克，川厚朴、路路通各10克，豨莶草12克，海桐皮20克；热痹，加忍冬藤20克，络石藤、黄柏各12克，生地黄15克。

（2）方法　按患处部位大小选用适当药量，选择合适熏浴器具。将诸药研成粗末，装入布袋，用清水浸1小时，文火煎30分钟以上，先熏洗，再用药渣袋热敷患处；将患处放在药液中，略加活动，幅度可逐渐增加，以利血脉流行。每次熏浴热敷半小时，每天治疗1～2次，每剂药用2天，一般7～10天为1个疗程。

蠲痹沐方

（1）处方　生川乌、生草乌、透骨草、莪术、制乳香、制没药、威灵仙、桑寄生、皂角刺各15克，酒白芍20克，生马钱子、细辛、淫羊藿各10克，制南星12克。

（2）方法　以上方药共研成细末，装入布袋内，用适量清水浸泡1小时，文火煎50分钟，制成溶液。先将患病部位浸泡在药液中，要略加活动，然后再将药渣袋趁热外敷患处。每天1～2次，1剂药可使用2天，一般10天为1个疗程。

二乌外敷方

（1）处方　生川乌、生草乌、生南星、生半夏、干姜、桃仁、红花、马桑树根皮、全蝎、丝瓜络各20克，桂枝、桑枝、肉桂、木防己、秦艽、防风、苍术、紫花地丁各30克，豨莶草50克，麻黄25克，细辛15克。

（2）方法　以上方药加水3000毫升，煎取汁1500毫升，煎两次得药液3000毫升，再加60度烧酒1000毫升，冷却后装瓶备用。治疗时以其外敷患处。每天2～3次。

乌头散

（1）处方　乌头（生用不去皮）、木鳖子（去壳）、白芥子、鳖甲各30克，杏仁（生用）40克。

（2）方法　以上方药共研为粗末，加水3000毫升，煎数沸去渣，趁热淋洗患处；冷后再加热，复淋洗。每天1次。

伸筋透骨液

（1）处方　防风、鸡血藤、蜀椒各30克，伸筋草、透骨草、苍术各20克，细辛10克，食盐150克。

（2）方法　以上方药用纱布包好，加水3000～4000毫升，煎煮，沸后再煎20分钟；以热气熏患部，待药液温度适合时洗患部20～30分钟。每天1～2

次，2天1剂。

两乌外洗液

（1）处方　制川乌、制草乌各20克，细辛15克，川芎、木瓜各30克，羌活10克。

（2）方法　以上方药加水2000毫升，浸泡约30分钟，武火煎至沸，再文火煎20分钟后滤出药液；如法再煎两次；三次药液合并，趁热熏洗患处30分钟，洗后需避风2小时；所剩药液可加热再洗。1剂药用2天，每天洗1～2次。熏洗后涂以药膏（延胡索30克，细辛15克，白芥子、乳香、没药、桂枝各10克；诸药共研为细末，以陈醋调膏涂于患处，用纱布包扎，3～6小时去药）。10天为1个疗程，停药5天后继续下1个疗程。

桂藤水酒液

（1）处方　雷公藤、干姜、肉桂、薄荷各10克，山奈、白芥子各20克。

（2）方法　以上方药以水、酒各半煎煮，去渣，用双层纱布浸药水敷于患处20～30分钟。每天1次。

药醋盐酒液

（1）处方　寻骨风、制川乌、制草乌、透骨草、追地风、海桐皮、蔂头回各30克，威灵仙60克，黄柏20克，秦艽、防风各15克，桂枝10克。

（2）方法　以上方药煎好后放陈醋、白酒各50毫升，青盐50克，煮沸3分钟后，将关节局部先熏后洗。每天1～2次，每剂药用3天。

透骨姜葱汁

（1）处方　透骨草50克，老姜、老葱各30克。

（2）方法　以上方药煎水，熏洗疼痛关节。每天3次，每次约20分钟。

二草二皮汤

（1）处方　伸筋草、透骨草、五加皮、海桐皮各60～90克。局部冷痛、欠温、皮色淡黯者，加细辛、制川乌、制草乌、桂枝各30～60克；肿胀甚、肢体沉困者，加萆薢、防己各30～60克；红肿热痛者，加大黄、芒硝、栀子各30～60克；刺痛、皮色紫黯者，加苏木、丹参、生乳香、生没药各30～60克；关节坚肿、僵直、顽痰凝结者，加白芥子、半夏各30～60克；肌萎缩或关节有响声者，加木瓜、威灵仙、老鹳草各60～90克。

（2）方法　以上方药用纱布包（或散煎），置铁盆（桶）等容器内，加水1500～2000毫升，煎沸15～20分钟后离火；趁热利用蒸汽熏患处，并用2条毛巾浸药液交替热敷；待药液温度适宜，直接浸洗四肢。每天熏洗1～2次，每次

30～60分钟，翌日仍用原药液加热熏洗。冬季每剂药用3～5天，夏季1～2天。

香丹膏

（1）处方　麻油240毫升，黄蜡7.5克，松香、黄丹各30克，铜绿6克，轻粉3克，制乳香、制没药各9克。

（2）方法　先将麻油熬滚后加入黄蜡，化开，次入松香，再入黄丹，其他药研成末加入，搅匀成膏备用。用时将膏薄摊于患处，外加绷带固定。每天1次，5～7天为1个疗程。热退痛缓则停用。皮肤过敏或溃疡者禁用。勿内服。

火龙膏

（1）处方　生姜250克（取汁），乳香（研为末）、没药（研为末）各15克，麝香3克，真牛皮广胶60克。

（2）方法　先将生姜汁并真牛皮广胶溶化，再加入乳香、没药调匀，待稍温，加入麝香，成膏。摊贴患处。每天1次，7天为1个疗程。

神应膏

（1）处方　牛皮胶6克（水溶代膏），芸薹子、安息香、川椒（生用）、生附子各15克。

（2）方法　后4味药研为细末，入牛皮胶中和成膏，备用。用时摊于纸上，随痛处贴之。每天换药1次。

透骨膏

（1）处方　生地黄、马鞭草各250克，吴茱萸、白芷各90克，骨碎补、龟甲（酒炙）各120克，鳖甲（酒炙）3个，蒲黄60克。

（2）方法　以上方药共研为细末备用。用米粉、食醋调和适量药末似膏，置火上温热后，摊于痛处，用纸裹住，候冷再烘。于避风处用。每天换药1次，10天为1个疗程。

马枝膏

（1）处方　马钱子、威灵仙、五加皮、透骨草、乳香、没药、麻黄各25克，骨碎补、鹿衔草各40克，桑枝50克，地龙15克，丹参30克，樟脑、冰片各8克。

（2）方法　以上方药共研为细末，按常规加苯甲酸钠适量、红糖150克制成药膏，外敷局部。每天1～2次。

姜辛膏

（1）处方　细辛20克，皮胶120克，鲜姜汁500克。

（2）方法　先将皮胶加入鲜姜汁中蒸溶，再将细辛研成末掺入其中。将药摊于布上，贴敷患处。5天换药1次。

乌藤膏

（1）处方　生川乌、生草乌、生附子、生南星、桂枝、丹参各10克，川芎、木香、乌药、乳香、没药、雷公藤各5克，血竭、肉桂各3克，冰片2克，麝香0.3克。

（2）方法　以上方药中血竭、冰片、麝香、肉桂研成末另入；余药熬膏，同药末混匀摊于纱布上，贴敷患处。每天2次。

酒糟散

（1）处方　生三棱、生莪术各3克，生草乌5克，生酒糟适量。

（2）方法　将前3种生药研成粉末，均匀撒在酒糟面上，然后敷患处，用胶布或绷带固定。隔天外敷1次，5次为1个疗程。

蠲痹散

（1）处方　川乌、草乌、麻黄、羌活、威灵仙各30克，桂枝、川芎、细辛各20克，白芷、红花、姜黄、制乳香、制没药各15克。

（2）方法　以上方药焙干，共研为细末，用60度白酒加热后和药，至用手握之成块、轻拍则散开为度；趁热装入纱布袋内，放置关节痛处，上面用热水袋加热。每次30分钟，中间可更换热水袋内热水1次。热力、酒力、药力共施，止痛效果卓然。多处关节痛者，先热敷最痛关节1～2处。每剂重复使用3天后更换，一般用3～5剂，根据病情和部位酌情加减。

药姜散

（1）处方　生川乌、生草乌、生南星、生半夏、羌活、独活、川牛膝、苍术、白芥子、生香附、郁金、当归、红花、鸡血藤各10克，川芎、北细辛、木瓜各12克。

（2）方法　以上方药加工成粉末状。用时取外敷部位所需药量，加入倍于药量的捣烂的生姜，拌以50度左右的烧酒使呈湿润状，再蒸热至39℃左右，即可外敷病变关节。每天1次，每次敷2～4小时。

二黄乳没散

（1）处方　白芷、黄柏各30克，大黄50克，制乳香、制没药各15克。

（2）方法　以上方药共研为细末，用开水调为膏状，外敷患处。每天1次，10～12次为1个疗程。

乌黄乳没散

（1）处方　大黄3份，红花、白芷、厚朴、当归尾各2份，生川乌、生草乌、乳香、没药、姜黄、肉桂、茴香、王不留行、桑枝、黄柏各1份。

颈肩腰腿痛妙法良方（第三版）

（2）方法　以上方药共碾成细粉，取凡士林适量调成糊状，涂于纱布上，外敷患处，外加绷带缠绕，用胶布固定后加用热水袋热敷（每天2次，每次半小时）。隔天更换1次，一般敷6～20天。

全蝎乳香散

（1）处方　川乌头（生，去皮脐）、马蔺子、苍术各30克，全蝎、炮猪蹄甲、乳香各15克。

（2）方法　以上诸药共研成细末；白芥子10克研烂如膏，混合前药末，摊于纸上，敷贴患处，热甚即去药，再贴上。每天1～2次。

温馨提示　　类风湿关节炎按摩法

〔推按手指关节〕搓热双手，用拇指和食指从指根向指尖方向推按50～100次，以达到通经止痛的效果。

〔捻揉手腕部〕患者取坐位或卧位，术者以拇指和食指相对用力，捻揉患者腕部及各掌指和指间关节。每次1～3分钟。

〔拿揉上肢〕患者仰卧，术者以拇指和其余四指相对用力，拿揉患者上肢，自肩部至腕部，同时配合肩、肘、腕关节的被动活动。每次1～3分钟。

〔按摩背腰部〕患者俯卧，术者以手掌根部在患者背腰部进行推按，或呈圆圈式按揉以补肾通络。每次5～10分钟。

〔拿揉下肢〕患者仰卧，术者以拇指和其余四指相对用力，拿揉患者下肢，自大腿至踝部，同时配合髋、膝关节的屈伸、摇动、引伸等被动活动。每次1～3分钟。

〔穴位按摩〕用指腹或手掌，点揉或按压合谷、曲池、足三里、阳陵泉、承山、肾俞、命门。每个穴位操作10～20次，力度以局部有酸胀感为宜。双手摩擦双脚底的涌泉各200次，以局部发热为宜。

注意：在类风湿关节炎的急性期，关节出现红、肿、热、痛时，一般不宜进行按摩，以免加重病情。

类风湿关节炎艾灸法

艾灸取穴大椎、足三里、阳陵泉、脾俞（在背部，当第11胸椎棘突下，旁开1.5寸）、肾俞、阿是穴等。

采用温和灸，每穴灸10～15分钟，每天1次。具有温经散寒、祛湿通络、活血止痛的作用。适用于类风湿关节炎属虚寒证或寒邪凝滞者，患者表现为关节冷痛、遇寒加重、得热痛减、关节屈伸不利等。但如果属于热证或阴虚火旺者，艾灸可能会加重症状，不宜使用。

注意：当关节出现红、肿、热、痛等急性炎症表现时，不宜进行艾灸，以免加重症状。

痛风性关节炎

痛风性关节炎是由于尿酸盐沉积在关节囊、滑囊、软骨、骨质和其他组织中而引起的病损及炎性反应。多有遗传因素和家族因素，好发于40岁以上的男性。多见于跖趾关节，也可发生于其他较大关节，尤其是踝部与足部关节。主要表现为关节剧痛，常常为单侧性突然发生，关节周围组织有明显肿胀、发热、发红和压痛。做血尿酸检查可以确诊。

一、辨证论治

1. 风寒湿痹

（1）主症　风邪偏盛则关节游走性窜痛，寒邪偏盛则关节剧痛、痛有定处，湿邪偏盛则肢体关节重着疼痛、肌肤麻木；均有关节疼痛、伸屈不利、得热则舒、遇寒加重、阴雨天更甚，舌苔薄白或白腻，脉弦紧或濡缓。

（2）处方　桂枝、白术、熟附子（先煎）、防风、独活各10克，白芍、地龙各12克，麻黄、炙甘草各6克，鸡血藤20克，桑枝、木瓜各15克。

（3）方法　每天1剂，水煎取汁，分次温服。

2. 湿热痹阻

（1）主症　起病急骤，关节红肿热痛，痛不可遏，发热，口渴不欲饮，烦闷不安，舌质红，苔黄腻，脉弦数或滑数。

（2）处方　苍术、黄柏、牛膝、赤小豆各15克，防己、杏仁、蚕沙（包煎）、连翘、栀子各12克，滑石30克（包煎），薏苡仁20克。

（3）方法　每天1剂，水煎取汁，分次温服。

3. 痰瘀痹阻

（1）主症　日久不愈，反复发作，关节疼痛时轻时重，关节肿大、强直畸形，皮下有痛风结节，舌质淡体胖或有瘀斑，舌苔白腻，脉细涩。

（2）处方　熟地黄30克，鹿角胶（烊化）、白芥子、麻黄各10克，肉桂、炮姜、甘草各6克，鸡血藤20克。

（3）方法　每天1剂，水煎取汁，分次温服。

4.气血亏虚

（1）主症　久痹不愈，骨节酸痛、时轻时重，而以屈伸时为甚，或筋肉时有惊掣或跳动，面黄少华，心跳乏力，短气，自汗，肌肉瘦削，食少，便溏，舌质淡，苔白或无苔，脉濡弱或细微。

（2）处方　防风40克，苍术、黄芪、当归各30克，党参、熟地黄各15克，熟附子10克（先煎），水蛭粉（冲服）、胎盘粉（冲服）各6克。

（3）方法　每天1剂，水煎取汁，分次温服。

二、内服

痛风汤

（1）处方　忍冬藤、土茯苓、萆薢、蒲公英各20克，当归15克，玄参、黄柏、牛膝、泽泻、牡丹皮、寻骨风各10克，甘草5克。

（2）方法　每天1剂，水煎取汁，分次服用。至疼痛热肿消失后停用。症状缓解期用土茯苓、石韦各20克，用开水浸泡代茶饮；知柏地黄汤口服，每天2次，治疗6个月。

清消汤

（1）处方　薏苡仁30克，苍术、白术、黄柏、萆薢、白豆蔻、金钱草、土茯苓、车前草、徐长卿、山慈菇、青风藤各15克，牛膝、重楼、蒲公英各10克。腹胀腹泻、大便稀溏者，加山药20克，茯苓、砂仁各15克；腰膝酸软、小便清长者，加狗脊15克、肉桂10克；嗳气吞酸、脘腹胀满者，加柴胡、郁金各15克；四肢肿胀、舌质紫黯者，加当归、川芎、丹参各15克；大便利下、气味臭秽、肛门有灼热感者，加白花蛇舌草30克，黄连、黄芩各10克；疼痛日久不去者，加鸡血藤30克、地龙10克、蜈蚣2条。

（2）方法　每天1剂，水煎2次，取汁混合均匀后，分2次温服。

急痛汤

（1）处方　薏苡仁、土茯苓、百合、萆薢各30克，虎杖20克，牛膝、蚕沙（包煎）各12克，露蜂房、山慈菇、桃仁各10克。红肿发热明显者，加生石膏

30克、半枝莲15克、柴胡9克；疼痛剧烈者，加地龙6克，细辛、全蝎各3克。

（2）方法　每天1剂，水煎取汁，分2次服用，早、晚各服1次。

平痛汤

（1）处方　麻黄6克，细辛、制川乌（先煎）、制草乌（先煎）、甘草各10克，生黄芪30克，当归、熟地黄、白芍、白术各12克，汉防己15克。若上肢疼痛者，加桂枝10克；下肢疼痛者，加怀牛膝12克；关节肿甚者，加白芥子10克；腰膝酸软者，加桑寄生30克。

（2）方法　每天1剂，武火煎开后，文火再煎30分钟，水煎2次，每次取汁200毫升，分2次服用。

化浊汤

（1）处方　薏苡仁20克，土茯苓15克，生地黄、川续断、粉萆薢、车前子（包煎）、杜仲、木瓜各10克，怀牛膝、五加皮各6克，羌活5克，防风3克。湿浊盛、苔腻脉滑者，加法半夏10克、厚朴15克；瘀血明显、舌有瘀斑者，加红花9克、水蛭粉1.2克（另吞）；脾虚泄泻者，加党参6克、黄芪9克、太子参12克；阴虚者，加女贞子、麦冬各15克；阳虚腰酸胃寒者，加补骨脂15克、淫羊藿20克。

（2）方法　每天1剂，水煎取汁，分2次服用，60天为1个疗程，一般治疗1～2个疗程。

泄浊化瘀汤

（1）处方　土茯苓、薏苡仁、威灵仙、萆薢各30克，泽兰、泽泻、秦艽、地龙各15克，桃仁12克。痛甚者，加炒延胡索15克，全蝎、五灵脂各10克，蜈蚣2条；漫肿较甚者，加僵蚕、陈胆南星各15克，白芥子10克；热重者，加生地黄、寒水石各15克。

（2）方法　每天1剂，水煎取汁，分2次服用，早、晚各服1次，4周为1个疗程。

司爷汤

（1）处方　血见飞、白三七、千金藤各15克，腹水草、豨莶草、忍冬藤、寻骨风、苍耳子、松针、懒泥巴叶各10克。局部红肿较甚者，加知母10克、生石膏20克、姜黄6克；局部肿胀、皮色不变者，加萆薢12克、薏苡仁20克、车前子10克（包煎）；关节变形或有结节者，加路路通10克、全蝎5克、法半夏6克；上肢痛者，加羌活6克，桑枝、连翘各10克；下肢痛者，加独活、防己各6克，牛膝10克。

（2）方法　每天1剂，水煎取汁，分次服用。

附红汤

（1）处方　熟附子10克（先煎），桂枝、延胡索各15克，当归12克，红花、防风各9克。湿热者，加金银花、连翘、黄柏各10克；肝肾亏虚者，加独活6克、桑寄生12克、杜仲9克；痰湿者，加滑石15克（包煎）、薏苡仁18克、白芥子6克。

（2）方法　每天1剂，水煎取汁，分3次服。熟附子用开水先煎2小时，再下其他药合煎20分钟。

九毛汤

（1）处方　毛木通、毛贯众、毛黄连、毛蕊花、毛大丁叶根各15克，毛稔叶30克，毛冬瓜、毛冬青各60克，毛排钱草20克。

（2）方法　每天1剂，水煎取汁，分早、晚2次服，7天为1个疗程。

宣痹汤

（1）处方　防己、连翘各12克，薏苡仁20克，海桐皮、滑石（包煎）、桑枝、牛膝、栀子、牡丹皮各15克，晚蚕沙（包煎）、当归各10克。湿浊重、苔厚腻者，加苍术10克、茯苓15克；血瘀明显、局部皮肤紫黯而红、脉舌或见瘀斑者，加丹参20克、土鳖虫10克、红花8克；痛甚者，加全蝎10克、蜈蚣3条、延胡索15克。

（2）方法　每天1剂，水煎取汁，分次服用，7天为1个疗程。

清痛汤

（1）处方　土茯苓、生薏苡仁各30克，紫草、虎杖、蒲公英各20克，川牛膝18克，赤芍、泽泻、草薢各15克，黄柏、山慈菇各12克，防己9克，水蛭6克。

（2）方法　每天1剂，水煎取汁，分次温服，10天为1个疗程。

痛风散

（1）处方　金钱草、海藻、生薏苡仁各30克，土茯苓、防己各20克，地龙、泽兰、苍术、白术各15克，知母、黄柏、甲珠、川牛膝、木瓜各10克。热重者，加生石膏25克；痛甚者，加细辛3克；患病关节部位皮肤颜色黯红者，加紫草15克。

（2）方法　每天1剂，水煎取汁，分次温服。对缓解期关节酸胀肿痛、皮色不红、皮温正常，步履不坚，甚者不能穿硬底鞋者，以金钱草20克、海藻10克，每天煎汤频服。

痛风煎

（1）处方　防己、石膏、蒲公英各15克，苍术、知母、连翘、萆薢、金钱草、秦艽、川芎各10克，薏苡仁30克，生甘草6克。红肿热痛甚者，加炒黄芩8克，制乳香、制没药各10克；关节肿甚僵硬者，加土鳖虫10克、蜈蚣1条；上肢关节痛甚者，加桑枝15克、羌活10克；下肢关节痛甚者，加川牛膝15克。

（2）方法　每天1剂，水煎取汁，分早、晚各服1次。

痛风饮

（1）处方　虎杖、灯笼草、掉毛草、九空子、苍术、牛膝各15克，土茯苓、萆薢各20克，薏苡仁30克，甘草6克。热甚者，虎杖用量增至30克，并加黄柏、知母各10克；湿甚者，萆薢、苍术用量分别增至30克，并加防己10克；肿甚者，灯笼草用量增至25克、九空子用量增至30克；痛甚者，加七叶莲12克；腹胀、纳差者，加马蹄香6克、臭参9克。

（2）方法　先将诸药用水浸泡30分钟后，加水至300毫升，煎30分钟取汁150毫升；2煎加水300毫升，煎沸30分钟后取汁150毫升；两煎混合，分2次温服，每天1剂，饭后1小时服，10天为1个疗程。服药时忌饮茶。

清利通络汤

（1）处方　党参、怀牛膝各20克，土茯苓30克，薏苡仁60克，防己、秦艽、苍术各15克，黄柏、车前子（包煎）各12克，忍冬藤、海桐皮各18克。肾虚者，加川续断10克，杜仲6克，山茱萸、枸杞子各9克；血瘀甚者，加赤芍、泽兰各9克，丹参12克；合并高血压病者，加泽泻9克、茯苓12克；高脂血症者，加山楂、茵陈、虎杖各10克，三七3克（研末吞服）；冠心病者，加丹参、葛根各12克，蒲黄（包煎）、郁金各6克；糖尿病者，加山药、黄芪各15克，玄参、地骨皮各10克。

（2）方法　每天1剂，水煎取汁，分次服用。

清热祛湿汤

（1）处方　车前子30克，徐长卿、当归各15克，苍术、牛膝、连翘、半夏各10克，桂枝6克。湿毒盛者，加白花蛇舌草30克、蒲公英15克；湿瘀盛者，加丹参30克、赤芍15克；湿热盛者，加浙贝母12克，夏枯草、竹茹各10克。

（2）方法　每天1剂，水煎取汁，分2次服用，早、晚各服1次，20天为1个疗程，可治疗1～3个疗程。

五土五金汤

（1）处方　金钱草30克，土茯苓、金银花、金刚刺各20克，土牛膝、土大黄、海金沙各15克，土黄连、土鳖虫、金莲花各10克。全身发热者，加生石膏30克、知母15克；湿重关节肿甚者，加萆薢15克、防己10克；瘀重显著者，加红花、桃仁、赤芍各10克；关节灼热明显者，加蒲公英20克、七叶一枝花15克。

（2）方法　每天1剂，水煎取汁，分2次服用，早、晚各服1次，7天为1个疗程。

玉米须通络汤

（1）处方　玉米须30克，虎杖、秦皮各15克，泽泻、黄柏、萆薢、土茯苓、威灵仙各10克，甘草5克。

（2）方法　每天1剂，水煎取汁，分2次服用，早、晚各服1次。服药3周后复查血尿酸决定是否继续治疗。

金银花清热汤

（1）处方　金银花、赤小豆各30克，丹参、薏苡仁、晚蚕沙（包煎）各15克，木防己、制乳香、炒甲珠、川牛膝、山栀子、赤芍、连翘、半夏、杏仁、滑石（包煎）各10克。发热明显、血象升高者，加生石膏30克、生青蒿12克；胃纳较差者，晚蚕沙用量减至10克，另加鸡内金15克、木香10克。

（2）方法　每天1剂，水煎取汁，分3次服用，5～7天为1个疗程。

萆薢清热汤

（1）处方　土茯苓、生薏苡仁、萆薢、萹草各30克，威灵仙、川牛膝、骨碎补、泽兰、虎杖、蚕沙（包煎）各15克，当归、地龙、桃仁、红花各10克。发热口渴者，加生石膏30克、知母15克、山栀子10克；关节肿大者，加威灵仙至30克、姜黄10克；关节痛甚者，加地龙至25克、延胡索10克；低热口干、五心烦热者，加秦艽15克、青蒿10克；湿重者，加车前草15克、防己10克。

（2）方法　每天1剂，水煎取汁，分2次服用，早、晚各服用1次，10天为1个疗程。

健脾泄浊汤

（1）处方　泽泻50克，萆薢30克，当归、白术各15克，苍术、秦艽、黄柏各10克，僵蚕9克，桂枝6克。脾虚湿盛者，加党参20克、茯苓15克、鸡内金10克；湿热阻滞者，加车前子15克（包煎），竹茹、连翘各10克；痰瘀阻络者，加丹参30克、红花15克、半夏10克。

（2）方法　每天1剂，水煎取汁，分2次服用，早、晚各服1次。

利湿通痹汤

（1）处方　黄芪、川牛膝各30克，紫花地丁、金银花、蒲公英、黄精各20克，当归、石斛各15克，甘草5克。肿甚者，加泽泻12克、茯苓25克；痛甚者，加乳香、没药各6克；高脂血症者，加焦山楂10克。

（2）方法　每天1剂，水煎取汁，分2次服用，早、晚各服1次。

痛风定痛汤

（1）处方　金钱草、生石膏各30克，生地黄、赤芍各15克，泽泻、车前子（包煎）、防己、知母、黄柏、地龙各10克，生甘草5克。急性期后减生石膏、知母，加苍术6克、薏苡仁15克、白术9克；病程长者，加海藻10克。

（2）方法　每天1剂，水煎取汁，分次温服。

散结消肿汤

（1）处方　白花蛇舌草30克，川牛膝、土茯苓、川萆薢、山慈菇各20克，苍术15克，黄柏、萆薢、甘草、路路通、炒白芥子各10克，炒猪蹄甲、酒大黄各6克。红肿明显者，加丹参30克，赤芍、牡丹皮各15克，生地黄10克；疼痛剧烈者，加制乳香、没药、延胡索各6克；多关节受累者，加全蝎3克、蜈蚣1克、地龙6克；厌食者，加山药20克。

（2）方法　每天1剂，水煎取汁，分3次温服，早、中、晚各1次，15天为1个疗程。

新加四妙汤

（1）处方　黄柏15克，苍术18克，薏苡仁、土茯苓、络石藤各30克，赤芍、制乳香、制没药各10克，防风、秦艽、泽泻、黄芩各12克，金银花、天花粉各20克，三七（研末吞服）、甘草各6克。

（2）方法　每天1剂，水煎取汁，分次温服。

麻翘小豆汤

（1）处方　炙麻黄6克，连翘、牛膝各15克，赤小豆、生地黄各30克，地龙10克，白茅根20克，甘草5克。

（2）方法　每天1剂，水煎取汁，分次服用。

当归去痛汤

（1）处方　当归、黄芩、苦参、羌活、防风、苍术、葛根各10克，防己、黄柏各15克，茵陈20克，泽泻18克，甘草5克。痛甚者，加三七3克（研末吞服）、乳香、没药各5克；大便干结者，加大黄6克（后下）；反复发作者，加黄芪15克、白芍10克。

颈肩腰腿痛妙法良方（第三版）

（2）方法　急性期每2天3剂，每剂2煎，分早、中、晚3次服用；缓解后每天1剂，早、晚煎服。

通痹止痛汤

（1）处方　土茯苓30克，赤芍、萆薢、川牛膝、金钱草各15克，山慈菇12克，苍术、汉防己、威灵仙各10克，黄柏9克，红花6克。发热口干喜饮者，加生石膏30克、牡丹皮15克、生地黄10克；关节肿胀明显者，加虎杖、海藻各10克，两面针6克；关节剧痛难忍者，加蜂房、白芷、猪蹄甲、皂角刺各10克；大便干结难解者，加大黄3克、瓜蒌仁12克；红细胞沉降率偏高者，加豨莶草10克、鸡血藤15克、海桐皮12克；局部形成块垒者，加莪术、海藻各10克，琥珀1克。

（2）方法　每天1剂，水煎取汁，分2次服用，早、晚各服1次；病情严重者每2天3剂。7天为1个疗程。

补肾活血汤

（1）处方　白茅根、鸡血藤、宽筋藤、地骨皮、豨莶草、鹿角霜各30克，怀牛膝18克，黄芪、生薏苡仁各15克，川续断、杜仲各12克，砂仁6克。腰膝酸软者，加桑寄生、肉苁蓉各30克；兼有风寒湿邪者，加独活、防风、木瓜各12克；湿热明显、关节红肿热痛者，加黄柏12克；关节疼痛难忍者，加黑老虎30克、救必应15克；兼有肾结石者，加金钱草30克，郁金、枳壳各12克。

（2）方法　每天1剂，先煎鹿角霜30分钟，再加入其他方药，后下砂仁，稍煎即可。取汁分2次服用，早、晚各服1次，15天为1个疗程。

附桂温阳汤

（1）处方　熟附子（先煎）、苍术、当归各9克，桂枝、生甘草各6克，萆薢、淫羊藿、川牛膝各12克，土茯苓、生黄芪、生薏苡仁、虎杖、鸡血藤各15克。关节变形且僵硬者，加威灵仙12克，五加皮、海桐皮、僵蚕各9克；有痛风石者，加金钱草30克。

（2）方法　每天1剂，水煎取汁，分次温服，1个月为1个疗程。待病情稳定后以上方研末为丸，每天12克，分2次吞服。

知柏地黄汤

（1）处方　熟地黄、黄芪、山药、茯苓各30克，赤芍、泽泻、车前子（包煎）各15克，牡丹皮10克，山茱萸、黄柏各20克，金钱草60克，牛膝、知母各12克。

（2）方法　每天1剂，水煎取汁500毫升，早、晚各服1次，10剂为1个疗程。

五藤五皮饮

（1）处方　青风藤、海风藤、钩藤、夜交藤、天仙藤、海桐皮、白鲜皮、牡丹皮、地骨皮、桑白皮各20克。关节红肿热痛者，加用生石膏30克，蒲公英、虎杖各12克；肿甚者，加川草薢12克、汉防己9克；痛甚者，去青风藤，加白芍12克、生甘草6克；伴肾结石者，加鸡内金6克、金钱草30克。

（2）方法　每天1剂，水煎取汁200毫升，分2次温服，7天为1个疗程。

辨证分期方

（1）处方　急性发作期药用防己、苦杏仁、连翘各15克，蚕沙（包煎）、薏苡仁、滑石（包煎）、赤小豆各30克，法半夏12克，栀子10克。风重者，加防风、羌活、独活各10克；关节痛甚者，加全蝎、地龙、延胡索各6克，蜈蚣5克；热盛者，加黄柏10克、蒲公英12克；湿盛者，加苍术9克、川草薢12克；上肢痛甚者，加桑枝12克；下肢痛甚者，加川牛膝9克；兼瘀者，加桃仁6克、丹参12克、赤芍9克。缓解期药用党参、茯苓、丹参各25克，全蝎、炙甘草各8克，白术、覆盆子、补骨脂、防己、威灵仙各15克，赤芍12克，黄芪、川草薢、海风藤各30克。

（2）方法　每天1剂，水煎取汁，分次温服。急性期可用药渣再煎熏洗患处。

白萝卜粥

（1）原料　白萝卜50克，粳米60克。

（2）做法　将白萝卜洗净、去皮、切块。将粳米用清水浸泡2个小时，淘洗干净，加适量清水，武火煮沸后，加入白萝卜块，转文火煮至米烂粥稠即可。每天1剂，早、晚温热食用，10天为1个疗程。

（3）功效　清热凉血解毒。适用于湿热痹阻型痛风性关节炎。

芹菜粥

（1）原料　芹菜100克，粳米50克，食盐适量。

（2）做法　将芹菜连根须一起洗净、切碎。将粳米用清水浸泡2个小时，淘洗干净，加适量清水，武火煮沸后，加入芹菜碎，转文火煮至米烂粥稠，加入少许食盐调味即可。每天1剂，早、晚温热食用，可长期食用。

（3）功效　清热解毒，利尿消肿。适用于湿热痹阻型痛风性关节炎。

凉拌茄子

（1）原料　长条茄子200克，酱油、食盐、麻油各适量。

（2）做法　将茄子洗净，上锅蒸熟，待晾后用手撕成细条，加少许酱油、麻油、食盐，拌匀后即可食用。每天1剂，可分2次服用，5天为1个疗程。

（3）功效　清热凉血，消肿解毒。适用于湿热痹阻型痛风性关节炎。

百合薏仁芦根汤

（1）原料　百合（鲜品）、薏苡仁各30克，芦根（干）10克。

（2）做法　将芦根洗净，放入锅中，加适量清水煎汁。药汁再加适量清水，下入洗净的薏苡仁，煮至八成熟；下入洗净撕开的百合瓣，文火加热，至薏苡仁、百合熟烂即可。每天1剂，分2次服用，5～7天为1个疗程。

（3）功效　健脾利湿，清热利尿。适用于湿热痹阻型痛风性关节炎。

玉米山药粥

（1）原料　玉米粒（黄，干）90克，山药60克，莲子50克，冰糖适量。

（2）做法　将玉米粒淘洗干净，山药切成细丝，去除莲子的芯。将玉米粒、山药丝、莲子放入锅中，加水煮粥，粥快熟时，放入冰糖，煮至冰糖溶化即可。每天1剂，可长期服用。

（3）功效　健脾益胃，清热降火。适用于湿热痹阻型痛风性关节炎。

菊花菊苣薏苡仁茶

（1）原料　菊苣6克，薏苡仁9克，菊花3克。

（2）做法　将菊苣、薏苡仁、菊花洗净，放入锅中，加适量清水，煎煮10～15分钟，滤渣取汁。代茶饮用，不拘时，每天1剂，可长期服用。

（3）功效　利尿消肿，清热解毒。适用于湿热痹阻型痛风性关节炎。

砂仁橘皮茶

（1）原料　砂仁、生姜、菊苣各6克，橘皮3g。

（2）做法　将上述材料处理干净，放入锅中，加入适量清水，先泡30分钟，再以武火烧沸，转文火煎煮30分钟。分多次代茶饮用，每天1剂，5～7天为1个疗程。

（3）功效　燥湿化痰，利尿消肿。适用于痰瘀痹阻型痛风性关节炎。

三、外用

慈军散

（1）处方　山慈菇、生大黄、水蛭各200克，玄明粉300克，甘遂100克。

（2）方法　上方诸药共研成细末，过100目筛，消毒，混匀，装瓶备用。用时每次取3～5克，以薄荷油调匀，外敷患部关节。隔天1次，10天为1个疗程，一般治疗1～2个疗程。

金黄散

（1）处方　大黄、黄柏各20克，姜黄、白芷、南星各18克，陈皮、苍术、厚朴、天花粉各15克，冰片8克。

（2）方法　以上方药共研成细末，以水调匀，外敷患处。每天1次，3次为1个疗程。

四黄散

（1）处方　大黄、黄栀子各5份，黄柏4份，黄芩3份。

（2）方法　以上方药共研成细粉备用。治疗时用冷开水将其调成糊状，外敷患处。每天换药1次，连用1周。

三色散

（1）处方　蔓荆子（炒黑）、紫荆皮（炒黑）各15克，丹参、赤芍、川牛膝、木瓜、威灵仙、当归各30克，天花粉、独活、羌活、川芎、秦艽、连翘各12克。

（2）方法　以上方药共研成细末，用蜂蜜或凡士林调匀后敷于患部。每天换药1次，3天为1个疗程。

分型熏蒸方

（1）处方　湿热为主者（关节猝然红肿热痛、口渴、溲黄、舌质红、苔黄、脉滑数或沉涩），取苍术、薏苡仁各30克，川乌、威灵仙各15克，红花、艾叶、木瓜、牛膝、茯苓各20克；痰浊为主者（关节肿胀、酸麻疼痛，舌体胖大，苔腻，脉缓或滑），取苍术、生半夏、制南星、艾叶各20克，红花15克，王不留行40克，大黄、海桐皮各30克，葱须3根。

（2）方法　取以上方药使用熏蒸机熏蒸患部。每天2次，每次10～20分钟，1周为1个疗程。

乌附洗剂

（1）处方　生川乌、生草乌、生南星、生半夏、艾叶各30克，生附子15克。关节红肿热痛甚者，可加乳香、没药各15克。

（2）方法　每天1剂，煎水外洗患病关节；关节红肿热痛甚者，亦可外敷双柏散（侧柏、大黄各2份，黄柏、薄荷、泽兰各1份。以上方药共研成细末。每次用时取100克药粉，用40克蜂蜜和适量清水调和成厚糊，均匀敷于患处。如无过敏反应，可连敷4～6个小时，每天敷1次）。

解络洗剂

（1）处方　苦参30克，当归、乳香、没药、紫花地丁、黄芩各15克，海桐皮、乌梅、土茯苓各20克，栀子15～20克，青矾、白矾各6克。

（2）方法　每天1剂，煎水冷敷或浸泡患处。每天3次，每次30分钟。

温通洗剂

（1）处方　生川乌、生草乌、生半夏各20克，徐长卿、桑枝、桂枝、艾叶各30克，生甘草50克。

（2）方法　以上方药加水至2000～3000毫升，煎汤，先熏后洗患处。每天2～3次。

蠲痹洗剂

（1）处方　泽兰叶、片姜黄各20克，当归、防风、五倍子、黄柏、苦参、土茯苓、白鲜皮、急性子、透骨草、蒲公英、侧柏叶各15克。

（2）方法　以上方药用水煎40分钟，滤出药液800毫升，于35℃左右时浴洗疼痛关节。每天3次，每次1小时。

栀黄秦艽散

（1）处方　生栀子100克，生黄柏60克，生大黄、生黄芩、秦艽、独活各50克，威灵仙、汉防己各30克。

（2）方法　以上方药共研成细末备用。治疗时以水调匀，外敷患处。每天换药1次，7天为1个疗程。

黄柏二活散

（1）处方　黄柏90克，延胡索、红藤各30克，白芷20克，血竭9克，木香24克，独活、羌活各16克，生大黄、蒲公英各60克，牡丹皮40克。

（2）方法　以上诸药共粉碎研细，过80目筛，备用。用时取适量，加水、蜂蜜各等份，煎煮约4分钟，呈稀粥状后，摊于纱布上，外敷。每天1次。

痛灵湿敷贴

（1）处方　独活、苍术、黄柏、牡丹皮、泽泻各15克，白芷、郁金、当归、大黄、牛膝各10克，板蓝根30克。

（2）方法　以上方药按常规制浸膏，用3层无纺布浸湿敷贴，每贴约含生药10克。外贴患处，用绷带包扎，忌用塑料薄膜包裹。每天1次，1周为1个疗程。

复方蚂蚁膏

（1）处方　蚂蚁、秦皮各100克，萆薢、虎杖各50克，六轴子、川芎、赤芍各30克，桂枝20克，甘草10克。

（2）方法　以上方药共研成细末，备用。用时取适量，加食醋调成糊状，外敷红肿痛处。每天1次。

（1）处方　川乌、黄柏、青黛、川芎各100克，白芷50克，冰片30克。

（2）方法　将上方诸药分别研成细末，过100目筛，备用。先将基质（凡士林500克，羊毛脂25克）溶解，再分别加入药末，制成膏剂，用罐装备用。治疗时将痛风止痛膏外敷于患处，敷药厚度0.3～0.5厘米。每天更换1次。

加味四妙膏

（1）处方　苍术、黄柏、川牛膝、独活、生大黄、当归各15克，生薏苡仁、牡丹皮、泽泻、郁金、白芥子各10克，板蓝根30克，忍冬藤20克。

（2）方法　以上方药共研成细末，以蜂蜜、水各半调匀备用。每次取药适量，摊于绵纸或纱布上，用绷带包扎。隔天换药1次，3～5次为1个疗程。

温馨提示　　　**痛风性关节炎按摩法**

〔捏两肩〕以右手拇指、食指、中指配合捏起左肩的肌肉，左手则捏起右肩的肌肉，交叉进行，各10次。有松肩去疲劳、缓解肩部关节疼痛的作用。

〔捶两肩〕双手握空拳，在对侧上肢从肩到手腕捶打共20～30次。有通经活络、灵活关节、防止关节炎及手臂酸痛的作用。

〔顶十指〕两手掌心相对，手指用力相顶共10次。有活动指关节、通利指关节的作用。

〔甩双手〕两臂自然下垂，向前向后甩动30～50次。有放松肩、臂、腕、指关节，通畅气血，增强手臂功能，通利双臂关节的作用。

〔叩击腿部〕双手五指分别自然并拢稍屈，掌心呈空拳状（微握拳），拇指抵于食指桡侧，手腕放松，在抖腕的瞬间，交替叩击腿部。从腘窝上方叩击至臀横纹处为1遍，反复做10～20遍。

〔摩脚〕洗脚后，双手搓热，轻揉搓相关部位或穴位。可全脚按摩，也可局部按摩，多摩涌泉或太冲或太溪。

痛风性关节炎艾灸法

艾灸取穴足三里、三阴交、解溪、阴陵泉、血海、阿是穴。

采用温和灸，每穴灸10～15分钟，每天1次。具有温经散寒、行气通络、扶阳固脱的作用。能够缓解关节疼痛、肿胀等不适症状。

注意：痛风性关节炎急性发作期，关节处通常会出现红、肿、热、痛等症状。此时应避免艾灸正在发作的部位，以免加重炎症反应。

熏洗和外敷药物的注意事项

一、熏洗疗法

熏洗疗法操作简便，适应证广泛，疗效独特，是家庭施治的良法。熏洗疗法调治颈肩腰腿痛时，药物的功效直接作用于患处，治疗效果比内服药好，且起效迅速，是调治颈肩腰腿痛行之有效的方法。颈肩腰腿痛患者可在医生指导下选用适宜的熏洗方进行熏洗治疗。

为了保证熏洗疗法调治颈肩腰腿痛安全有效，避免不良事件发生，在应用熏洗疗法调治颈肩腰腿痛时，应注意以下几点。

（1）熏洗应在医生的指导下进行　医生应根据熏洗疗法的适应证和禁忌证选择患者，有禁忌证者切忌熏洗治疗；有皮肤过敏史、皮肤破损者及伴有出血倾向疾病者等，均不宜使用熏洗疗法；要在医生的指导下根据不同的病情选取与之相适应的药物，在明白注意事项后，再进行熏洗治疗。

（2）掌握好药液温度和熏蒸距离　在使用熏蒸法时，体表与药液的距离要适当控制，过近易烫伤皮肤，过远则热力不够，可不断移动距离进行熏蒸；在浸洗时，药液的温度要适当，不宜过热或过凉，药液过凉时可适当再加温。

（3）注意药液保管及熏洗后避风　熏洗药1剂可使用2～3次，但夏季当日煎药应当日用，药液应存放于低温处，以免变质；熏洗后要及时擦干皮肤，注意避风防凉，并适当卧床休息。

（4）注意与其他治疗方法相配合　在应用熏洗疗法调治颈肩腰腿痛时，应注意与药物治疗以及针灸、拔罐、按摩、运动、理疗等其他治疗调养方法相配合，以发挥综合治疗的优势，提高临床疗效。

二、敷贴疗法

为了保证药物敷贴法调治颈肩腰腿痛安全有效，避免不良反应发生，在应用药物敷贴法调治颈肩腰腿痛时，应注意以下几点。

（1）注意局部消毒　敷药局部要注意进行清洁消毒，可用75%乙醇做局部皮肤擦拭，也可用其他消毒液洗净局部皮肤，然后敷药，以免发生感染。

（2）做到辨证选药　外敷药和内服药一样，也应根据病情的不同辨证选药，抓住疾病的本质用药，方能取得好的治疗效果，切不可不加分析地乱用。药物敷贴法必须在医生的指导下掌握操作的要领和注意事项，根据药物敷贴法的适应证选择患者，严禁对有敷贴禁忌证者进行药物敷贴治疗。

（3）正确选穴敷药　在应用穴位敷药时，所取穴位不宜过多，每穴用药量宜小，贴敷面积不宜过大，时间不宜过久。要注意外敷药物的干湿度，过湿容易使药糊外溢，太干又容易脱落，一般以药糊为稠糊状且有一定的黏性为度。

（4）重视不良反应　一些刺激性较大或辛辣性的药物对皮肤有一定的刺激作用，可引起局部皮肤红肿、发痒、疼痛、起疱等不良反应；有些患者敷药后还可出现皮肤过敏等现象，还有些患者对胶布或伤湿止痛膏过敏。对这些患者应及时予以对症处理，或改用其他治疗方法。敷贴部位皮肤有破损者及伴有其他重病者，不宜采用药物敷贴疗法。

（5）注意配合他法　药物敷贴疗法确实能改善颈肩腰腿痛患者颈肩、腰背及下肢等处疼痛不适等症状，但有时单纯应用显得力量单薄，应注意与内服药物以及针灸、拔罐、按摩、运动、理疗等其他治疗调养方法相配合，以提高临床疗效。